clave

AF865861

Julio Basulto Marset es dietista-nutricionista y trabaja como profesor asociado en el Grado de Nutrición humana y dietética de la Facultad de Ciencias de la Salud y el Bienestar de la Universidad de Vic. Colabora habitualmente en Radio Nacional de España y *El País*. Es miembro del grupo de Nutrición y Alimentación de la SEMFYC (Sociedad Española de Medicina de Familia y Comunitaria) y autor de los libros *Mamá come sano*, *Se me hace bola* y *Come mierda*, así como coautor de *No más dieta*; *Secretos de la gente sana*; *Comer y correr*; *Más vegetales, menos animales*; *Dieta y cáncer*; *Beber sin sed*, y *Alimentación vegetariana en la infancia*. Además, imparte cursos dirigidos a la población general y es autor o coautor de diversas publicaciones científicas. Es, también, un activo divulgador en su web/blog y en sus cuentas de redes sociales.

www.juliobasulto.com
@juliobasulto_dn
julio.basultomarset
juliobasulto_DN

JULIO BASULTO

Come mierda

No comas mejor, deja de comer peor

DEBOLS!LLO

Papel certificado por el Forest Stewardship Council®

MIXTO
Papel | Apoyando la silvicultura responsable
FSC® C117695

Penguin Random House Grupo Editorial

Primera edición en esta colección: enero de 2026

© 2022, Julio Basulto
© 2022, 2026, Penguin Random House Grupo Editorial, S. A. U.
Travessera de Gràcia, 47-49. 08021 Barcelona
© 2022, Laura Caorsi, por el prólogo
© 2022, Francisco José Ojuelos, por el epílogo
Diseño de la cubierta: Gemma Martínez
Imagen de la cubierta: Shutterstock

Penguin Random House Grupo Editorial apoya la protección de la propiedad intelectual. La propiedad intelectual estimula la creatividad, defiende la diversidad en el ámbito de las ideas y el conocimiento, promueve la libre expresión y favorece una cultura viva. Gracias por comprar una edición autorizada de este libro y por respetar las leyes de propiedad intelectual al no reproducir ni distribuir ninguna parte de esta obra por ningún medio sin permiso. Al hacerlo está respaldando a los autores y permitiendo que PRHGE continúe publicando libros para todos los lectores. Ninguna parte de este libro puede ser utilizada o reproducida con el propósito de entrenar tecnologías o sistemas de inteligencia artificial. PRHGE se reserva expresamente la reproducción, la extracción y el uso de esta obra y de cualquiera de sus elementos para fines de minería de textos y datos y el uso a medios de lectura mecánica u otros medios que resulten adecuados (art. 67.3 del Real Decreto Ley 24/2021). Diríjase a CEDRO (Centro Español de Derechos Reprográficos, http://www.cedro.org) si necesita reproducir algún fragmento de esta obra.
En caso de necesidad, contacte con: seguridadproductos@penguinrandomhouse.com

Printed in Spain – Impreso en España

ISBN: 978-84-663-7052-3
Depósito legal: B-17.426-2025

Compuesto en M. I. Maquetación, S. L.
Impreso en Black Print CPI Ibérica
Sant Andreu de la Barca (Barcelona)

P 3 7 0 5 2 B

«El título del libro provoca, no va a dejar a nadie indiferente. Pero el contenido tampoco. *Come mierda* es como una brújula para evitar el mareo en este mar confuso de oferta despiadada de malos alimentos, de falsas creencias y mucho aficionado. Este es un libro para que la población deje de comer lo que, según nos muestra Julio, come en demasiadas ocasiones».

Dra. MARIA NEIRA
Directora del Departamento de Salud Pública, Medio Ambiente
y Determinantes Sociales de la Organización Mundial de la Salud
(@DrMariaNeira)

«Comemos mierda, sí, y lo sabemos, pero Julio Basulto nos ofrece todos los datos y estudios científicos necesarios para que sepamos de forma fehaciente el porqué: la industria de la alimentación malsana probablemente ha tenido la mejor y más millonaria oferta de marketing de la historia, que, además, en muchos casos, se ha enfocado a los niños, sin que nadie haya puesto interés en protegerlos. Julio nos explica cómo, bajo una falsa sensación de seguridad, las multinacionales llevan años vendiendo productos malsanos, con la connivencia de las autoridades y nuestro desconocimiento. Habrá un antes y un después en tu forma de alimentarte cuando leas este libro».

PATRICIA FERNÁNDEZ DE LIS
Periodista, redactora jefa de Ciencia en *El País*
(@pflis)

«Pasión. Pasión es lo que hay en cada página de este libro. Pasión serena de un nutricionista no solo por la alimentación saludable o por la responsabilidad social. También pasión por la información contrastada y por los datos basados en la evidencia científica. Una pasión que, por aplastante, a veces resulta incómoda, pero que es necesaria para avanzar hacia una sociedad más sana, crítica y sostenible. Pasión».

CARLES MESA
Periodista, director del programa
No es un día cualquiera en Radio Nacional de España
(@CarlesMesa)

«Todo lo que ha escrito Julio Basulto es de una calidad y utilidad enormes, que se sustenta en su impecable documentación científica, en su independencia, en su honestidad... y en una narración magnífica. Pero, créanme, este libro que tengo la suerte de comentar es de imprescindible lectura en el momento actual del planeta y la sociedad. Con el mismo rigor de sus obras anteriores, nos muestra la magnitud de la "intoxicación" alimentaria, cómo identificarla y cómo combatirla. Leerlo, informarse bien y actuar es absolutamente urgente. Gracias, Julio, por dar este importante paso a favor de la salud».

Dra. CLOTILDE VÁZQUEZ
Jefa del departamento de Endocrinología y Nutrición
de la Fundación Jiménez Díaz, Madrid
(@VazquezDoctora)

«Datos y evidencia científica para entender por qué la manera en la que nos alimentamos en el siglo XXI puede terminar generando que nuestros hijos vivan menos años y peor que nosotros. Basulto desgrana en cada página los estudios que prueban que el consumo de ultraprocesados está generando una sociedad con mayor obesidad, menor esperanza de vida y más probabilidades de desarrollar enfermedades como el cáncer o la diabetes. Comemos mierda, pero creemos que "la vida es un suspiro" que lo merece: después de leer este libro te replantearás lo que te llevas a la boca con esa excusa y, más aún, aquello con lo que alimentamos a la infancia».

CLARA JIMÉNEZ CRUZ
Cofundadora y CEO de *Maldita.es*
(@cjimenezcruz)

«Urge implantar las políticas descritas en el apartado en torno a la legislación insuficiente de este imprescindible libro, y urge hacerlo con convicción y confianza. Nos va la vida en ello para no vernos hundidos en lo mismo que la *Big Food* nos empuja a comer de forma constante».

Del epílogo de FRANCISCO JOSÉ OJUELOS
Abogado y autor del libro *El derecho de la nutrición*
(@fojuelosdotcom)

«En este libro, Julio pone el dedo en la llaga y el ojo en los detalles [...], nos explica por qué vivimos en "una ciénaga de alimentos" [...] o qué significa la inquietante expresión "cuota de estómago", que le quita el sueño a cierto sector de la industria alimentaria, a los fabricantes y a sus publicistas».

Del prólogo de LAURA CAORSI
Periodista y editora especializada en alimentación, nutrición y salud
(@LauraCaorsi)

A Olga, María, Ana y Òliver. Por su apoyo.
Por su alegría. Por su amor. Por dar sentido a todo

A río revuelto, ganancia de la agroindustria.

ANTONIO ORTÍ
Periodista, www.antonioorti.com

ÍNDICE

PRÓLOGO

—¿La ves?

—No... ¿Dónde está?

—Mira bien, ahí, en la esquina. ¿La ves?

—¡Ah, sí! Ahora sí. ¡Es enorme! No sé por qué no la veía.

Vivimos en entornos que favorecen la obesidad. Ambientes que facilitan el acceso a productos insanos mientras nos ponen todo tipo de trabas para llevar una vida saludable. Lugares hechos de trampas que van de lo evidente a lo sutil y que condicionan nuestras elecciones a diario. Habitamos espacios que nos hacen dudar sobre si es conveniente comer fruta por la noche mientras nos aseguran que no pasa nada por incluir en nuestra dieta ultraprocesados con moderación. Que nos apabullan con pretendidas certezas mientras nos arrebatan las cerezas del postre.

Vivimos en entornos que boicotean nuestra salud, pero nos cuesta mucho notarlo. Y, en cierto modo, es comprensible. Los mecanismos de estos espacios son prodigios del camuflaje: están ahí, pero no se ven a la primera. Sucede como en esos juegos de agudeza visual en los que debemos encontrar una figura oculta dentro de otra más obvia: no la detectamos con un simple vistazo y, probablemente, no lo haríamos jamás si nadie nos dijera que ahí está, que nos fijemos bien, que miremos otra vez en esa esquina.

Para encontrar la figura escondida hace falta que alguien nos invite a observar los detalles de lo obvio, que tengamos ganas de encontrarla, que dediquemos un poco de tiempo y que pongamos atención. Exactamente las mismas cosas que necesitamos para comprender hasta qué punto nuestros entornos condicionan nuestros hábitos alimentarios.

Eso es lo que propone Julio en este libro de título punki y pulcritud documental: invitarnos a entender y descubrir lo que hay detrás del panorama cotidiano. A mirar con ojos nuevos los paisajes que nos sabemos de memoria. A encontrar los mecanismos escondidos que han triplicado las cifras de obesidad en apenas cuarenta años, que han disparado todo tipo de patologías asociadas y que han conseguido restarnos tiempo y calidad de vida con una eficacia que asusta.

A reconocer, en definitiva, qué aspecto tiene el entorno obesogénico, esa bestia que, a pesar de sus dimensiones, logra camuflarse tan bien.

En este libro, Julio pone el dedo en la llaga y el ojo en los detalles, justo ahí, donde hay que mirar. Página a página, nos explica por qué vivimos en «una ciénaga de alimentos», qué son las «emboscadas alimentarias», cómo ha crecido el tamaño de las raciones, qué es la «alienación nutricional» o qué significa la inquietante expresión «cuota de estómago» que le quita el sueño a cierto sector de la industria alimentaria, a los fabricantes y a sus publicistas.

Nos habla, cómo no, de los productos ultraprocesados y su presencia creciente en nuestra dieta habitual. De las estrategias deshonestas del marketing alimentario, de sus burlas repetidas a la legislación en vigor y de las propias limitaciones de esas leyes que se han quedado obsoletas, cortas y pequeñas ante el tamaño de la bestia que pretenden controlar. De las medidas tibias y aisladas que ya no alcanzan (ni van a alcanzar jamás) para ponerle freno a la obesidad. Ridículas, como rastrillar la hojarasca con un tenedor de juguete.

En este libro, les saca los colores a los medios y los periodistas que no hacen bien su trabajo, que publican cosas como «Dos copas de vino adelgazan», a cambio de un puñado de clics. Periodistas y medios que copian y pegan, que no hacen las preguntas pertinentes y acaban convertidos en transmisores de notas de prensa sesgadas, que promueven el desconocimiento y la desinformación con titulares que serían risibles si no fueran directamente en contra de la salud pública.

En estas páginas, llenas de datos, referencias e información, Julio nos indica las causas y las consecuencias de nuestra escasa alfabetización nutricional. En corto: lo perdidísimos que estamos y lo carísimo que nos cuesta. Para intentar ponerle remedio, describe de forma metódica y precisa lo mucho que ha cambiado el mundo de la alimentación en pocos años sin que casi nos hayamos dado cuenta. Lo fuerte que se ha hecho esa bestia escondida mientras mirábamos hacia otra parte, encandilados por la publicidad y seducidos por la abundancia.

Colores estridentes, sabores potenciados, brillos que nos deslumbran, mensajes que nos confunden: sobre todas esas cosas también habla este libro. Y, por supuesto, sobre la publicidad; esa que nos ha convencido de que el desayuno es la comida más importante del día, que precisamos azúcar para el cerebro, yogures para defendernos, alcohol para relajarnos, redbules para estar despiertos. La que nos hace pensar en nutrientes más que en alimentos y nos anima a comer mierda decorándola con semillas de chía o sales del Himalaya.

Mierda con *toppings*, sí. Productos que han conseguido modificar nuestros umbrales de sabor y saciedad y, lo que es más grave, que han secuestrado el umbral de normalidad para redefinirlo y apropiárselo, para que nos escandalicemos si un niño sigue una dieta vegetariana pero nos parezca totalmente razonable que meriende cada día zumo y bollos. Esa apropiación de lo que entendemos por normalidad, por felicidad, por recompensa y alegría es, quizá, la principal victoria de estos productos y sus promotores.

«Come mierda: millones de moscas no pueden estar equivocadas», viene a decir esta industria. Y a nosotros, que ya estamos acostumbrados a escucharlo, el mensaje nos parece bien. Porque si algo queda claro después de leer este libro es que las grandes multinacionales de la alimentación han conseguido adueñarse del discurso y definir la normalidad mientras estábamos distraídos sin prestar atención a los detalles. Esos detalles que Julio nos va mostrando y que convierten a su libro en un viaje sin retorno. Si lo lees, te pasará como con los juegos de agudeza visual: una vez que has visto a la bestia escondida, no dejarás de verla jamás.

Laura Caorsi
Periodista y editora especializada
en alimentación, nutrición y salud
https://lauracaorsi.com
@lauracaorsi (Twitter)
Madrid, diciembre de 2021

Capítulo 1
QUITÉMONOS LA VENDA

Lo que más nos diferencia de todas las otras épocas, de todas las otras culturas, lo que más me preocupa y lo que verdaderamente más puede transformar radicalmente la posición de la humanidad en el presente es la basura.

Basura, no solamente en forma de coches viejos que se hacinan y se amontonan en los cementerios, basura no solamente en forma de bolsas de plástico y de esos envases sin retorno que van a llenar España y el mundo entero.

Basura en forma de venenos disueltos en la propia sangre de los seres vivos que se van acumulando en nuestras vísceras.

Basura en forma de toda clase de sustancias químicas sin las cuales ya no podemos vivir, incluido el alcohol y otros estimulantes. No cabe la menor duda de que la nuestra puede muy bien llamarse la civilización de la basura.

FÉLIX RODRÍGUEZ DE LA FUENTE (1972)[1]

1. Un paraguas de mala calidad

Soy consciente de que ninguna universidad me nombrará doctor *honoris causa* por mi labor después de escoger un título tan escatológico como el que da nombre a este libro. Pero nunca he aspirado a pasar a la historia de la nutrición, ni ambiciono hacer ostentación de solemnes títulos delante o detrás de mis apellidos. Mi objetivo es desvelar. Es decir, quitar ese velo que nos impide ver nítidamente los multimillonarios intereses que persiguen que traguemos comida indigna de llamarse así mientras pensamos que no pasa nada («¿Acaso no la venden?»), que un día es un día («Sé que no es bueno, pero [ponga aquí una excusa]…»), o bien que comemos ambrosía («¡Es eco y está enriquecida con 87 vitaminas y 309 antioxidantes!»). También, por supuesto, que nos sintamos unos apestados sociales si no la engullimos a diario. Es una navaja de doble filo: hay quien se siente mal por no comerla y quien sufre por hacerlo, porque sabe que no es sana. La propia existencia de esta «comida» nos hace sentir mal, hagamos lo que hagamos con ella.

«Mierda», según la Real Academia, es «Cosa mal hecha o de mala calidad» (cuarta acepción en el diccionario). Aunque lo amplío en el capítulo 5, avanzo que hace poco me topé en un supermercado con una palmera de chocolate del tamaño de Alaska a un precio irrisorio y que cubre, ella solita, nuestros requerimientos calóricos diarios (la energía que necesitamos en todo un día). Azúcar, harina refinada, grasa malsana y sal, con una nefasta calidad nutricional.[2] ¿No es acaso una «cosa mal hecha o de mala calidad»? Por supuesto que lo es. El problema es que no se trata de una excepción. El problema es que, tal y como iremos viendo a lo largo de este libro, vivimos rodeados de mierda. La compramos, la transportamos, la almacenamos… y nos la comemos. Y eso no es lo peor. Lo peor es que hay quien pretende inocular en el imaginario social cuatro ideas aterradoras:

1. que esa mierda es nutritiva e incluso puede llegar a ser saludable;
2. que forma parte de nuestro patrimonio histórico y cultural («Galletas se han comido siempre y no estamos tan mal...»);
3. que si en casa no tienes un alijo con una buena dosis eres, en el mejor de los casos, un maniático excéntrico, un aprensivo antisocial, un radical inflexible o un enfermo ortoréxico;[I]
4. que si no permites que tus hijos la coman a diario los vas a convertir en unos marginados, en unos inadaptados y, sobre todo, en unos infelices.

Justo después de su definición, la RAE nos propone este ejemplo: «Este paraguas es una mierda». Al leerlo, me pregunté a mí mismo: ¿por qué está bien que la RAE considere que un paraguas de mala calidad pueda ser «una mierda», pero está mal que yo afirme que los productos malsanos que nos rodean son una mierda? Como veremos, la calidad nutricional de la mayoría de los productos alimentarios que tenemos a nuestro alcance es mala. Malísima.

2. *Pienso*, luego enfermo

En algún momento me planteé titular el libro «Comemos pienso». Tiene sentido, porque ingerimos buena parte de nuestras

[I] La ortorexia nerviosa hace referencia a una preocupación excesiva y enfermiza por comer alimentos saludables. No está reconocida oficialmente como un trastorno de la alimentación ni se menciona como un diagnóstico oficial en el Manual diagnóstico y estadístico de trastornos mentales (DSM, en sus siglas en inglés).

calorías a partir de mezclas de materias primas difíciles de clasificar, como sucede con los piensos compuestos que se dan a los animales y que regula el artículo 15 del reglamento 178/2002.[II] Pero tales piensos no son necesariamente malsanos, es decir, no son productos alimenticios ultraprocesados no inocuos (más abajo amplío este concepto) que se venden bajo el paraguas de las regulaciones vigentes, como sí sucede con los mejunjes revisados en este libro. Tampoco tienen ingentes cantidades de sustancias destinadas a que al animal le sea casi imposible dejar de comer. La definición de los valores nutricionales de los piensos es más cuidadosa que la de la comida chatarra: salvando las distancias en relación con otros parámetros, los fabricantes de pienso definen específicamente el perfil nutricional de sus productos primando factores que se obvian en la fabricación de muchos de los productos alimentarios que constituyen parte esencial de la dieta de muchas personas. Así que descarté la idea de llamarlo así.

En cambio, sí que he querido modificar la conocida cita de Descartes «Pienso, luego existo», porque permite un divertido juego de palabras. Por una parte, el «pienso» nos enferma, como comprobarás en el capítulo 3. Pero, por otra parte, pese a que muchos creemos que nuestros pensamientos nos alejarán de una dieta malsana, lo cierto es que es muy complicado que lo logren. En la investigación «Libertad parental como barrera frente a la publicidad de productos alimentarios malsanos dirigidos al público infantil», coordinada por el abogado Francisco José Ojuelos (autor del insuperable epílogo de este libro), se justifica que los conocimientos de los niños, de sus madres o padres, de la población general e incluso de profesionales sanitarios y legisladores no permite hacer frente al cóctel explosivo que nos rodea, formado por combustibles como los siguientes:[3]

[II] Requisitos de inocuidad de los piensos.

- una enorme oferta de productos malsanos;
- un marketing depredador;
- la incapacidad de los menores de protegerse a sí mismos;
- el manejo de conceptos obsoletos por parte de las administraciones;
- el desinterés de los tribunales, que tienen un doble rasero: uno para la protección de los consumidores y otro para la protección de los intereses comerciales;
- un incumplimiento masivo de las normas de publicidad de alimentos, a pesar de estar hechas por la propia industria (¿te imaginas hacerte tus propias normas, para luego no acatarlas?).

La chispa que enciende la mecha del explosivo cóctel empieza en la primera infancia, ya que las fuerzas que conspiran para que nuestros hijos no reciban leche materna, sino fórmulas infantiles, son poco amables y muy poderosas.

Por más que pensemos, supone un esfuerzo descomunal contrarrestar la información manipulada que recibimos por parte de los fabricantes de pienso.

3. El truco de la seguridad alimentaria

Cada vez que alguien suelta «todos los alimentos que podemos comprar hoy en países desarrollados son seguros» muere un nutricionista en algún lugar del mundo. ¿Por qué? Porque el común de los mortales interpreta que son inocuos. Y no es lo mismo hablar de seguridad alimentaria que de inocuidad alimentaria. La seguridad alimentaria es la que nos protege, por ejemplo, de graves toxiinfecciones que no hace tanto tiempo mataban a millones de personas (hablo de seguridad alimentaria en el capítulo 3). Pero hoy sabemos, sobre todo desde la publicación del libro

El derecho de la nutrición[4] del ya citado abogado Francisco José Ojuelos, que un alimento «seguro» desde el punto de vista microbiológico puede no serlo desde el punto de vista de la salud; más aún si presenta una elevada cantidad de los llamados «nutrientes críticos» (como sal, azúcares libres o grasas de baja calidad nutricional). Y ahí es donde entra el concepto «inocuidad nutricional». Ojuelos explica, en su artículo «Por una ciencia y tecnología alimentarias en favor de la inocuidad plena: unas notas desde el Derecho», que:[5]

> [...] el legislador alimentario global no se enfrentó a un problema de falta de inocuidad por alta presencia de nutrientes críticos en los albores de la codificación. Hoy, sin embargo, una parte importante de la oferta está compuesta por productos malsanos. Nuestro derecho alimentario está pensado para enfrentarse a agentes bióticos y abióticos que suponen la contaminación alimentaria, incluyendo la presencia natural de patógenos dentro del concepto «contaminación».

Explico lo anterior porque todos tenemos bien cerca hábiles trileros que, después de calculados movimientos de prestidigitador, nos preguntan en qué cubilete está la bolita rotulada con las palabras «seguridad alimentaria». Al levantar el cubilete nos felicitarán por haber ganado la apuesta («Enhorabuena, era el del medio: "todos los alimentos son seguros"»), sin ser conscientes de que hemos sido víctimas de una trampa. Al volver a casa echaremos de menos nuestra cartera, robada por los compinches del trilero, quienes nos rodeaban mientras nos sentíamos vencedores. En la cartera no había dinero sino algo mucho más valioso todavía: nuestra salud.

4. Desiertos de alimentos

El concepto «desierto de alimentos» se acuñó por primera vez en 1995, según detallaron en 2002 Steven Cummins y Sally Macintyre en la revista *BMJ*.[6] Hace referencia a áreas en las que es una tarea ardua y espinosa acceder a alimentos saludables y asequibles al bolsillo; a áreas sin proveedores de alimentos frescos; y a áreas en las que los alimentos disponibles son en su mayoría procesados y con un alto contenido de azúcar, grasas no saludables y sal, sin olvidar las omnipresentes bebidas alcohólicas. Un ejemplo: la ciudad californiana East Oakland cuenta con cuarenta licorerías pero solo cuatro supermercados.[7] Allí no hay productos alimenticios, lo que hay son sustancias comestibles, que no es lo mismo.

No es de extrañar que los habitantes de tales áreas tengan una altísima prevalencia de enfermedades crónicas. Nada menos que 23,5 millones de norteamericanos vivían en 2010 en «desiertos alimentarios», según el Departamento de Agricultura de Estados Unidos.[8]

También se ha definido el concepto contrario, los llamados «oasis de alimentos», que son lugares donde es más asequible comprar alimentos saludables y culturalmente aceptables que productos peligrosos para la salud. ¿Tú has visto alguno de dichos oasis? En tal caso, ¿seguro que no era un espejismo? ¿No estarías acaso en algún pueblecito de 47 habitantes en un valle pirenaico?

5. Ciénagas de alimentos

No tengo datos para España, así que no puedo detallar cuántas personas viven aquí en desiertos de alimentos, pero sí sé que la mayoría de nosotros vivimos hundidos en «ciénagas de alimentos»: chapoteamos entre la comida y la mierda. Son esos entornos en los que, pese a que existe la posibilidad de comprar comida saludable a un precio razonable y con relativa comodidad, hay una monstruosa inundación de productos malsanos. La acepción de ciénaga como un lugar pantanoso donde uno no puede caminar libremente sin quedarse pegado al lodo me parece interesante, porque también nos quedamos pegados al arsenal de engendros con forma de comida que nos hacen más difícil cada paso. Aunque es preciso hacer un matiz: mientras que nuestro paisaje alimentario supone un peligro real para la salud pública y para la degradación ambiental, hoy sabemos que las ciénagas (que antiguamente se asumían como peligrosas para la vida por los supuestos efluvios malignos que desprendían) son lugares en los que el suelo es rico en nutrientes y donde abunda una complejidad de especies que respalda la biodiversidad.[9] No todo está mal donde vivimos: la dificultad está en sortear lo malo.

He dicho que no disponía de datos para España sobre los desiertos de alimentos. Pero sí he encontrado un trabajo centrado en las ciénagas alimentarias. Una investigación de Usama Bilal y colaboradores constató que en Madrid va en aumento el número de supermercados, mientras que la presencia de pequeñas tiendas de frutas y hortalizas es rotundamente minoritaria. Eso quiere decir que la ubicuidad de productos no saludables es desproporcionadamente superior a la de comida saludable. No extraña, por tanto, que esta investigación hable también del fenómeno «ciénaga alimentaria».[10] Es una fuerza que sutilmente nos rodea de tentaciones baratas, listas para comer y sabrosas. Y es una fuerza que, también sutilmente, mediante unas casi imperceptibles miasmas, nos suma enfermedades crónicas que nos restan calidad y esperanza de vida. Intentar seguir una dieta nutritiva en la ciénaga alimentaria en la que estamos sumergidos es tan sencillo como pretender tocar un violín con guantes de boxeo.

6. Emboscadas alimentarias

Hagamos este ejercicio del pensamiento: supón que estamos en un bosque precioso, lleno de árboles robustos y sanos; un bosque sostenido en tierra fértil y en el que los pajarillos trinan alegremente. Pinta bien, ¿verdad? El problemilla es que en el bosque también hay algo más: ladrillos, cemento armado, acero, plástico y otros materiales mucho menos bucólicos que las hojas de un majestuoso roble. Ahora imagina que para poder tocar un árbol de ese bosque y disfrutar del aire fresco y del cantar de los pájaros tuvieras que saltar cuatro alambradas, bordear cinco farolas y esquivar dos torres eléctricas de 50 metros de altura. Algo así es lo que sucede hoy en nuestras ciudades cuando pretendemos localizar alimentos. Salimos de casa y antes de toparnos con algo medianamente sano tenemos que zafarnos de los anuncios con el nuevo yogur azucarado de turno, driblar los restaurantes de «comida» rápida, desviar nuestro camino de las tiendas repletas de gominolas, fingir que no hemos visto las llamativas bolsas de aperitivos salados que lucen jubilosas en los quioscos de prensa, ignorar los muestrarios de chucherías en la farmacia, sortear los centenares de brebajes que atestan las gasolineras, cerrar los ojos ante vallas publicitarias, marquesinas de autobuses, pantallas del metro... Es como querer escapar del laberinto de Creta sin un hilo de Ariadna que nos permita salir indemnes del embrollo. Nos han metido en dicho laberinto poco a poco, empujoncito a empujoncito. Los productos alimenticios malsanos no han aparecido en nuestra vida como un furioso temporal, sino más bien como una lluvia fina y constante que te deja empapado y te cala hasta los huesos. Librarnos de esa lluvia es como tratar de huir de una emboscada con los ojos vendados. El concepto «emboscada alimentaria», aunque suene un tanto burdo, es el que mejor encaja en el ambiente obesogénico que nos rodea.

7. Ambiente obesogénico y patogénico (un entorno anormal)

Se entiende por «ambiente obesogénico» aquel que genera obesidad. O, dicho de forma más científica, aquel que aumenta las posibilidades de que la población aumente de peso y, por ende, sufra enfermedades crónicas. Todo ambiente en el que sea más fácil el sedentarismo que la actividad física, la sobreingesta que la regulación de las sensaciones de hambre y saciedad, y comer fatal que alimentarse saludablemente, es un ambiente obesogénico.

Para hablar de un ambiente obesogénico hay que citar a Boyd Swinburn, creador del concepto y asesor experto de la Organización Mundial de la Salud (OMS) sobre la obesidad durante buena parte de su carrera. En la década de los ochenta, Swinburn observó de cerca una reserva de los indios Pima en Estados Unidos y se dio cuenta de que la prevalencia de diabetes y obesidad era inusualmente elevada para este grupo de nativos americanos. De su estudio concluyó lo siguiente: «Obviamente, el motor de la diabetes era la obesidad y la obesidad era solo una respuesta fisiológica normal a un entorno anormal». Es un fiel defensor de endurecer las políticas públicas frente a los intereses corporativos, y de robustecer la democracia con el fin de frenar el poder de contrapresión de la industria alimentaria y de otros sectores privados cuyo único objetivo es el crecimiento basado en el consumismo. Pero Swinburn también es consciente de que tiene sentido fortalecer la capacidad de la comunidad para encontrar sus propias soluciones.[11] Ojalá que estas líneas sirvan o bien para despertar de su letargo a nuestros responsables políticos o bien para contribuir a ese fortalecimiento de la comunidad que defiende Swinburn.

Si miras con ojos de nutricionista a tu alrededor te sorprenderá, para empezar, el diseño de las ciudades, pensado para los coches y no para los peatones, algo que se sabe que influye en el aumento de peso de su población a lo largo del tiempo. Te sorprenderá la casi total ausencia de comida sana. Te sorprenderá cómo el tamaño de las raciones que nos ofrecen crece de manera paralela a nuestro perímetro abdominal.[12] Y te sorprenderá la superabundancia de bollería en todas sus formas y colores, postres ultraazucarados con presentaciones irresistibles, tiendas rebosantes de patatas fritas, chucherías o galletas, carros ambulantes de perritos calientes... Por eso Ivan Parise afirmó en 2020 que «eres donde vives» («You are where you live»).[13]

En una cafetería en la que me senté mientras escribía este libro en mi portátil, pensé en un concepto complementario a «ambiente obesogénico». Lo hice al presenciar en el local una colorida oferta de gominolas, huevos de chocolate con sorpresa en su interior, barritas de crema y caramelo. Tales productos, destinados al público infantil, estaban colocados encima de una luminosa máquina de tabaco. Luces, colores y brillos que ensombrecen la salud pública y que tientan a los menores de edad, que normalizan el tabaquismo y la dieta malsana. El concepto es «ambiente patogénico» (porque genera patologías, es decir, enfermedades).

Para saber qué siente un nutricionista en el siglo XXI, imagina a un defensor de los derechos de los animales en medio de una plaza de toros. Al animalista le rodea la larga tortura y la matanza a traición de seres inocentes mientras que una panda de desalmados sanguinarios aplauden la barbarie. Y al nutricionista le rodea la descarada promoción de productos responsables de muertes prematuras y de enfermedades largas y debilitantes mientras que los responsables políticos miran hacia otra parte.

Aristóteles dijo que «no es posible ser una buena persona si no estás en una buena sociedad». Opino que tampoco es posible seguir una dieta saludable si vives en una sociedad que fomenta una mala alimentación.

8. ¿De qué hablo cuando hablo de productos malsanos?

A lo largo del libro hablaré ampliamente sobre productos ultraprocesados. Digo «productos» porque me niego a llamarlos «alimentos». ¿Crees que el humo que sale del tubo de escape de un tractor es «aire»? Pues estos productos tampoco son exactamente alimentos. Sea como sea, para saber de qué hablamos es preciso tener a mano una definición. Para empezar, es importante distinguir entre procesar un alimento (lavar, secar, congelar, enlatar, pasteurizar o cocinar), que en general causa poca o ninguna pérdida de valor nutricional, y ultraprocesarlo. Esto último cambia los alimentos. Reduce su valor nutricional, agrega calorías de grasas malsanas y azúcares, disfraza las pérdidas de sabor y textura con sal y potenciadores del sabor, o con aditivos como colorantes. Los fabricantes intentan camuflar las fechorías que han infligido al pobre alimento agregándole vitaminas, minerales, antioxidantes, omega-3, fibra, probióticos o cualquier cosa que suene bien (si suena ampulosamente científico, mejor), para hacer declaraciones de propiedades saludables. El colmo de la desfachatez. Es como ponerle purpurina a la mierda y afirmar que es un trocito de estrella.

Es posible que leas o escuches que el concepto «ultraprocesados» es ambiguo, que no hay alimentos buenos o malos o que podría ser sancionable el uso de dicho concepto. Debes saber que el concepto está del todo consolidado tanto por parte de la ciencia como por parte de las entidades de referencia en salud pública, como la OMS y la Organización de las Naciones Unidas para la Agricultura y la Alimentación (FAO, en sus siglas en inglés), el Fondo Mundial para la Investigación del Cáncer o la Harvard Medical School. El ya citado abogado Francisco Ojuelos despejó este asunto de forma clarividente en su texto «Los ultraprocesados y el chiste del dedo: una tragicomedia alimentaria»:[14]

> No podemos dejar de reconocer que existen elementos discutibles en el uso por algunos hablantes del término «ultraprocesado» y que el mismo puede ser utilizado para defender posiciones de quimiofobia, como se ha dado en llamar cierta corriente que se centra en criticar los aditivos, cuya seguridad está fuera de toda duda. Pero esto no es problema del término, sino de uso indebido [...] Para dejar cerrado el relato, el problema de los ultraprocesados no es el nombre, sino el dedo que lo señala. ¿Para cuándo señalar lo que realmente es el problema?

En cuanto a la supuesta ilegalidad de utilizar el concepto «ultraprocesados», la idea proviene de un informe que publicó la Fundación Triptolemos en mayo de 2020;[15] fundación que colabora con empresas como Nestlé y Gallina Blanca, que venden ultraprocesados. Que nadie tenga miedo de usar el concepto: la amenaza sancionadora que aparece en el informe es, en palabras de Ojuelos, inconsistente y falta de solidez. Este titular del portal Maldita Ciencia, publicado el 14 de enero de 2020, también despeja cualquier duda: «Sí, las organizaciones sanitarias y los científicos utilizan el término "comida basura"».[16]

¿No te parece curioso que la industria alimentaria use con descaro la palabra «natural» para engañarnos (ver capítulo 6, apartado «Tan natural como un infarto»), pero que se ofenda si usamos el concepto «ultraprocesados» para referirnos a sus mejunjes? Ya que a importantes sectores de la industria alimentaria no les gusta que los nutricionistas usemos el concepto «productos ultraprocesados», podríamos denominarlos «productos inmundicia».

¿Qué son exactamente los ultraprocesados? «Los que se anuncian en televisión» sería una buena aproximación, aunque es cierto que a veces, casi por carambola, aparece un anuncio de plátano de Canarias. También podríamos afirmar que un ultraprocesado es algo que en su día fue un alimento y hoy vaya usted a saber qué es. En su libro *Ya no comemos como antes... ¡y menos mal!*, mi amiga la farmacéutica Gemma del Caño nos da cuatro pistas para detectar la mayoría de los productos ultraprocesados.[17]

- Suelen tener envases llamativos.
- Suelen ir acompañados de promociones o regalos.
- A veces están enriquecidos con vitaminas.
- En ocasiones llevan varios embalajes.

Hay más trucos, claro, como los propuestos por Marion Nestle (cuyo apellido nada tiene que ver con la multinacional) en su libro *What to eat*:[18]

- Suelen tener más de cinco ingredientes.
- Aparecen ingredientes difíciles de pronunciar.
- Tienen dibujos en el paquete, destinados a atraer a los niños.

Pero estos trucos no son infalibles (ellas, que conste, tampoco dicen que lo sean). Con una masa de harina refinada, azúcar, grasa de palma, sal y cacao (no hay «más de cinco ingredientes» ni son «difíciles de pronunciar») es posible elaborar una palmera de chocolate como la que he mencionado más arriba, que puede venir envuelta en un envase simple y no «llamativo», no tener promociones ni regalos ni estar enriquecida «con vitaminas»... y te aseguro que es un ultraprocesado en toda regla.

El caso es que es más fácil describir qué es un alimento saludable (sobre todo, frutas frescas, hortalizas, legumbres, granos integrales o frutos secos... lo amplío en el último capítulo) que intentar pormenorizar qué es un ultraprocesado. Seguro que conoces la genial frase con la que Tolstói empieza su libro *Ana Karenina*: «Todas las familias felices se parecen, pero las desdichadas lo son cada una a su manera». Pues podemos aplicarla, con una pequeña variación, al asunto que nos ocupa: «Todas las dietas saludables se parecen (se basan en alimentos de origen vegetal poco procesados) pero las desdichadas lo son cada una a su manera».

Si digo, por ejemplo, que una característica de los ultraprocesados es su larga durabilidad, alguien podría contestarme —con razón— que un paquete de lentejas secas también tiene una lejana fecha de caducidad. Si explico que tienen muchas calorías, un lector avispado puede señalarme que los sanísimos frutos secos también tienen muchas calorías (que no generan obesidad,[19] como justifico en el capítulo 5). Si argumento que están listos para comer, tendría que tragarme mis palabras ante un bote de espinacas hervidas. Y si cuento que son muy baratos, pues me traerás unas cuantas frutas frescas de temporada y proximidad, que seguro que están bien de precio y son tan saludables como caminar por la montaña o abrazar a un amigo.

De hecho, unos frutos secos de proximidad pueden tener una larga durabilidad, nos aportan muchas calorías y están listos para comer. Es más, pueden venir envasados en un paquete llamativo y contener varias declaraciones de salud («rico en fibra», «fuente de omega-3», «contiene magnesio», etc.).

Por eso me decanto por la definición de ultraprocesado que aparece en la guía «Pequeños cambios para comer mejor» de la Agència de Salut Pública de Catalunya, coordinada por las nutricionistas Maria Manera y Gemma Salvador:[20]

> Los alimentos ultraprocesados son aquellos que se han elaborado industrialmente, a menudo con muy poca materia prima, que contienen aditivos y sustancias añadidas, además de azúcares, grasas, sal, almidones, etc., que pretenden modificar los aspectos sensoriales del producto.

¿Por qué modificar sus aspectos sensoriales? Piensa mal y acertarás. Como diría un marketiniano: «Para conquistar la cuota de estómago de los consumidores». O sea, para que comamos más y el fabricante mejore la salud de su cuenta bancaria, aunque eso empeore claramente la salud de nuestro cuerpo serrano. Pero la definición tampoco es infalible, porque hay alimentos no elaborados industrialmente y que todos los estudios científicos sobre este particular clasifican como ultraprocesados. Si un pariente de Salamanca te trae un embutido llamado «farinato» debes saber que, por más artesanal que sea, contiene, entre otros ingredientes, manteca de cerdo, harina refinada, sal y aguardiente. Y de saludable no tiene nada.

En cualquier caso, en la guía encontramos otras pistas:

- Suelen tener listas muy largas de ingredientes, con muy poca o ninguna materia prima básica (frutas, hortalizas, huevos, leche, pescado, legumbres, cereales y harinas, frutos secos, etc.) y también tienen los componentes que se utilizan en los alimentos procesados: azúcar, aceites y grasas, sal, antioxidantes, estabilizantes y conservantes.
- Contienen sustancias y aditivos que, aunque son seguros, sirven únicamente para potenciar o modificar los sabores y los aspectos sensoriales del producto (por ejemplo, caseína, lactosa, suero, grasas hidrogenadas, proteínas hidrolizadas, maltodextrina, jarabes y otros edulcorantes, colorantes, saborizantes, antiaglomerantes, emulsionantes, etc.).
- Los procesos implicados en la fabricación de estos productos son industriales, y no tienen un equivalente doméstico.
- Están diseñados para ser productos listos para consumir, precocinados o que solo se deban calentar.

- Suelen tener sabores muy intensos, envases y embalajes muy atractivos, fuertes y agresivas campañas de marketing (normalmente dirigidas a niños y adolescentes), declaraciones de salud, un elevado rendimiento económico para quienes los fabrican y suelen pertenecer a grandes empresas y corporaciones.

No es sensato consumir a menudo productos cuyo efecto sobre nuestra salud es más que dudoso, como tampoco tiene sentido usar palabras cuyo significado desconocemos. No puedo evitar recordar aquí una bochornosa anécdota. Yo tenía unos catorce años cuando un poco amable profesor me preguntó por mi bronquitis. No se preocupaba por mí, solo quería saber hasta qué punto yo fingía estar enfermo para dejar de dar vueltas alrededor de un gigantesco campo de fútbol. «¿Qué tipo de bronquitis tienes?», preguntó. «Tengo una bronquitis venérea», contesté. «¿Venérea?». Me miró fijamente para estar seguro de que no me burlaba de él (algo impensable en el chico apocado, frágil y pusilánime que era yo entonces) y acto seguido se puso a reír dándome la espalda. Ya en casa, entendí la magnitud de mi metida de pata: confundí «benigno», que es la palabra que me habría dicho el médico en alguna visita de rutina, con «venéreo», un palabro cuyo significado, como descubrí con horror diccionario en mano, es bien distinto. El sonrojante suceso me llevó al convencimiento de no dejar salir de mi boca palabras extrañas. A ver si te convenzo con este libro de no dejar entrar en tu boca tantos «alimentos» extraños.

En la tabla 1 he detallado un listado de productos que, entre otras características, suelen tener en común no requerir preparación para ser consumidos, presentar una alta densidad energética (aportan muchas calorías en poco volumen), tener mucha energía en relación con los escasos nutrientes que nos prestan, y todo ello en poco volumen.[21] Si los consumes pocas veces al año, no pasará nada de nada, salvo en el caso de las bebidas alcohólicas y «energéticas»,[III] sobre todo en menores de edad y embarazadas (ver apartado «Bebidas azucaradas, "energéticas" y alcohólicas» en el capítulo 2). Pero la mayoría de la población no los toma «pocas veces al año», sino más bien «varias veces al día».

Aperitivos dulces o salados: aperitivos salados y fritos de maíz, palomitas de maíz precocinadas y saladas, patatas chips, patatas chips bajas en grasa, Cheetos, Doritos, etc.
Azúcar
Barritas de cereales
Bebidas alcohólicas (cualquiera, incluyendo vino, cerveza, sidra, cava, etc.)
Bebidas azucaradas: café instantáneo azucarado, chocolate listo para beber, «refrescos» de cola, de limón o de cualquier otro sabor (con o sin gas, light o no light), bebidas isotónicas, bebidas vegetales azucaradas (arroz, avena, almendras), horchata
Bebidas «energéticas», con o sin azúcar
Bebidas lácteas azucaradas (como el yogur azucarado)
Bollería o repostería industrial o casera (piensa en la cantidad de azúcar que utilizas en la repostería casera)
Carnes procesadas (fuet, chistorra, chorizo, salami, butifarra, salchichas, foie-gras, paté, jamón cocido, jamón curado, lonchas de pavo, salami, hamburguesas, albóndigas, etc.)
Cereales «de desayuno» (aunque sean integrales)
Chocolate o productos con base de chocolate
Confitería
Fast food
Fideos instantáneos
Galletas dulces o saladas (sean o no integrales)
Helados o granizados

III Las pongo entre comillas porque no te dan energía, te ponen nervioso, que no es lo mismo.

Miel y alimentos elaborados con miel
«Nuggets» de pollo, de pescado o de tofu
Pan con adición de grasas y otros aditivos
Platos precocinados (congelados o no): calamares fritos, rollitos de primavera, croquetas, canelones, pizzas
Polvos para elaborar «zumos»
Postres lácteos azucarados (el pediatra Carlos Casabona los denomina, con buen criterio, «Chuchelácteos»)
Quesos ultraprocesados tipo petit suisse, Philadelphia o Babybel, queso fundido en porciones, queso para untar
Salsas (p. ej.: mayonesa, nata, kétchup, salsa roquefort, salsa barbacoa, etc.) y mantequillas o margarinas
Sopas en polvo o precocinadas
Surimi («palitos de cangrejo»)
Zumos y néctares de frutas

Tabla 1. Productos alimentarios cuya ingesta conviene limitar o, en el caso de las bebidas alcohólicas o azucaradas, o de las carnes procesadas, evitar. Adaptado de *BMJ* Open. 2016 Mar 9;6(3):e009892,[22] *Nutrients.* 2020 Aug 7;12(8):2368[23] y Código Europeo contra el Cáncer (Organización Mundial de la Salud, 2016).[24]

9. Para no olvidar

Nos rodea un cóctel explosivo formado por combustibles como una enorme oferta de productos malsanos, un marketing depredador, el desconocimiento generalizado sobre aspectos nutricionales por parte de la población, el manejo de conceptos obsoletos por parte de las administraciones, el desinterés de los tribunales y un incumplimiento masivo de las normas de publicidad de alimentos, a pesar de estar hechas por la propia industria.

Un alimento «seguro» desde el punto de vista microbiológico puede no serlo desde el punto de vista de la salud. Sobre todo si presenta una elevada cantidad de los llamados «nutrientes críticos» (como sal, azúcares libres o grasas de baja calidad nutricional).

No es lo mismo procesar un alimento (lavar, secar, congelar, enlatar, pasteurizar o cocinar), algo que suele causar poca o ninguna pérdida de valor nutricional, que ultraprocesarlo. Esto último cambia los alimentos. Reduce su valor nutricional, agrega calorías de grasas malsanas y azúcares, disfraza las pérdidas de sabor y textura con sal y potenciadores del sabor, o con aditivos como colorantes.

Una de las características importantes de los ultraprocesados es que contienen sustancias y aditivos que, aunque son seguros, sirven únicamente para potenciar o modificar los sabores y los aspectos sensoriales del producto.

Existe un gran interés en convencernos de que el concepto «ultraprocesados» es ambiguo. Lo cierto es que está consolidado tanto por un considerable cuerpo de investigaciones como por parte de las entidades de referencia en salud pública. Importantes organizaciones sanitarias utilizan el término «comida basura».

Hay una serie de productos alimentarios cuya ingesta conviene limitar o, en el caso de las bebidas alcohólicas o azucaradas, o de las carnes procesadas, evitar (ver tabla 1).

Capítulo 2
NO TIENES UN «CONSUMO ESPORÁDICO»

> Una operación que tiene lugar dos o tres veces por día, y cuya finalidad es alimentar la vida, merece seguramente todos nuestros cuidados. Comer un fruto significa hacer entrar en nuestro Ser un hermoso objeto viviente, extraño, nutrido y favorecido como nosotros por la tierra; significa consumar un sacrificio en el cual optamos por nosotros frente a las cosas.
>
> MARGUERITE YOURCENAR,
> *Memorias de Adriano*

1. ¿Qué cantidad ingerimos?

Actualmente no paso consulta como nutricionista (me gusta más la denominación nutricionista que la legal, de la Ley de Ordenación de las Profesiones Sanitarias, dietista-nutricionista), pero sí lo hace Olga Ayllón, mi maravillosa pareja. Y me explica que la inmensa mayoría de sus pacientes (y visita decenas a la semana) están convencidos de que comen saludablemente. Cuando les pregunta por su ingesta de productos superfluos, contestan «los consumo esporádicamente». Al cabo de unas cuantas sesiones se dan cuenta de la cruda realidad, que desvelaré en unas pocas líneas. ¿Por qué esta distorsión? Por muchas razones: porque no prestamos atención a lo que comemos o porque el marketing alimentario invierte obscenas sumas de dinero en intentar convencernos de que lo normal es comer sus *saladograsientoazucaradas* sustancias. Pero una razón importante es que no somos conscientes de que estos «alimentos» tienen muchas calorías en poco espacio. En dos bocados o en un sorbo te has tragado un montón de energía. Son como esas pilas de botón que no por ser pequeñas dejan de ser potentes, duraderas… y peligrosas. Así, con poca cantidad nos llevamos «de premio» mucho azúcar, mucha grasa no saludable, mucha sal y, desde luego, muchas calorías vacías.

Se estima que el consumo de ultraprocesados cubre en el mundo entre el 25 y el 50 % de todas las calorías que ingiere la población.[25] Según un estudio coordinado por Nadia Slimani, la población adulta española consumía en 2009 entre el 31 y el 45 % de las calorías a partir de ultraprocesados.[26] Nueve años después, en 2018, una investigación de Pello Latasa y sus colaboradores afinó más e indicó que el 31,7 % de la energía que tomamos los españoles proviene de productos ultraprocesados.[27] Vamos, productos que pueden dañar nuestro organismo. Detallo este último dato en forma de gráfica, para que entiendas la magnitud de la tragedia (gráfica 1).

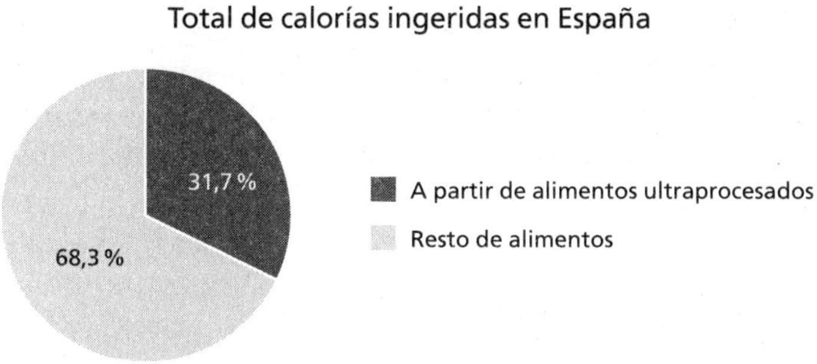

Gráfica 1. Porcentaje de calorías ingeridas en España a partir de productos ultraprocesados. Gráfica elaborada a partir de Latasa, P et al. Eur J Clin Nutr. 2018 Oct;72(10):1404-1412.

Pero la cosa puede ser peor. Porque en Francia, el Reino Unido, Estados Unidos y, sobre todo, Canadá, la situación es catastrófica. Allí consumen el 35,9 %, el 53 %, el 57,9 % y el 61,7 % de sus calorías, respectivamente, a partir de ultraprocesados, como verás en la gráfica 2.

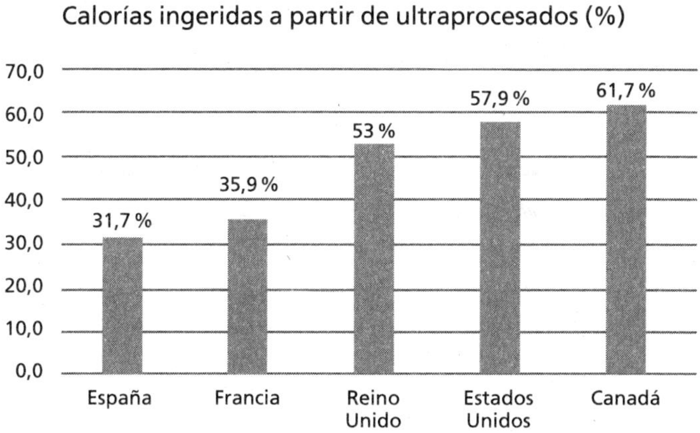

Gráfica 2. Porcentaje de calorías consumidas a partir de productos ultraprocesados. Fuente: elaboración propia a partir de Latasa P et al. Eur J Clin Nutr. 2018 Oct; 72(10): 1404-1412, y Blanco-Rojo R et al. Mayo Clin Proc. 2019 Nov; 94(11): 2178-2188.

En Estados Unidos, más del 75 % de las calorías compradas por los hogares provienen de la suma de alimentos procesados y ultraprocesados.[28] En España lo llevamos mejor porque tradicionalmente hemos cocinado más, pero la «alegría» no nos durará mucho si seguimos así: hoy nadie duda de que nuestra tendencia a consumir comida basura no va a ir a menos, sino a más.[29]

¿Qué crees que ocurriría si el 31,7 %, y no digamos el 61,7 %, del combustible con el que llenásemos el depósito de un avión fuera de malísima calidad? Estoy bastante seguro de que se produciría un fallo de motor y perderíamos velocidad y altura. Si para más inri aparece un temporal de viento huracanado (llamémosle «marketing depredador») las posibilidades de entrar en barrena son mayúsculas. Ese avión se llama «salud pública». Hay quien cree que no pasa nada por alimentar a sus hijos con bollería y refrescos («¿Acaso no son calorías? Así pueden pegar el estirón»). Tiene tanto sentido como regar tus plantas con agua del fregadero tras lavar los platos. («¿Acaso no es agua? Así crecerán como Dios manda»).

Pensemos en los kilos de cosas que comemos anualmente, y que no deberíamos comer. Según el informe Global Nutrition Report, publicado en 2017, cada uno de nosotros tomamos cada año unos 90 kilos de productos ultraprocesados. Que nadie piense que el dato está obsoleto, porque cada vez comemos peor. Para el grupo de expertos que elaboró este informe (IEG), un ultraprocesado es todo producto que presente una alta densidad calórica (nos aporta mucha energía en poco volumen), que contenga grandes cantidades de sal y azúcar, y que además sea pobre en micronutrientes esenciales.[30] En su edición de 2020, el informe concretó lo siguiente:[31]

> Los alimentos procesados, y especialmente los «ultraprocesados» —por ejemplo, aperitivos salados, carnes procesadas, bebidas

azucaradas, dulces, postres helados, cereales para el desayuno y [determinados] productos lácteos— constituyen ahora una parte importante de la alimentación en todo el mundo. Son fáciles de conseguir, baratos y ampliamente publicitados. Con frecuencia tienen un elevado contenido de azúcares añadidos, grasas trans y sal, además de un bajo contenido de fibra y poca densidad nutricional. Son la fuente principal de energía procedente de la alimentación en numerosos países de ingreso alto.

En España, los adultos tomamos cada día unos 385 gramos de productos ultraprocesados, según una investigación de Ruth Blanco-Rojo y su equipo, que amplío en el apartado «Principales grupos de alimentos que contribuyen a nuestra ingesta de ultraprocesados», en este mismo capítulo. Pues bien, aunque te suene a herejía dietética, ningún ultraprocesado es necesario. Y aunque 385 gramos te parezcan poco, no lo son. Porque su perfil nutricional es nefasto, porque contienen una gran cantidad de calorías en poco peso y porque son calorías vacías que empeoran manifiestamente nuestra salud y nos restan apetito para consumir alimentos nutritivos. Si el 31,7 % de las horas que estás cada día despierto las dedicas a mirar cuentas de Instagram, son horas de tu vida que estás restando a algo mucho más «nutritivo». Y si el 31,7 % de tus calorías las consumes a partir de productos malsanos, son oportunidades perdidas para disfrutar de alimentos saludables.

Tal y como explica el pediatra Carlos Casabona en su libro *Tú eliges lo que comes*, en nuestra sociedad existe «un problema semántico o de interpretación subjetiva de la frase "de vez en cuando"». Así, muchas personas piensan que toman de forma ocasional alimentos superfluos, cuando en realidad lo hacen casi todos los días. En el citado libro se lee que si se suma el número de días al año en los que se celebra algo o se come fuera de casa, resulta que «la cuarta parte del año (tres meses seguidos) estamos comiendo más cantidad de comida, más sal, más azúcar y más grasas, por motivos sociales o lúdicos».[32]

Acabo este apartado con una reflexión con tono humorístico:[33]

Tras décadas de investigación, expertos en epidemiología, bioquímica, endocrinología y nutrición acaban de descubrir que lo que más engorda no es ni el azúcar, ni las grasas, ni el alcohol, ni tampoco los ultraprocesados, es la frase «Un día es un día». Aunque los científicos también han comprobado que hay otras frases que no le van a la zaga:

- «Hoy me merezco un homenaje».
- «Es casero».
- «Me lo como porque escucho a mi cuerpo».
- «Es lo que se ha comido toda la vida».
- «Hay que comer de todo».
- «Luego hago deporte y lo quemo».
- «Ración doble por el mismo precio».
- « Bufet libre».
- «Es light».
- «El desayuno es la comida más importante del día».
- « Mañana me pongo a dieta».
- «Luego me tomo una infusión detox».
- «Si no te lo comes no hay parque».
- «El azúcar es imprescindible para el cerebro».
- «A nadie le amarga un dulce».
- «El agua para las ranas».
- «Por diez céntimos más, menú especial».
- «Lo que no mata engorda».
- «Es natural, así que no engorda».
- «El café con sacarina, que así compenso».
- «Un refresco mejora la tensión, y yo la tengo baja».
- «Esta por mamá, esta por papá... ».

- «Acábatelo, hay niños que no tienen qué comer».
- «Come y calla».
- «Que no quede nada en el plato».
- «Si te lo acabas te doy un postre».
- «Estás creciendo, y tienes que comer por dos».
- «De algo hay que morir».

Como dijo en su cuenta de Twitter Tania González (@tania gonzalezti): «Además de "la vida es corta" y "solo se vive una vez", ¿qué otra frase decís antes de tomar malas decisiones?».[34] Si todos los días pronuncias y aplicas la frase «De algo hay que morir», uno de esos días tendrás razón: morirás de algo. Algo prevenible mediante un buen estilo de vida.[35]

2. Nutrientes *versus* alimentos

Prefiero, y no soy el único,[36] hablar más de alimentos y menos de nutrientes.[37] Si alguien te dice «consume más proteína, calcio y vitamina D», ¿vas a estudiarte las tablas de composición de los alimentos para cubrir dichos nutrientes, sin desequilibrar tu alimentación? Ni es tan complicado, ni debería serlo. Es más, incluso el mensaje aislado «Tome menos sal y azúcar» es poco útil por su imprecisión. En unas líneas podrás comprobar que la mayoría del azúcar o de la sal que tomamos no provienen ni del azucarero ni del salero de nuestra cocina. En cambio, el mensaje «Evite las bebidas azucaradas» tiene poco margen de ambigüedad.

Sin embargo, la anterior consideración es válida si hablamos de análisis científico de la nutrición o si emitimos consejos de salud pública. Cuando se trata de establecer políticas, y más concretamente de elaborar normas jurídicas, esta conclusión deja de ser válida. Porque la necesaria objetividad que ha de predicarse de una norma jurídica aconseja analizar los elementos discernibles no indeterminados (indeterminados son, por ejemplo, *consumo ocasional*, o *dieta mediterránea*, porque no tienen una definición cierta general) con el fin de que las redacciones tengan los rasgos necesarios para convertirse en herramientas útiles. Así, la normativa del llamado «Derecho de la nutrición» se ha centrado en la identificación y señalamiento de los llamados «nutrientes críticos».[38] Es decir, no alimentos en concreto sino nutrientes dentro de ellos. Las herramientas jurídicas más avanzadas de un derecho que se centra en ofrecer información al consumidor (más que limitar la presencia de componentes, como hace el derecho alimentario clásico en relación, por ejemplo, con los límites de contaminantes), como los sistemas de etiquetado de advertencias chileno, peruano o mexicano, se basan en estos conceptos a expensas de que en el futuro puedan consolidarse en los ordenamientos jurídicos otros instrumentos, como los modelos de perfiles nutricionales, que permitirían establecer regulaciones para grupos de productos y no meramente basadas en la alta presencia de uno o varios de los *nutrientes críticos*.

3. No es lo mismo «azúcares libres» que «azúcares añadidos»

En la ya citada guía «Pequeños cambios para comer mejor», de la Agència de Salut Pública de Catalunya leemos que el 80 % de todos los azúcares que consumimos provienen de ultraprocesados. ¿Te preocupa el azúcar? De nada sirve prescindir del sobre de azúcar que aparece junto al café que hemos pedido en un bar si no reducimos nuestro consumo de ultraprocesados. Tienes este dato en la gráfica 3.

Total de azúcares consumidos en España

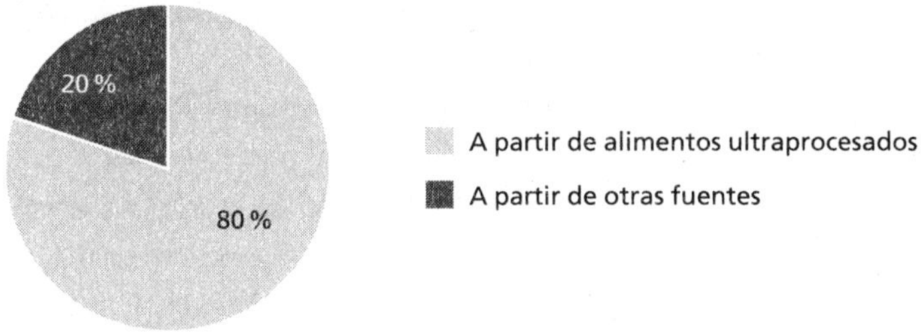

Gráfica 3. Porcentaje de azúcares ingeridos en España a partir de alimentos ultraprocesados. Gráfica elaborada a partir de Manera M., Salvador G., *Petits canvis per menjar millor*. Generalitat de Catalunya. Agència de Salut Pública de Catalunya. 2018.

Quiero remarcar, dado que me preguntan a menudo «¿Cuánto azúcar se recomienda comer?», que no existen recomendaciones sobre cuánto azúcar necesita nuestro cuerpo. Porque simple y llanamente no lo necesita. Porque el valor nutricional del azúcar es cero. Porque según la Autoridad Europea de Seguridad Alimentaria (EFSA, en sus siglas en inglés) no existe un consumo seguro de azúcar.[39] Y porque nuestro actual consumo nos predispone no solo a padecer caries, sino también obesidad y una larga lista de enfermedades crónicas.

Gracias a la presión de miles y miles de nutricionistas, cada vez más personas son conscientes de que el exceso de azúcar pone en riesgo nuestra salud. La industria alimentaria lo sabe de buena tinta, y no se ha quedado de brazos cruzados. Ahora veremos que, entre otras estrategias, empuña, enarbola y ondea con orgullo la frase «Sin azúcares añadidos» para tranquilizarnos mientras nos sigue embuchando productos malsanos.

Desde 2016, las etiquetas de los alimentos de Estados Unidos contienen un nuevo concepto en la sección de «información nutricional»: los azúcares añadidos. Hace referencia al azúcar añadido por el fabricante, sea el procedente de miel (sí, miel; la miel utilizada como ingrediente de productos alimentarios es una estupenda manera de hacer pasar por sano lo que no lo es), jarabes, o zumos/jugos o extractos de frutas o verduras, o sea, desde luego, simplemente azúcar. En realidad, para saber si algo lleva azúcar bastaría con revisar su etiqueta. Pero no es tan sencillo, porque hay varios sinónimos del azúcar ampliamente utilizados por la industria alimentaria para engatusar a todo aquel que no sea un experto. Aquí traigo unos cuantos, para que no te la cuelen:[40]

- Azúcar crudo
- Jarabe de maíz alto en (o rico en) fructosa
- Azúcar invertido
- Jarabe de malta
- Azúcar moreno
- Maltodextrina
- Caña de azúcar
- Miel
- Concentrados de zumos de frutas
- Jugo de caña evaporado
- Cristales de caña de azúcar
- Maltosa
- Dextrosa
- Melaza (o melazas)
- Fructosa o fructosa cristalina
- Jarabe (o néctar o sirope) de agave
- Glucosa
- Jarabe (o néctar o sirope) de arce
- Jarabe de maíz
- Sacarosa

La idea de añadir en las etiquetas el concepto «azúcares añadidos» es buena, pero no es la mejor. Digo que es buena porque según cálculos publicados por Mengxi Du y colaboradores en la revista *JAMA network open* esta medida podría traducirse en una reducción de 30.000 nuevos casos de cáncer y 17.100 muertes por cáncer, y en un ahorro de 1.600 millones de dólares en costos médicos asociados con la atención del cáncer entre los adultos estadounidenses a lo largo de la vida. También se ahorrarían 704 millones de dólares desde la perspectiva social y

1.590 millones de dólares desde la perspectiva de la atención médica. Si además la industria alimentaria reformulara sus productos para que tuvieran menos azúcares añadidos, se duplicaría el impacto de los cálculos recién citados.[41]

No obstante, he dicho que aunque la idea es buena, no es ni mucho menos la mejor. Por dos razones. La primera es que los azúcares presentes en los zumos de fruta (aunque sean recién exprimidos, e incluso los caseros) no se tienen en cuenta dentro del concepto «azúcares añadidos». Se trata de azúcares libres: al romper la matriz que los protege, dentro de la fruta, se liberan y se comportan como los azúcares añadidos.[42] Y sabemos que contribuyen a las tasas de caries, obesidad y otras patologías crónicas... tanto como los azúcares añadidos. Hay que masticar la fruta, no beberla.

Y la segunda razón la encontramos en una práctica que puedo ejemplificar con cierta bebida de avena con la que me topé hace poco en un supermercado. En ella leemos «Sin azúcares añadidos», pero en realidad tiene un 9,6 % de azúcar.[43] ¿Cómo puede ser que una bebida de avena legalmente pueda presumir de no tener azúcar añadido, y en realidad tener tanto azúcar como una Coca-Cola? Y ¿cómo puede ser que unos cereales para bebé «sin azúcar añadido», que encontré en una farmacia, tengan un 28 % de azúcar?[44] Porque el fabricante ha torturado los hidratos de carbono presentes de forma natural en el alimento hasta que confiesan estar formados por monómeros de glucosa. Dicha tortura consiste, por ejemplo, en la hidrólisis enzimática, que permite la liberación de sus azúcares libres (los hidratos de carbono complejos —largas cadenas— se descomponen en sus unidades —azúcares—).[45]

En suma, la medida de la Administración de Alimentos y Medicamentos de Estados Unidos (FDA) está bien, pero estaría muchísimo mejor si nos hablaran de azúcares libres, en vez de azúcares añadidos, tal y como aconsejaron David J. Mela y Elizabeth M. Woolner en 2018[46] o Birdem Amoutzopoulos y colaboradores en 2020.[47]

Un análisis de Carmen Piernas y colaboradores publicado en 2021 constató que las galletas, los postres, los pasteles y la bollería son los productos que más contribuyen a nuestra ingesta de azúcares libres, pero también a nuestro consumo de grasas totales y grasas saturadas.[48] Veamos más de cerca las grasas, pero antes permíteme que te recomiende un libro que muestra muy visualmente cuánto azúcar tienen los alimentos que nos rodean: *El libro de sinAzucar.org* de Antonio Rodríguez Estrada.[49]

4. Grasas

Como he explicado antes, si bien tiene sentido que las normas jurídicas contemplen los «nutrientes críticos», siempre he pensado que no deberíamos enviar a la población el confuso mensaje «Tome menos [ponga aquí un nutriente]». En este caso, ¿qué significa exactamente, «Tome menos grasas saturadas»? Incluso el mensaje «Tome menos grasa» me parece impreciso y desconcertante. ¿Basta con echar menos aceite a la ensalada? ¿Son peligrosas las frituras caseras? ¿Cuenta la grasa intramuscular que hay en la carne? ¿La grasa de los frutos secos es mala?

Para hablar de grasas hay que citar una revisión científica de la entidad Cochrane (una de las mejores en el ámbito científico) que, en 2020, concluyó que para prevenir la obesidad o mantener un peso saludable conviene disminuir el consumo de grasas. Esto es especialmente importante, en sus palabras, en poblaciones donde la ingesta total promedio de grasas sea del 30 % o más de la energía.[50] Veremos en el siguiente capítulo que el asunto de la obesidad no es en absoluto trivial.

En España, las grasas aportan aproximadamente el 42 % de la energía ingerida, según el estudio ENIDE[51] y el 39 % según el estudio ANIBES.[52] Como vemos, nuestro consumo supera ese 30 %.

Otra revisión Cochrane publicada en el mismo año se centró de nuevo en las grasas, pero no en las totales, sino en las saturadas, para constatar que, en países industrializados, existen razones para disminuir el consumo de grasas saturadas con el objetivo de reducir el riesgo de eventos cardiovasculares en personas con y sin enfermedad cardiovascular.[53] ¿Sabías que, según el último informe del European Heart Network las enfermedades cardiovasculares son la primera causa de muerte y discapacidad en nuestro medio, y que la primera causa de tales enfermedades son factores dietéticos modificables?[54] En contra de lo que gente interesada quiere hacerte creer, lo de la alimentación malsana no es cuestión de poca importancia, sino más bien una tragedia que, en algunos entornos, y según las más reputadas voces en nutrición, *nos está matando*.

Como vemos, según la ciencia más fiable, deberíamos transmitir mensajes a la población para reducir el consumo de grasas. Los autores de la segunda investigación (Lee Hooper y colaboradores) proponen reducir la ingesta de productos como pasteles, galletas, bollería, pastelería, mantequilla, aceite de palma, helados, batidos y chocolate, además de tomar menos grasa animal (sea de lácteos o de cárnicos, como quesos duros, nata, manteca de cerdo, salchichas o embutidos). Sin lugar a dudas, me parece un mensaje más claro, razonable y comprensible que «tome menos grasas totales y saturadas».

5. Sal

Si te fijas, la gráfica 4 es idéntica a la 3, aunque en este caso refleja nuestro consumo de sal, en vez de azúcar. En ella vemos que también la gran mayoría de la sal la ingerimos no a partir del salero que tenemos en un armario de la cocina, sino a partir de alimentos procesados.[55] Por su parte, la gráfica 5 muestra qué porcentaje aportan distintos grupos de alimentos al total de sal que consumimos (y consumimos el doble del máximo recomendado).[56] Llama la atención que la suma de los grupos «carne y carnes procesadas», «farináceos», «lácteos» y «precocinados» nos aporta el 83 % de la sal consumida. Dentro de tales grupos, los productos que más sal nos aportan son:

- salchichas, otros cárnicos procesados (por ejemplo, jamón) y carne fresca;[IV]
- pan (de ahí la importancia de escoger pan sin sal —si es integral, mejor—), bollería y cereales «de desayuno» y barritas de cereales;
- queso;
- precocinados.

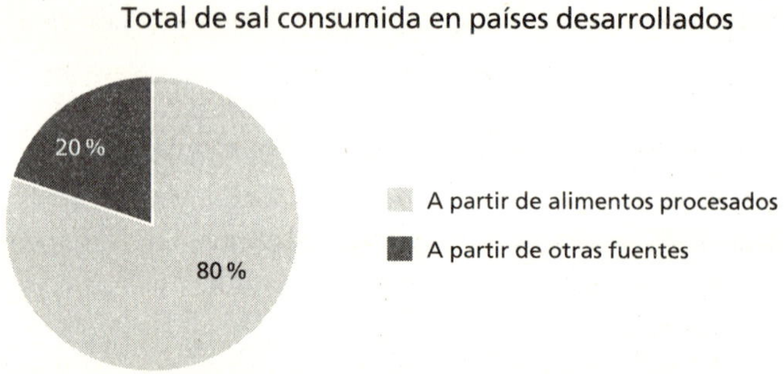

Gráfica 4. Porcentaje de sal consumida en países desarrollados a partir de alimentos procesados. Gráfica elaborada a partir de Partearroyo T. et al. *Nutrients.* 2019 Oct 14;11(10): 2451.

[IV] La carne suele tener más sodio que otros alimentos, y nuestro consumo es elevado.

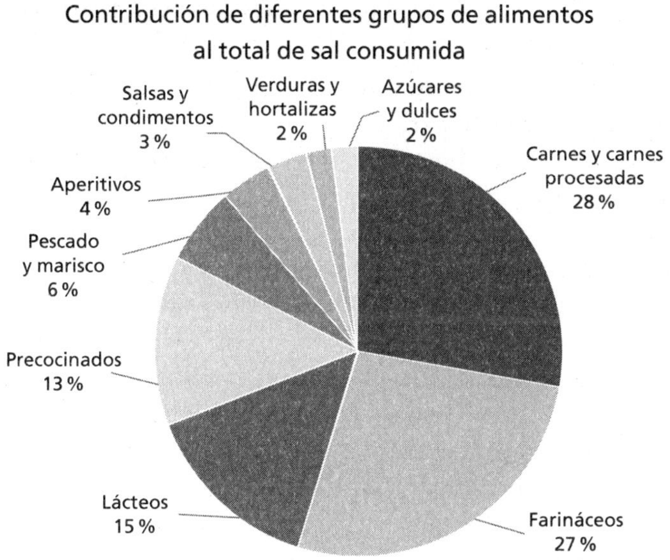

Gráfica 5. Contribución de diferentes grupos de alimentos al total de sal consumida en España. Gráfica elaborada a partir de Partearroyo T., et al. *Nutrients.* 2019 Oct 14;11(10):2451.

6. Aperitivos, que no «aperitivitos»

Permíteme aclarar que los diminutivos no fulminan las calorías de los alimentos, ni reducen su aporte de azúcar, ni desintegran su grasa, ni diluyen su sal ni, desde luego, evaporan su alcohol. Es curioso que hablemos con alegría de pastelitos, galletitas, cruasancitos, batiditos, salchichitas, jamoncitos, choricitos, cocacolitas, refresquitos, zumitos, flanecitos, heladitos, patatitas fritas, cervecitas, vinitos, cubatitos, cigarritos, o que digamos que nos hemos comido un bocadito, un pedacito, un mordisquito, una probadita, una nadita, pero que luego no apliquemos la misma lógica para lo que pueden acabar generándonos tales diminutivos: cariecita, excesito de pesito, diabetecita, infartito, cancercito.

Ahora traigo un dato bastante revelador: según la Asociación de Fabricantes de Aperitivos, los españoles ingerimos 280 millones de kilos de aperitivos cada año. Con una regla de tres y unas pocas nociones de nutrición es fácil deducir que cada uno de nosotros comemos a partir de estos productos, anualmente, el equivalente a las calorías que consumiríamos en dieciséis días.[57] Ojo, que nadie piense que los frutos secos no salados ni bañados en miel son malsanos, porque no lo son ni en sueños. Hablo de ello en capítulo 5 (apartado «Magdalenas caseras versus frutos secos»), pero sí quiero aclarar aquí, antes de seguir, que cuando los nutricionistas recomendamos los frutos secos, NO hablamos de los siguientes artículos:

- Boca Bits
- Conguitos
- cortezas de cerdo
- garrapiñadas
- gusanitos
- kikos
- palomitas de colores
- pipas Tijuana
- ... o cualquier cosa «sabor barbacoa» (o sabor umami, o con glutamato monosódico, o E-621).

7. Consumo en niños

Si el asunto es feo en adultos, en niños lo es todavía más (porque son más vulnerables, porque sus hábitos son peores y porque estarán más tiempo que nosotros expuestos a este factor de riesgo). Elena Fosalba, una amiga profesora, me explica que muchos de sus alumnos de 10 y 11 años no saben cómo comer una manzana, una pera o una zanahoria. Es más, cuando lo intentan por primera vez reaccionan diciendo «¡Esto está muy duro!». «Es lógico, están acostumbrados a la textura de los productos superfluos», me explica Elena. Para que luego digan que los nutricionistas somos unos exagerados.

Una valoración de la ingesta dietética en una muestra de 669 niños de Nueva Zelanda constató con horror que a los 12 meses de edad consumían el 45 % de su ingesta energética a partir de ultraprocesados, cifra que aumentó al 51 % a los 5 años de edad.[58] En Estados Unidos la situación es terrorífica: los niños y adolescentes de entre 2 y 19 años consumen hoy el 67 % de su energía a partir de ultraprocesados.[59] ¡Más de la mitad de las calorías! Mientras lo leía me imaginaba qué sucedería si por cada caricia que le diéramos un niño recibiera también un tortazo. Nada bueno, ¿verdad?

Y hablando de azúcar y de niños pequeños. ¿Sabes cuánto azúcar tienen los «alimentos» dirigidos a menores de 36 meses? El azúcar supone una tercera parte de la energía de los «alimentos» dirigidos a menores de 36 meses en España y en Dinamarca, Eslovenia, Estonia, Hungría, Italia, Malta, Noruega, Portugal y Reino Unido.[60] En Portugal, por ejemplo, el 56 % de los productos dirigidos a niños de dicha edad (menos de 36 meses) son ultraprocesados.[61] De entre tales productos encontramos, por ejemplo, las papillas de cereales, los zumos de fruta y otros preparados de fruta para bebés, purés de verduras, lácteos azucarados, snacks para bebés y hasta golosinas para bebés. Ojo, que incluso alimentos aparentemente salados presentan un alto contenido en azúcar. ¿Sabías que el 92 % de los cereales y el 96 % de los yogures publicitados para niños tienen demasiado azúcar?[62] Cuando un alimento procesado está buenísimo, sospecha. Los autores proponen, lógicamente, reducir la cantidad de azúcares libres en alimentos infantiles comerciales (eso incluye los de los zumos de fruta). Pero también emiten propuestas inteligentes y apoyadas en evidencias científicas, como acabar con la promoción de productos malsanos dirigidos a niños, prohibir las golosinas para bebés o prohibir las denominaciones engañosas en productos para bebés.

En el libro *Alimentación vegetariana en la infancia*, escrito por Maria Blanquer, Maria Manera, Pepe Serrano y un servidor, detallé algunos datos sobre cómo comen en nuestro medio los menores de edad. Con su permiso, voy a compartirlos también por aquí.[63] Empecemos por el desayuno: el estudio Aladino 2019 mostró que nuestros hijos desayunan:[64]

- Galletas: 57,5 %.
- Cereales «de desayuno»: 45,2 %.
- Cacao en polvo azucarado (añadido a la leche): 44,8 % (opino, por cierto, que dar ColaCao o Nesquik a un niño para que se tome la leche es como darle un empujón para que baje unas escaleras).

Suma más de un 100 % porque hay niños que toman más de uno de dichos productos para desayunar. ¿Y la merienda? Un estudio español reveló que los escolares toman lo siguiente:[65]

- Bollería: 38 %.
- Zumo envasado: 70 %.
- Batido/natilla/flan: 76 %.

Lo diré sin ambages: los niños desayunan y meriendan azúcar, más azúcar y todavía más azúcar. Y aún hay padres que se extrañan de que sus hijos no coman después. Que no, que no eres un mal progenitor por dar de vez en cuando un producto malsano a tu hijo. Pero resulta que lo que buena parte de los padres consideran excepción en realidad es regla. Compartí en mis redes sociales esta reflexión, que viene al caso: «Dar un helado a un niño en verano todos los días, negligencia. No dárselo en todo el verano, autoritarismo». Como dice el refrán: «Ni tanto que queme al santo, ni tan poco que no lo alumbre».

Cambio de tema, pero no de grupo de edad. La mayoría de las madres y padres de niños piensa que sus vástagos, sobre todo cuando son pequeños, no comen lo suficiente. Por esa razón traigo ahora una gráfica útil para entender por qué tantos progenitores piensan que sus hijos no comen (gráfica 6).

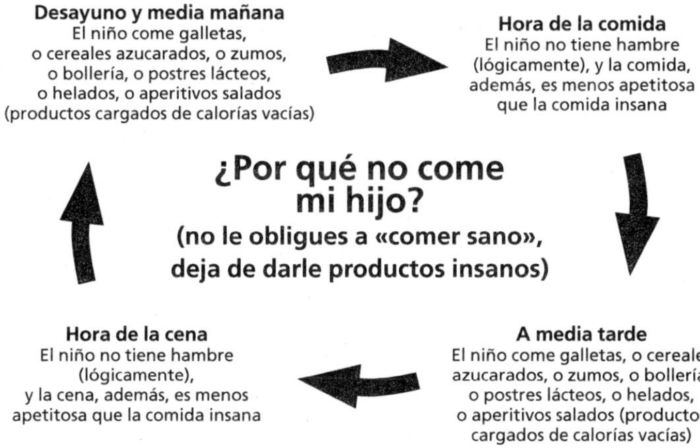

Gráfica 6. ¿Por qué no come mi hijo? Fuente: elaboración propia.

En el citado libro encontrarás estas consideraciones:

> ¿Cómo va a tener hambre nuestro hijo a la hora de comer (o que le apetezca lo que allí servimos) si en el desayuno o a media mañana ha tomado productos cargados de calorías vacías, que sacian su apetito? Lo que le ofrezcamos a la hora de la comida será, lógicamente, menos atractivo y apetitoso que la comida insana a la que se ha acostumbrado, a lo que se suma su falta de hambre a causa de los alimentos muy calóricos que ha tomado para desayunar.

> Este proceso continúa en la merienda, y cuando llega la hora de la cena sucederá, lógicamente, algo parecido a lo observado en la comida: se sumará la falta de apetito del niño (ocasionada por las muchas calorías de lo que ha merendado) con el hecho de que el potente sabor de lo que va tomando altera su percepción del sabor, que se decantará poco a poco hacia los productos malsanos. Hay quien intenta arreglar este desaguisado obligando a comer al niño, algo absolutamente contraproducente. [...] ¿Cómo romper el círculo vicioso que aparece en la gráfica? Pues alejando de la vista y del alcance de nuestros hijos (sí, como los medicamentos) los alimentos superfluos. Somos conscientes de que hay niños que no comerán por razones distintas, como una enfermedad que ocasiona falta de apetito. Pero, por una parte, serán una minoría y es raro que pasen desapercibidos a padres o a profesionales, y, por otra, lo conveniente en esos casos es tratar la condición que genera la falta de apetito, no obligar al niño a comer. Cuando hay un incendio no apagamos la alarma (en este caso, la falta de apetito), sino que apagamos el fuego (la enfermedad que genera la falta de apetito).

He compartido las anteriores reflexiones con un par de amigos, excelentes nutricionistas, y me parece imprescindible traer aquí sus comentarios. Por una parte, me explica Pilar Amigó que le respondió esto a una vecina muy preocupada por si sus niños comían variado: «Preocúpate más de que los desayunos y las meriendas sean saludables». Al parecer, se quedó muda. Por otra parte, Nico Haros me cuenta que observa en consulta que muchas familias, a la vista de que su hijo no come ni cena porque lo que ha desayunado o merendado tiene un elevado potencial de sabor, responden añadiendo más sal o azúcar a las comidas que le ofrecen en casa, o presentándole una mayor cantidad de ultraprocesados, para conseguir que así coma. Es como intentar apagar con agua un incendio en una instalación eléctrica: el remedio es peor que la enfermedad.

Una razón por la que elaboré la gráfica 6 (y por la que escribí el libro *Se me hace bola*) es para subrayar que nunca hay que obligar al niño a comer o coaccionarle para que lo haga. Los niños no crecen porque comen, más bien comen porque su cuerpo (y nadie más) «sabe» que tiene que crecer. Tiene más sentido permitirle que participe en la selección de alimentos saludables y que exponga sus gustos y preferencias, aunque la decisión final acabe recayendo sobre los adultos a su cargo. Sin olvidar que obligar al niño a comer o premiarle por consumir o por dejar de consumir un producto no solo es contraproducente (puede generar aversiones dietéticas y un peor patrón de alimentación), sino que aumenta el riesgo de que dicho niño sufra, años después, obesidad o trastornos del comportamiento alimentario.[66] Sobre esta cuestión, nada mejor que estas reflexiones de mi amiga, Diana Oliver, magnífica periodista, en *El País*:[67]

> Hay mucho de la cultura del plato vacío, del «si no te lo comes ahora, lo tendrás para cenar», pero también hay un poderoso marketing que es capaz de sembrar el miedo sin piedad. «Para que crezcan sanos». El miedo y la tranquilidad se dan la mano en muchos eslóganes publicitarios.

Los hábitos de alimentación de nuestros niños, sobre los que influyen muchísimo esos «eslóganes publicitarios» que nombra Diana Oliver, tienen nefastas consecuencias para su salud física, mental y social. Porque si miramos de cerca el azúcar, veremos que su valor nutricional es cero y porque «hay pruebas contundentes que respaldan la asociación de los azúcares libres con un mayor riesgo de enfermedad cardiovascular en los niños». El entrecomillado pertenece a un documento de postura de la American Heart Association.[68]

Los niños también se pasan con la sal. Más del 80 % de los escolares españoles consume sal en exceso.[69] El aporte porcentual de distintos productos alimenticios al total de sal consumida es muy parecido al que he detallado en la gráfica 5.[70] Y tomar tanta sal eleva su riesgo de padecer enfermedades cardiovasculares a largo plazo.[71]

Podríamos seguir hablando de su consumo de bebidas «energéticas» pero dejémoslo por ahora antes de que a algún nutricionista le dé un jamacuco.

8. Carnes rojas y procesadas, alcohol, algas, y la negación del antecedente

¿Todo lo anterior significa que solo los ultraprocesados son malsanos y que del resto de los alimentos podemos comer cuanto nos venga en gana? No. Estamos ante lo que en la ciencia de la lógica se conoce como «negación del antecedente». En Wikipedia encontramos este ejemplo:[72]

- Cuando nieva, hace frío.
- Ahora no está nevando.
- Por tanto, ahora no hace frío.

Se me ocurre este otro ejemplo:

- Si a alguien le retiran el carnet por infracciones de tráfico graves, es un mal conductor.
- No me han retirado el carnet.
- Por tanto, no soy un mal conductor.

Todos conocemos conductores con su carnet en regla que en absoluto calificaríamos como buenos conductores, ¿verdad? Pues que un producto no sea ultraprocesado no prueba que sea sanísimo.

Por ejemplo, la carne roja no tiene «más de cinco ingredientes», un jamón curado puede tener solo dos ingredientes, carne y sal, y una botella de vino, una lata de cerveza o un copazo de ginebra también pueden tener muy pocos ingredientes. Y tenemos pruebas incontrovertibles del claro papel que desempeña el elevado consumo de estos tres grupos de alimentos en la promoción de enfermedades crónicas, como tienes ampliado en los libros *Más vegetales, menos animales* y *Dieta y cáncer*. En este último libro se documenta que:

- Aproximadamente dos de cada cien tumores se atribuyen a las carnes procesadas. El Centro Internacional de Investigaciones sobre el Cáncer aconseja evitar los cárnicos procesados por su claro papel en la promoción del cáncer colorrectal, uno de los cánceres más prevalentes en nuestro medio.
- La entidad Cancer Research UK estima que el 21 % de los cánceres intestinales son atribuibles al consumo de carnes rojas y procesadas.
- El 11 % de todos los cánceres en España son atribuibles al alcohol. Cualquier dosis de alcohol (y el vino, la cerveza, la sidra o el cava son bebidas alcohólicas) aumenta el riesgo de cáncer. Quien afirma que una bebida alcohólica (cualquiera) es beneficiosa para el corazón o para cualquier otro aspecto relacionado con la salud lo hace, más que posiblemente, por interés directo o indirecto en favorecer la venta de la concreta bebida.

Acabo de recibir, mientras escribo estas líneas, dos alertas en mi correo electrónico. Una trae una investigación auspiciada por la Organización Mundial de la Salud, y capitaneada por Harriet Rumgay, que ha calculado que en 2020 el consumo «alto» de alcohol ocasionó 346.400 cánceres, mientras que el consumo «de riesgo» produjo 291.800 cánceres. Lo importante es que también se ha constatado que el consumo «moderado» de alcohol causa 103.100 cánceres anuales y que consumir tan solo una bebida al día causó 41.300 cánceres en 2020.[73] ¡No hay una dosis segura de alcohol! La segunda alerta me avisa de la publicación de una investigación, en la revista *Food Chemistry*, que ha revisado 72 metaanálisis de la literatura científica. El estudio, capitaneado por Yin Huang, concluye que el consumo de carnes rojas y procesadas se asocia con un mayor riesgo de mortalidad general por diversos tipos de cáncer (como cáncer de vejiga, mama, colorrectal, endometrial, esofágico, gástrico o de próstata). En concreto, cada aumento de 100 gramos diarios carne roja incrementó entre un 11 y un 51 % el riesgo de cáncer. Y cada aumento de 50 gramos diarios de carnes procesadas incrementó entre un 8 y un 72 % el riesgo de cáncer.[74]

La OMS considera carne roja a «toda la carne muscular de los mamíferos, incluyendo carne de res, ternera, cerdo, cordero, caballo y cabra». Eso incluye carnes de mamíferos, como ternera, cerdo, cordero o caballo, pero también carnes de caza como ciervo, venado, jabalí, etc. Y también, por último, a cualquiera que se etiquete como «de animales criados en libertad» o «ecológica». Lo digo porque es frecuente toparse con personas que creen erróneamente que lo peligroso de la hamburguesa del restaurante de comida rápida es que su carne es de mala calidad (cuando el problema es que es un cárnico procesado); o que creen que hacen salud porque la gran cantidad de carne roja que consumen es sin procesar y proveniente de animales no tratados con antibióticos y criados en espacios abiertos o granjas familiares (cuando el abuso de carne roja supone un riesgo para la salud,[75] aunque no haya sido procesada o provenga de animales alimentados con piensos «bio»).

Las algas marinas, de hecho, son un buen ejemplo de lo que intento exponer. Porque pese a ser un alimento tomado directamente de la naturaleza, a pesar de comercializarse con pocas manipulaciones por parte de la industria alimentaria, y pese a su fama de alimentos saludables (hay quien eleva el descaro y afirma que son sanadoras), lo cierto es que su consumo frecuente puede generar toxicidad a causa del yodo.[76] Un solo gramo de la alga kombu o hierba de mar multiplica por 5 y por 8, respectivamente, el límite máximo de consumo de yodo establecido por las autoridades sanitarias.[77] ¿Verdad que no te parecería sensato multiplicar por 5 el límite de velocidad de una autopista? Algo similar ocurre con otras algas como wakame, nori, dulse, etc. En enero de 2015, la revista *Proceedings of the Nutrition Society* detalló una «nutrida» lista de algas o productos elaborados con ellas que suponen un riesgo para la salud a causa de su elevado contenido en yodo.[78] Otra investigación, en este caso aparecida en abril de 2021 en la revista *European Thyroid Journal*, habló de «acciones antitiroideas» ocasionadas por incluso pequeñas cantidades de determinadas algas marinas.[79] Si las toma un niño o una embarazada el riesgo es mayor. Tanto es así que el Ministerio de Sanidad español aconseja evitar el consumo de algas en menores de edad, en mujeres embarazadas o lactantes, así como en personas con disfunción tiroidea o que consuman medicamentos con yodo. Estoy de acuerdo, pero me parece un consejo insuficiente.[80] Porque estos alimentos, además de yodo, suelen acumular altas dosis de arsénico y otros contaminantes.[81] Puede que haya alguna alga segura (sin exceso de yodo ni arsénico), pero ante la posibilidad de equivocarte en la elección y sabiendo que las algas no han probado ser beneficiosas ni necesarias, creo que no vale la pena correr el riesgo. Lo mejor es no consumirlas.

9. Principales grupos de alimentos que contribuyen a nuestra ingesta de ultraprocesados

Retomemos los ultraprocesados. Porque viene algo interesante e importante a la vez. Se trata de los resultados de un revelador estudio de Ruth Blanco-Rojo (Instituto Madrileño de Estudios Avanzados) y sus colaboradores.[82] Lo publicaron en 2019 en la revista *Mayo Clinic Proceedings*. De él llaman la atención infinidad de datos, ninguno halagüeño, como es el caso de este:

> Las generaciones jóvenes están aumentando su consumo de alimentos ultraprocesados y sus consecuencias se verán en el futuro.

La investigación está exenta de conflictos de interés, es decir, ni participó ni financió el estudio ningún fabricante de ultraprocesados. En ella se revisó la relación entre estos productos y la mortalidad y es, en sus palabras, el primer estudio epidemiológico prospectivo realizado en una cohorte nacional grande y representativa en adultos españoles. He buscado investigaciones similares más recientes, pero no he hallado ninguna de características parecidas. Ampliaré sus resultados en el siguiente capítulo («Nos afea»), pero ahora creo imprescindible detallar cuáles son, según esta investigación, los principales grupos de alimentos que contribuyen a nuestra ingesta de ultraprocesados. Aquí los tienes, con la contribución porcentual al total de calorías que nos metemos entre pecho y espalda a partir de ellos (ver también gráfica 7):

- cárnicos procesados[V] (17,1 %)
- pasteles y productos de repostería (13,6 %)
- galletas (9,2 %)
- yogures azucarados y lácteos fermentados azucarados (8,8 %)
- mermeladas y confitería (7,4 %)

[V] La categoría incluyó productos cárnicos como panceta ahumada, hamburguesas, albóndigas, embutidos (como morcilla, chorizo, salami, butifarra, salchichas), foie-gras, paté, fiambres como jamón serrano, jamón cocido o lonchas de pavo.

- platos precocinados (7,1 %)
- resto de productos ultraprocesados (36,8 %)

Contribución a nuestro consumo de calorías de diferentes grupos de ultraprocesados

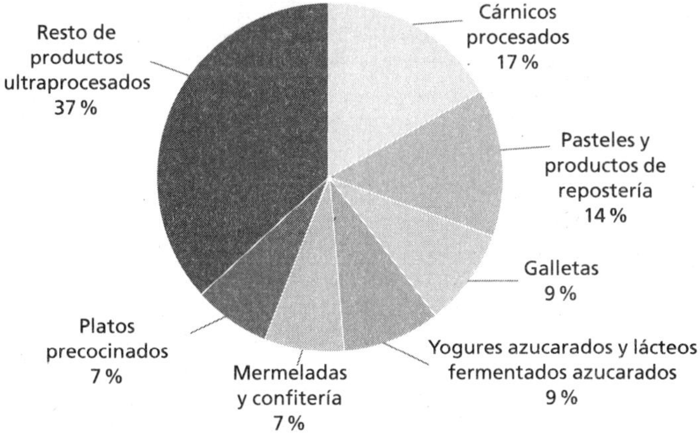

Gráfica 7. Fuente: elaboración propia a partir de Blanco-Rojo et al. Mayo Clin Proc. 2019 Nov;94(11):2178-2188.

10. Bebidas azucaradas, «energéticas» y alcohólicas

Aunque las bebidas azucaradas y las bebidas alcohólicas sí aparecen en la tabla 1,[VI] no lo hacen directamente en el listado que acabo de citar (sí de forma indirecta en el bloque «Resto de productos ultraprocesados»), así que voy a dedicarles unas palabras.

Las bebidas azucaradas son un grupo de productos alimenticios en el que es preciso incluir los zumos de frutas (sean o no

[VI] «Productos alimentarios cuya ingesta conviene limitar o, en el caso de las bebidas alcohólicas o azucaradas, o de las carnes procesadas, evitar».

caseros), como verás en unas líneas. Hay pruebas sólidas como un muro de hormigón de que tales bebidas suponen una de las principales causas de la pandemia de obesidad y enfermedades crónicas que nos asola. Incluso pequeñas cantidades son peligrosas para la salud a escala poblacional, de ahí que diversas entidades envíen el siguiente mensaje «Evite su consumo». En su texto «Are Fruit Juices Just as Unhealthy as Sugar-Sweetened Beverages?» (¿Son los zumos de frutas tan poco saludables como las bebidas azucaradas?), Marta Guasch-Ferré comienza reconociendo que:

> Está ampliamente aceptado que las bebidas azucaradas están implicadas en el aumento de peso y en el empeoramiento de la salud cardiometabólica.[83]

Su frase debería aparecer galvanizada con letras doradas en la puerta de todas las neveras. Una «bebida azucarada» es, según un sesudo estudio publicado en la revista *Circulation* el 25 de agosto de 2015, la que aporta al menos 50 kilocalorías por cada 23 centilitros.[84] Aquí entran los «refrescos», las bebidas «deportivas» (conocidas como «isotónicas»), las bebidas «energéticas» o los tés helados dulces. Pero también la mayoría de los zumos, sean o no caseros: 23 centilitros de zumo de naranja casero aportan unas 80 kilocalorías.[85] Pese a que muchas personas creen que los zumos son equivalentes a la fruta fresca, lo cierto es que sus efectos metabólicos no son en absoluto iguales o equiparables. En realidad, sus efectos son perfectamente equiparables a los de los «refrescos», como tienes justificado en el libro *Beber sin sed*, coordinado por el pediatra Carlos Casabona.[86] Lo más importante de dicho libro, y la razón fundamental que nos llevó a escribirlo, es que tendemos a consumir más calorías a partir de los líquidos que de los alimentos sólidos (incluso aunque tengan una densidad energética comparable), por razones como el menor esfuerzo de mordida, la exposición sensorial más corta (que pospone la aparición de la saciedad) o la velocidad de entrada de las llamadas «calorías líquidas». Algo que aumenta nuestro riesgo de obesidad y mortalidad.[87]

Volviendo a las bebidas «energéticas», nuestro consumo es tan preocupante que el Ministerio de Sanidad español ha lanzado una campaña para intentar concienciarnos. Comienza insistiendo en que su consumo no está recomendado para niños ni mujeres embarazadas o en período de lactancia.[88]

Son esas bebidas que tienen mucha cafeína y mucho azúcar. Por poner un ejemplo, una lata de Burn de 500 mililitros contiene en su interior el equivalente a tres cafés y a quince sobres de azúcar (de 5 gramos cada uno). Ahora imagínate a un niño de, pongamos, 13 años, entrando en un bar, pidiéndose tres cafés, añadiendo a cada uno de ellos cinco sobres de azúcar, y tomándose la mezcla en cuestión en cosa de media hora. ¿Qué efectos crees que tendrá en su sistema nervioso central tanta cafeína de golpe? Eso por no hablar del claro efecto sobre el riesgo de caries y obesidad que generará la desmesurada cantidad de azúcar que acaba de meterse entre pecho y espalda. Pues bien, la mayoría de quienes consumen estos brebajes tienen entre 10 y 18 años. Es más, casi el 20 % de los menores de 10 años toma una media de 2 litros mensuales de bebidas «energéticas».[89] Algo no estamos haciendo bien.

Según el metaanálisis de Ibrahim M. Nadeem y colaboradores (*Sports Health*, mayo-junio de 2021) estas bebidas son peligrosas en adultos y, sobre todo, en niños, por su relación con el insomnio, el estrés, el estado de ánimo depresivo, el nerviosismo, la inquietud, el temblor de manos, el malestar gastrointestinal y la obesidad.[90] En la gestación debemos sumar a dichos efectos indeseables el riesgo de eventos graves como pérdidas gestacionales, abortos, retraso del crecimiento intraútero[91] y bajo peso al nacer.[92]

Pero hay algo más peligroso todavía en estas bebidas: su combinación con alcohol. Porque la elevadísima cantidad de cafeína de los potingues «energéticos» enmascara los síntomas de haber tomado mucho alcohol (efectos depresores del alcohol sobre el sistema nervioso central) y demora su aparición. Como el individuo no se encuentra mal, porque los efectos negativos del alcohol se han camuflado por el jamacuco (estado nervioso, según Julia Sanmartín)[93] generado por ingesta de cafeína, es probable que dicho individuo siga consumiendo bebidas alcohólicas, y eso es potencialmente letal. Quien mezcla alcohol con estas bebidas es mucho más propenso a beber en exceso, y ello le predispone a sufrir una intoxicación etílica.[94] ¿Alguien hace dicha mezcla? Pues sí. La campaña del Ministerio de Sanidad incluye este perturbador dato: «El 16 % de los estudiantes de 14 a 18 años había mezclado alcohol con bebidas energéticas en los últimos treinta días».

También hay numerosas razones por las que conviene que la población (sobre todo los menores de edad y las mujeres embarazadas) evite las bebidas alcohólicas. Hay quien piensa que soy un pesado con el tema del alcohol, así que comparto aquí un dato que supimos en diciembre de 2020: en España, hasta un 13,3 % de las mujeres y el 16,1 % de los hombres creen que el alcohol «es saludable», según la Encuesta sobre Alcohol y otras Drogas en España, EDADES.[95] Terrible.

¿Sabías que 3 millones de personas fallecieron en el mundo en 2016 a causa del alcohol, de las que casi 400.000 se debieron a accidentes de tráfico relacionados con el consumo etílico? La mitad de estos fallecidos por accidentes y alcohol no eran los conductores.[96]

¿Sabías que el alcohol es la primera causa de muerte y discapacidad en personas de 15 a 49 años? ¿Sabías que el nivel más seguro de consumo de alcohol es cero, según demostró una investigación publicada en la revista científica *Lancet* el

22 de septiembre de 2018?[97] El alcohol no solo es una sustancia adictiva, sino que además no podemos predecir qué consumidores «moderados» acabarán desarrollando una dependencia alcohólica.

Y un último «¿Sabías que?». ¿Sabías que el consumo de alcohol de leve a moderado causa 23.000 cánceres anuales en Europa? El dato, publicado por Pol Rovira y Jürgen Rehm en la edición de diciembre de 2020 de la revista *European Journal of Clinical Nutrition*,[98] es espeluznante. Sobre todo si tenemos en cuenta que el 90 % de la población no es consciente de que el vino, incluso en pequeñas cantidades, incrementa el riesgo de cáncer, tal y como podrás comprobar en las ponencias «¿Es sana esa "copita de vino" diaria?» y «¿Alguien quiere que pensemos que alcohol = salud?», que encontrarás fácilmente en Google. Rovira y Rehm nos lo explican:

- El consumo de alcohol, incluido el consumo leve o moderado, sigue causando una carga considerable de cáncer.
- El 13,3 % de todos los cánceres son atribuibles a un consumo leve o moderado de esta sustancia.
- Más de un tercio de los casos de cáncer atribuibles a un consumo de alcohol de leve a moderado se debió a un nivel de consumo de menos de una bebida estándar por día.

El 29 de julio de 2020, el Plan Nacional sobre Drogas (Ministerio de Sanidad) lo dejó claro en su cuenta de Twitter: «Una simple copa al día puede tener relación directa con el desarrollo de siete tipos de cáncer: cavidad oral, colon, hígado, mama, faringe y laringe, esófago y estómago».[99]

Hace unos días he insistido en mi cuenta de Facebook en la importancia de no beber si vamos a conducir... o si existe la posibilidad de que vayamos a hacerlo, y una persona ha escrito, como respuesta a mi entrada, lo siguiente: «Hace una semana tuve el reconocimiento de empresa. En la parte de alcohol, las respuestas eran "diario" y "ocasional". No había opción de "nunca"». Tras esto, añade algo de lo que muy pocos son conscientes: «Tenemos el consumo de alcohol demasiado normalizado». Algo similar me explica mi amiga Mar Alegre: «En una revisión médica, al preguntarme sobre mi consumo de alcohol, contesté: "Nunca", y el sanitario respondió: "Entonces, pongo que solo los fines de semana, ¿no?"». Es tan frecuente el consumo de alcohol que el médico pensó que mi amiga estaba mintiendo. A lo que Mar añade:

> Está tan normalizado el consumo de alcohol que se da por hecho. Y si respondes «Nada» se supone que mientes o vas a justificarlo con una razón importante como una religión, enfermedad, embarazo, etc. Es triste que cualquier persona que no bebe, por la razón que sea, haya de justificarlo y convencer al otro de que es verdad. Además, no beber nada te excluye de los rituales sociales, aunque sean nocivos; puede parecer una tara social.

Cierro este apartado con otra gráfica (gráfica 8). En ella comparo, con datos del estudio ANIBES,[100] el porcentaje de calorías que tomamos los españoles a partir de tres grupos de alimentos saludables (frutas, hortalizas y legumbres) con el consumido a partir de la suma de bebidas azucaradas y bebidas alcohólicas. Para la gráfica he tomado los datos medios de consumo de la población española de entre 9 y 75 años. Lo explico porque mientras que la media de la población española toma el 3,9 % de sus calorías a partir de bebidas azucaradas, la cifra asciende al 6,1 % en el caso de adolescentes de entre 13 y 17 años. Así, el consumo de bebidas azucaradas (sobre todo si se trata de bebidas «energéticas») es más preocupante en adolescentes que en ninguna otra edad. Y mientras que el porcentaje de calorías a partir del alcohol que aparece en la gráfica es del 2,6 % (insisto, refleja la media de consumo de personas de entre 9 y 75 años), esta cifra es muy superior en personas que rondan los 40 años. Un trabajo de Isabelle Guelinckx y colaboradores publicado en 2015 constató que en esta edad los españoles tomamos 149 kilocalorías diarias a partir de bebidas alcohólicas.[101] Como consumimos una media de 1.810 kilocalorías, eso significa que las personas de mediana edad ingieren el 8,2 % de sus calorías a partir del alcohol. ¡Tomamos casi cuatro veces más energía a partir del alcohol que a partir de las sanísimas legumbres![102] Escalofriante.

La gráfica, eso es incuestionable, revela con nitidez que algo no va bien. Porque no puede ser que la suma de bebidas alcohólicas y azucaradas nos aporte más calorías que la proveniente de frutas, hortalizas o legumbres. Pero también nos obliga a reflexionar sobre lo siguiente: ¿por qué hay países con un notable consumo de ultraprocesados cuyas tasas de obesidad no son tan altas como cabría esperar? Por una parte, porque la obesidad es multifactorial, como verás más adelante (apartado «El viacrucis de la obesidad» del capítulo 4). Y por otra parte, y esto es importante, porque no todos los ultraprocesados presentan el mismo potencial de deteriorar la salud o de aumentar nuestras reservas grasas. Las bebidas alcohólicas, por ejemplo, aunque tienen «calorías vacías» que pueden hacernos engordar, tienen una mayor capacidad de producir cáncer, mientras que las azucaradas se relacionan sin lugar a dudas con un mayor riesgo de obesidad que otros ultraprocesados. Lo que me obliga a repetir algo que ya he comentado en el capítulo anterior: «Todas las dietas saludables se parecen (se basan en alimentos de origen vegetal poco procesados), pero las desdichadas lo son cada una a su manera».

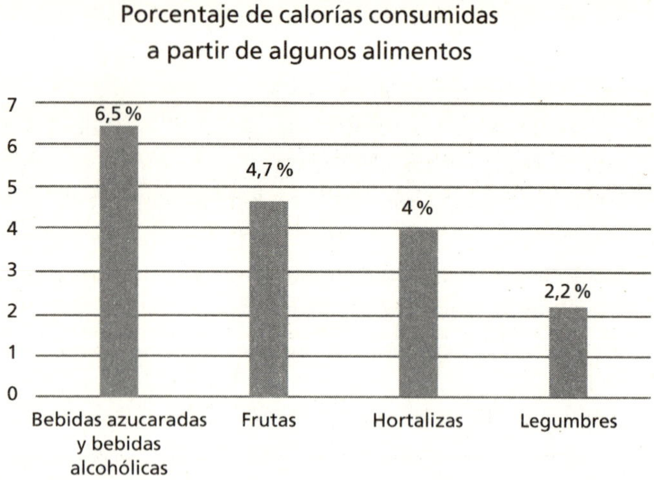

Gráfica 8. Comparación entre el porcentaje de calorías que tomamos los españoles a partir de frutas, hortalizas, frutos secos y legumbres, con las aportadas por bebidas azucaradas y bebidas alcohólicas. Fuente: elaboración propia a partir de Ruiz E. et al. *Nutrients.* 2015 Jun 12;7(6):4739-62.

11. Para no olvidar

No somos conscientes de que los productos ultraprocesados tienen muchas calorías en poco espacio. Con poca cantidad ingerimos mucho azúcar, mucha grasa no saludable, mucha sal, y desde luego muchas calorías vacías.

El consumo de ultraprocesados cubre entre el 25 y el 50 % de todas las calorías que ingiere la población mundial. En España, el 31,7 % de la energía que tomamos proviene de productos ultraprocesados.

Es preferible hablar a la población más de alimentos y menos de nutrientes. Mensajes aislados como «Tome menos sal y azúcar» son poco útiles por su imprecisión. Entre otros motivos porque la mayoría del azúcar o de la sal que tomamos no provienen ni del azucarero ni del salero de nuestra cocina. Sin embargo, el mensaje «evite las bebidas azucaradas» tiene poco margen de ambigüedad.

Las galletas, los postres, los pasteles y la bollería son los productos que más contribuyen a nuestra ingesta de azúcares libres.

La industria alimentaria utiliza en las etiquetas, en muchas ocasiones, sinónimos del azúcar para distraernos (la mayoría no reconocemos el azúcar leyendo las etiquetas). Tienes dichos sinónimos en la página 48.

La suma de los grupos «carne y carnes procesadas», «farináceos», «lácteos» y «precocinados» nos aporta el 83 % de la sal que consumimos.

Conviene disminuir nuestro consumo de grasas. La clave es tomar menos pasteles, galletas, bollería, pastelería, mantequilla, helados, batidos y chocolate, además de tomar menos grasa animal (sea de lácteos o de cárnicos, como quesos duros, nata, manteca de cerdo, salchichas o embutidos).

Los españoles ingerimos 280 millones de kilos de aperitivos cada año. Equivale a afirmar que cada uno de nosotros podríamos estar dieciséis días sin comer, cada año, solo con las calorías que nos aportan dichos productos.

El azúcar supone una tercera parte de la energía de los «alimentos» dirigidos a menores de 36 meses. Son, por ejemplo, las papillas de cereales, los zumos de fruta y otros preparados de fruta para bebés, purés de verduras, lácteos azucarados, snacks para bebés e incluso golosinas para bebés. El 92 % de los cereales y el 96 % de los yogures publicitados para niños tienen demasiado azúcar. Incluso alimentos aparentemente salados presentan un alto contenido en azúcar.

Muchas madres y muchos padres creen que su hijo no come lo suficiente, cuando lo que ocurre es que el niño está saciado con productos muy sabrosos y muy calóricos.

Nunca hay que obligar al niño a comer o coaccionarle para que lo haga. Los niños no crecen porque comen, más bien comen porque su cuerpo (y nadie más) «sabe» que tiene que crecer.

Las pruebas que respaldan la asociación de los azúcares libres con un mayor riesgo de enfermedad cardiovascular en los niños son contundentes.

Que el abuso en el consumo de ultraprocesados sea desaconsejable no significa que del resto de los alimentos (por ejemplo, carne, bebidas alcohólicas o algas) podamos comer cuanto nos venga en gana.

Los ultraprocesados que más contribuyen a nuestro consumo (excesivo) de energía son: cárnicos procesados, repostería, galletas, lácteos azucarados, mermeladas y confitería, y platos precocinados.

Conviene evitar las bebidas azucaradas, por su claro papel en la promoción de enfermedades crónicas, incluso a dosis bajas, y las bebidas «energéticas» por su relación con el insomnio, el estrés, el estado de ánimo depresivo, el nerviosismo, la inquietud, el temblor de manos, el malestar gastrointestinal y la obesidad. Pueden generar también pérdidas gestacionales, abortos, retraso del crecimiento intraútero y bajo peso al nacer. Su combinación con alcohol es particularmente peligrosa.

Para prevenir el cáncer, lo conveniente es no tomar alcohol. El 13,3 % de todos los cánceres son atribuibles a un consumo leve o moderado de bebidas alcohólicas, y más de un tercio de los casos de cáncer atribuibles a una ingesta de alcohol de leve a moderado se debió a un nivel de consumo de menos de una bebida estándar por día. Cuanto menos alcohol, mejor. Cuanto más, peor.

Tomamos casi cuatro veces más energía a partir del alcohol que a partir de las sanísimas legumbres, y la suma de bebidas alcohólicas y azucaradas nos aporta más calorías que la proveniente de frutas, hortalizas o legumbres.

Capítulo 3
NOS AFEA (Y NOS MATA LENTAMENTE)

> Hoy por hoy, el asunto más importante en la nutrición para la salud es el efecto del procesamiento de los alimentos en la génesis de enfermedades crónicas. Los ultraprocesados son la causa principal del rápido aumento de la obesidad y de las enfermedades asociadas en todo el mundo.
>
> CARLOS MONTEIRO[103]

1. Hachazos y salud, o la no linealidad de la relación entre los malos hábitos y la enfermedad

Si hay algo que nos cuesta entender a los seres humanos es que los fenómenos que observamos raramente son lineales.[104] «Nunca hay un progreso lineal [en la historia]», explicó Carmen Iglesias, directora de la Real Academia de la Historia, a mi amigo el periodista Carles Mesa[VII] el pasado 16 de mayo de 2021.[105] Yo no

[VII] Director del programa *No es un día cualquiera* en Radio Nacional de España.

he escrito este libro de forma lineal, ni mucho menos: he avanzado de lo lindo en pocos días, he detenido la escritura durante semanas e incluso he hecho considerables retrocesos en varias ocasiones. Tampoco el aprendizaje o la adquisición de habilidades son lineales. Recuerdo que cuando mi hija María empezó a tocar el piano estaba muy lejos de ser una virtuosa. Ensayaba y ensayaba y parecía no avanzar. De pronto, casi imperceptiblemente, hizo una mejora espectacular y pasó a interpretar obras dificilísimas con una sorprendente maestría. Sucedió lo mismo cuando Ana, la mediana, empezó a hacer figuras de cerámica, y cuando Òliver, el más pequeño, se decidió a ir en monociclo. Y ocurre así con muchas experiencias vitales, sean positivas o negativas, lo que incluye los efectos negativos de los malos hábitos sobre nuestra salud. Con la particularidad de que las consecuencias de los malos hábitos suelen ser de un orden de magnitud mucho mayor que las consecuencias de los buenos.

Es fácil comprender que el primer hachazo no derrumbará un árbol gigante. Ni el segundo, ni tampoco el tercero. ¿Qué hachazo hará caer el árbol? No podemos saberlo, porque la respuesta depende de muchos factores: del grosor del árbol, de la dureza de su madera, de lo afilada que esté el hacha, de la fuerza que le imprimamos, de la angulación de la hendidura que vamos provocando... Lo que es indudable es que si seguimos hiriendo al árbol a base de inmisericordes tajos, tarde o temprano se desplomará. Y no lo hará poco a poco: lo hará de golpe. Y también está claro que aunque alguien riegue el árbol con agua nutritiva mientras que otro alguien (¿quizá la misma persona?) no deja de darle hachazos, eso no conseguirá impedir el desastre. Porque, como todo el mundo sabe, es mucho más fácil y fulminante destruir que construir. El hacha no solo destruye el árbol: condena al agua a la irrelevancia. Explico esto para ilustrar que un mal estilo de vida (hachazo) no se compensa con, por ejemplo, unos buenos hábitos de sueño (agua nutritiva). Y mucho menos desayunando cada mañana una mezcla de bebida de avena ecológica, chía germinada, semillas maduras de la baya del árbol de argán y miel del caserío de tus familiares del pueblo.

Si después del primer cigarro empezásemos a escupir sangre, no fumaríamos ni uno más. Y si después de la primera borrachera tuviéramos un sangrado rectal nos haríamos abstemios de inmediato. Pero eso no ocurre con el tabaco, con el alcohol, ni tampoco con la mala alimentación. ¿Recuerdas a algún vendedor de tabaco, alcohol o alimentos malsanos reconociendo espontáneamente (sin necesidad de que una norma le obligue) que sus productos causan daños a la salud que pueden provocar, solos o en combinación con otros daños, la muerte?

Podemos estar años y años comiendo fatal, hasta que cierto día un médico nos diagnostica, por ejemplo, diabetes tipo 2. ¿Qué alimento de todos los que hemos ingerido durante años y años es el que ha dado el hachazo final y ha desencadenado la diabetes? Es imposible saberlo. Pero sí sabemos que prevenir cuesta menos que curar. El «esfuerzo» de prevenir una caída por un barranco al que no dejamos de asomarnos es considerablemente menor que el esfuerzo de subirlo, lesionados, una vez que ya nos hemos precipitado por él. Sabemos que es más fácil prevenir una enfermedad que curarla. Y también sabemos que seguir una dieta sana disminuye mucho las posibilidades de sufrir alguna de las enfermedades crónicas que detallaré en este capítulo.

2. La seguridad alimentaria es importante. La seguridad nutricional, más

Te ruego que compares estos dos datos:

- Fallecimientos en Europa por comida contaminada:[VIII] 4.654/año.[106]
- Fallecimientos en Europa por enfermedades cardiovasculares atribuibles a una mala alimentación: 2,1 millones/año.[107]

Tienes las dos anteriores cifras expuestas visualmente en la gráfica 9. Como verás, he pedido a la editorial que la gráfica ocupe toda una página del libro para que se entienda mejor la diferencia de magnitudes entre una y otra causa de muerte. Su explicación es bien simple: es importante una correcta higiene alimentaria, porque así evitaremos contraer infecciones que ponen en riesgo la salud y que no hace mucho mataban de forma aguda a millones de personas, pero es muchísimo más importante cuidar la calidad nutricional de los alimentos que ingerimos (y, sobre todo, que ingieren nuestros hijos). Todo esto guarda una estrecha relación con lo que comenté en el apartado «El truco de la seguridad alimentaria» en el capítulo 1. Cuidado, que en la gráfica 9 solo verás las muertes por enfermedades cardiovasculares atribuibles a una mala alimentación. Pero una mala alimentación ocasiona más enfermedades y más muertes.

[VIII] La contaminación alimentaria engloba los supuestos de presencia natural o espontánea (desvinculada del proceso de transformación o producción) de elementos patógenos en los alimentos, que ha planteado interesantes debates jurídicos en procesos como los del pollo crudo con salmonela, las almejas crudas con vibrios o las gambas con saxitoxinas. El fenómeno contaminante admite en estricto sentido jurídico esta significación: la mera presencia y no solo la introducción (art. 2.1.f del R. 852/2004, de 29 de abril) de «peligros» es también constitutiva del concepto «contaminación».

Curiosamente, en la prensa aparece casi sin excepción cada muerte ocasionada por una infección alimentaria, pero no las decenas de miles de fallecimientos que ocurren a diario a causa de una mala alimentación. Pasa lo mismito cada vez que fallece alguien en un acontecimiento deportivo tipo carrera popular o maratón, mientras que no es muy habitual encontrarnos un periódico con este titular «El sedentarismo mata a 1,6 millones de personas al año, según la Organización Mundial de la Salud».[108] Ya lo dijo el periodista y escritor alemán Kurt Tucholsky: «La muerte de una persona: es una catástrofe. Cien mil muertes: ¡eso es una estadística!».

Vayamos a esa «estadística». Pero antes quiero aconsejarte tres libros de tres amigos, para que amplíes tus conocimientos sobre seguridad alimentaria: *Come seguro* de Beatriz Robles,[109] *Ya no comemos como antes, ¡y menos mal!* de Gemma del Caño[110] y *Que no te líen con la comida* de Miguel Ángel Lurueña.[111]

Fallecimientos anuales en Europa por comida contaminada o por enfermedades cardiovasculares por una mala alimentación

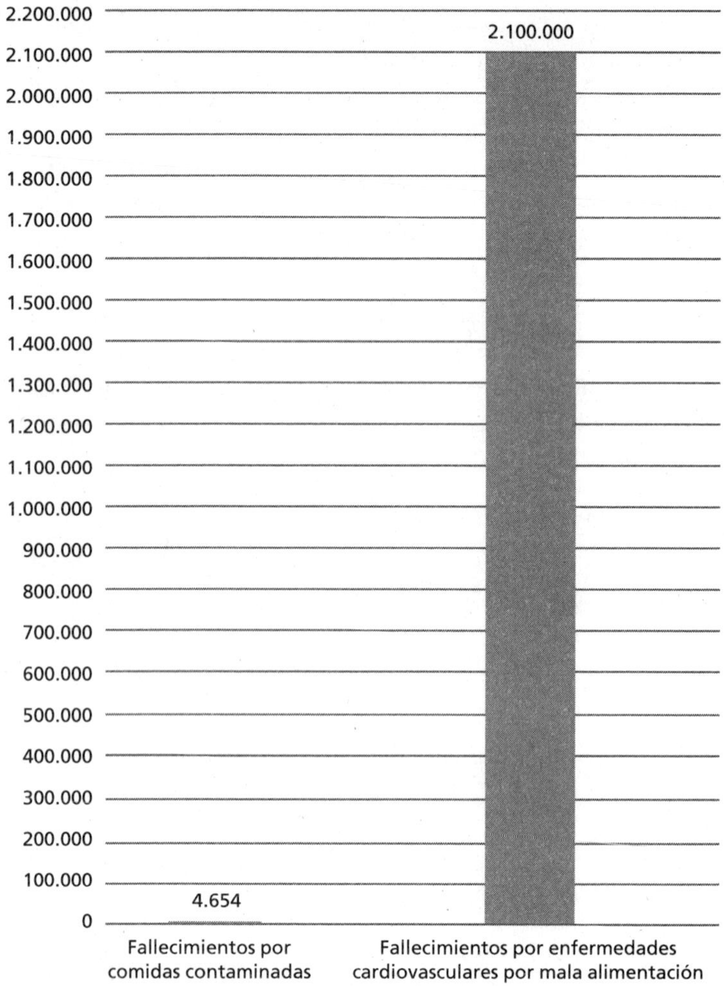

Gráfica 9. Fallecimientos anuales en Europa por comida contaminada o por enfermedades cardiovasculares atribuibles a una mala alimentación. Elaboración propia a partir de World Health Organization, 2017 y Meier T. et al, 2019.

3. ¿De qué morimos? ¿De qué creemos morir? ¿De qué nos dicen que morimos?

Casi todos morimos por enfermedades evitables. En concreto, el 71 % de las muertes que se producen en el mundo las ocasionan las llamadas «enfermedades no transmisibles» (también conocidas como enfermedades crónicas). Las enfermedades cardiovasculares provocan la mayoría de las muertes por enfermedades no transmisibles, seguidas del cáncer, las enfermedades respiratorias y la diabetes. Estos cuatro grupos de enfermedades causan más del 80 % de todas las muertes prematuras por enfermedades no transmisibles, y los cuatro principales factores de riesgo de padecerlas son:

- tabaco
- inactividad física
- alcohol
- dieta malsana

Intervenir sobre estos factores de riesgo puede disminuir, según la OMS, el 80 % de los casos de enfermedad cardíaca prematura y diabetes, y del 30 a 50 % de los casos de cáncer.[112]

Dicho esto, quiero comentar una investigación coordinada por Owen Shen.[113] Él y sus colaboradores constataron que las dos primeras causas de muerte en Estados Unidos en 2016 (como sucede en Europa) fueron las enfermedades cardiovasculares (30,2 %) y el cáncer (29,5 %) seguidas, de lejos, por las caídas y los accidentes de tráfico (7,6 %).

Hasta ahí ninguna sorpresa. Pero acto seguido revisaron cuáles fueron las búsquedas más frecuentes en Google relacionadas con las causas de muerte en ese mismo año. Fueron las siguientes: cáncer (37 % de las búsquedas) y suicidio (12,4 %). El suicidio supuso, en realidad, un 1,8 % de las causas de muerte.

Lo interesante vino cuando revisó la cobertura de las causas de mortalidad por parte de *The New York Times*: el 35 % lo dedicó al terrorismo (que supuso menos del 0,01 % de la mortalidad), el 22,8 % a los homicidios (que solo supusieron un 0,9 % de la mortalidad) y, en tercer lugar, al cáncer (13,5 %).

Resumiendo: morimos de enfermedades cardiovasculares y cáncer, creemos morir de cáncer y suicidio y nos dicen que morimos de terrorismo y homicidios. El caso es que la atención prestada por los medios de comunicación y las búsquedas de Google no coinciden con la distribución real de los fallecimientos. Calibramos mal de qué morimos, sobre lo que seguramente influye la subrepresentación de las verdaderas causas de mortalidad en los medios de comunicación. Ojalá este libro compense, aunque sea en unos pocos gramos, dicho desequilibrio.

4. Comer mal mata más que fumar

«La comida nos está matando». Así de contundentes se mostraron Dariush Mozaffarian y Dan Glickman en agosto de 2019 en *The New York Times*, una de esas pocas veces en que dicha publicación da cobertura a las verdaderas causas de muerte. Estos dos investigadores evidenciaron que hoy por hoy existen más estadounidenses enfermos que sanos y que la mayor parte de las patologías que sufren sus compatriotas guardan una relación estrecha con la dieta.[114] Citaron un trabajo científico aparecido el año anterior en la revista científica *JAMA* que mostró que la principal causa de mortalidad en Estados Unidos es la mala alimentación.[115] ¿Y en Europa? Como he comentado en el capítulo anterior, la primera causa de muerte y discapacidad en Europa son las enfermedades cardiovasculares, y la primera causa de tales enfermedades son factores dietéticos modificables.[116]

Pero no hace falta suscribirse a *The New York Times* para entender que comer mal es más peligroso de lo que pensamos. En una monumental investigación publicada en 2019 en la revista *Lancet*[117] se constató que mientras que el tabaquismo mata anualmente a 7 millones de personas, la cifra de fallecidos a causa de una mala alimentación es de 11 millones al año. Sé que la gráfica 10 es muy simple, pero la he elaborado para que quede constancia visual de que comer mal es, por lo menos, tan peligroso como fumar.

Mientras que las cajetillas de tabaco llevan (por fin) advertencias sanitarias, los envoltorios de los productos alimentarios malsanos parecen los llamativos rótulos de «La ciudad del pecado» (Las Vegas). En su texto «El simulacro de la ensaladilla de cangrejo», la periodista especializada en alimentación Laura Caorsi (que ha tenido la impagable amabilidad de elaborar un maravilloso prólogo para este libro) lo explicó así de bien:[118]

> Los colores estridentes, las imágenes llamativas, las palabras sugerentes y las promesas vacías tapizan buena parte de los envases alimentarios. Tanto es así que hay lineales enteros en los supermercados donde no vemos comida, sino fotos de comida.

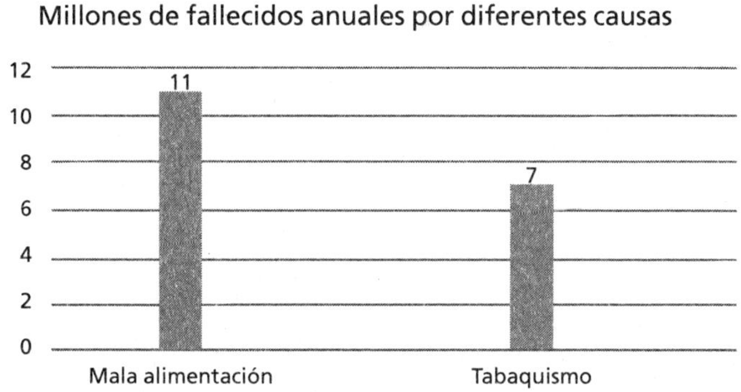

Gráfica 10. Millones de fallecimientos anuales ocasionados por diferentes causas. Fuente: elaboración propia a partir de Lancet. 2019 May 11;393(10184):1958-1972, y De Benito E. «Comer mal mata más que el tabaco». *El País*, 2019.

En *El País*, el periodista Emilio de Benito dedicó a la investigación de *Lancet* el texto «Comer mal mata más que el tabaco»,[119] y en él detalló algo que no podemos pasar por alto:

> Estos 11 millones se distribuyen entre muertes por enfermedades cardiovasculares (10 millones), cánceres relacionados con la alimentación, como los de colon (900.000) y diabetes (300.000). Claro que en verdad todos estos aspectos están relacionados, y así hay muertes relacionadas con la nutrición que se manifiestan como cáncer.

Estoy temiendo que alguien pueda interpretar a partir de lo anterior algo así como «Ah, pues fumar no es tan malo después de todo». Por lo que me veo obligado a traer una analogía digna de la palabra «perogrullada» (si supieras lo que llego a leer en las redes sociales en respuestas a mis entradas, lo entenderías): aunque seguramente una bomba atómica es más devastadora que un maremoto, ¿verdad que no te bañarías en una playa sabiendo que está a punto de ser arrasada por un tsunami?

También estoy temiendo que haya quien piense que responsabilizo exclusivamente a la población de sus malos hábitos. Como he explicado en el capítulo 1, muchos vivimos en desiertos de alimentos, ciénagas de alimentos y emboscadas alimentarias. Hay investigadores, de hecho, que hablan del concepto «inseguridad alimentaria», definiéndolo como «la incapacidad de acceder a suficientes alimentos inocuos y nutritivos de una manera socialmente aceptable, lo que generalmente se asocia con condiciones socioeconómicas precarias». ¿Cómo vas a comer bien, si no puedes? Se estima que entre el 8 y el 20 % de los hogares de los países desarrollados sufren inseguridad alimentaria, siendo más frecuente entre las minorías étnicas y las familias de bajos ingresos.[120]

Otra pregunta que me parece estar escuchando ahora mismo es esta: «¿Cómo puede ser que muera tanta gente por la alimentación, si yo conozco a gente que come fatal y está vivita y coleando?». En este caso contestaría que yo conduzco desde hace treinta y dos años y tampoco he visto nunca un accidente mortal de tráfico, pero eso no quita un ápice de verdad a que cada año mueren cerca de un millón de personas al volante. Nuestra intuición o nuestro sentido común suelen suspender estrepitosamente a la hora de analizar con objetividad los sucesos que nos rodean. Por eso he decidido empezar este capítulo hablando de la no linealidad que reina en cuestiones de salud. También contestaría que esa gente está vivita, pero no coleando. Muchas personas tienen tan mala calidad de vida que más que vivir parecen sobrevivir.

5. Muerte por ultraprocesados (y unos apuntes sobre el cáncer)

He citado en los dos capítulos anteriores la guía «Pequeños cambios para comer mejor» de la Generalitat de Catalunya, y aquí no va a ser menos. Me gustaría que leyeras con detenimiento esta frase que aparece en ella:[121]

> Reducir o evitar los alimentos ultraprocesados implica beneficios en la dieta y la salud de cualquier persona, aunque es especialmente conveniente proteger a los niños del consumo de estos alimentos: más allá del poco valor nutricional y del hecho de desplazar el consumo de alimentos saludables, es conveniente que no se acostumbren a un modelo de consumo como el que conllevan los alimentos ultraprocesados (sabores intensos, publicidad que induce a su consumo, envases diseñados especialmente, etc.).

Ya ves que se afirma que reducir o evitar los ultraprocesados es beneficioso para «cualquier persona», sobre todo niños. A continuación, detallo un listado de conclusiones de trece investigaciones científicas sobre el tema, acompañadas de la fuente bibliográfica.

Febrero de 2015. Estudio de modelamiento con la población del Reino Unido (PLoS One):[122]

Se proyectó una reducción del 13 % de la mortalidad por enfermedades cardiovasculares para 2030 si la ingesta dietética de alimentos ultraprocesados y procesados se reemplazara por completo con alimentos no procesados o mínimamente procesados.

Enero de 2018. Estudio de modelamiento con la población de Brasil (Public Health Nutrition):[123]

Se estimó una reducción del 11 % en la mortalidad cardiovascular si los alimentos ultraprocesados se reducían en un 50 % y se sustituían por alimentos no procesados o mínimamente procesados.

Abril de 2019. Estudio con 44.551 personas (JAMA Internal Medicine):[124]

Después de ajustar por una variedad de factores de confusión, un aumento en la proporción de ultraprocesados consumidos se asoció con un mayor riesgo de mortalidad por todas las causas.

Mayo de 2019. Estudio con 19.899 personas (BMJ: British Medical Journal):[125]

Un mayor consumo de ultraprocesados (> 4 porciones diarias) se asoció de forma independiente con un riesgo relativo un 62 % mayor de mortalidad por todas las causas. Por cada porción adicional de alimentos ultraprocesados, la mortalidad por todas las causas aumentó en un 18 %.

Noviembre de 2019. Estudio con 11.898 personas (Mayo Clinic Proceedings):[126]

Los ultraprocesados se relacionan con más riesgo de mortalidad en España. Los participantes que consumieron más del 33 % de la energía a partir de ultraprocesados tuvieron un riesgo de mortalidad un 44 % mayor en comparación con aquellos en los que el consumo de ultraprocesados contribuyó hasta el 14 % de la ingesta energética.

Diciembre de 2019. Revisión sistemática de la literatura científica (Nutrimedia):[IX,127]

El consumo de más de cuatro raciones diarias de ultraprocesados, en comparación con un consumo de menos de dos raciones diarias, podría aumentar el riesgo de mortalidad por cualquier causa y el riesgo de muerte por enfermedad cardiovascular y por cáncer. Por cada ración diaria adicional el riesgo aumenta un 18 %.

Mayo de 2020. Estudio con 1.822 personas (The Journals of Gerontology):[128]

El consumo de ultraprocesados está fuertemente asociado con el riesgo de fragilidad en adultos mayores.

Junio de 2020. Revisión narrativa de la literatura científica (Nutrients):[129]

La exposición a ultraprocesados se relaciona con los siguientes «resultados de salud adversos»: obesidad, enfer-

[IX] Nutrimedia es un proyecto del Observatorio de la Comunicación Científica de la Universidad Pompeu Fabra en colaboración con el Centro Cochrane Iberoamericano.

medad cardiovascular, cáncer, diabetes tipo 2, síndrome del intestino irritable, depresión y condiciones de fragilidad. En niños y adolescentes se relaciona con riesgos cardiometabólicos y asma. «Ningún estudio ha reportado una asociación entre los alimentos ultraprocesados y beneficios para la salud».

Agosto de 2020. Estudio con 1.876 personas (BMC Medicine):[130]

En esta muestra de trabajadores de mediana edad, el consumo de aproximadamente 500 gramos /día de ultraprocesados se asoció con una prevalencia dos veces mayor de aterosclerosis coronaria subclínica que consumir solo 100 gramos /día, independientemente de la ingesta total de energía y de otros factores de riesgo de enfermedad cardiovascular bien establecidos.

Agosto de 2020. Revisión sistemática de la literatura científica (Nutrition Journal):[131]

El alto consumo de ultraprocesados se asoció de manera evidente («obviously») con un mayor riesgo de mortalidad por todas las causas, incluyendo la mortalidad por enfermedad cardiovascular y algunos tipos de cáncer.

Enero de 2021. Estudio con 1.312 personas (Nutrients):[132]

Un consumo elevado de ultraprocesados se asocia de forma independiente con un aumento superior al 50 % en el riesgo de deterioro de la función renal en adultos mayores.

Febrero de 2021. Revisión sistemática con metaanálisis[X] *de la literatura científica (British Journal of Nutrition):*[133]

El aumento del consumo de ultraprocesados se asoció con un mayor riesgo de enfermedad cardiovascular, enfermedad cerebrovascular y mortalidad por todas las causas.

Febrero de 2021. Estudio con 91.891 personas (The international journal of behavioral nutrition and physical activity):[134]

El alto consumo de ultraprocesados se asocia con un mayor riesgo de mortalidad general y por enfermedades cardiovasculares y cardíacas.

Mayo de 2021. Estudio con 10.106 personas (International Journal of Environmental Research and Public Health):[135]

Cada incremento del 10 % en el consumo de productos ultraprocesados se asoció con un 22 % de aumento en el riesgo de leucemia linfática crónica.

¿Qué te ha parecido esta «artillería nutricional»? ¿A que no parece que el problema de los ultraprocesados esté precisamente en su nombre? Como has podido constatar, los consejos de la guía «Pequeños cambios para comer mejor» no se los han sacado de la manga quienes elaboraron o respaldaron el documento. A continuación, hablaré de algunas de las patologías relacionadas

[X] Se trata de la pieza clave en la toma de decisiones en la llamada «medicina basada en la evidencia». Es una rigurosa valoración de todas las investigaciones disponibles sobre un tema concreto mediante un método cuantitativo —estadística— combinando los resultados de dichas investigaciones para obtener una respuesta lo más fiable posible.

con nuestro actual consumo de ultraprocesados, y dejaré para el siguiente capítulo la (compleja) implicación que existe entre dieta y obesidad. Dado que Juanjo Cáceres, Carlos González y yo dedicamos todo un libro a la relación alimentación-cáncer (*Dieta y cáncer*, ediciones Martínez Roca, 2019) no profundizaré en esta cuestión. Sí traigo, en cualquier caso, algunos de los mensajes clave que aparecen justificados en esa obra:

- Creer en terapias (o dietas) alternativas, complementarias o integrativas supone asumir diversos riesgos, algunos de los cuales pueden ser potencialmente mortales.
- No se previene el cáncer de la misma manera que se cura, como tampoco se previene la caries de la misma manera que se cura.
- La susceptibilidad genética al cáncer supone solamente una pequeña proporción de todos los casos de cáncer.
- Un buen estilo de vida es una manera barata, gratificante y bastante efectiva de disminuir el riesgo de padecer numerosos tipos de cáncer.
- Una dieta sana reduce en gran medida el riesgo de sufrir una alta proporción de cánceres.
- Cuanto menos alcohol, mejor. Cuanto más, peor.[136]

6. Diabetes tipo 2 (y un apunte sobre la enfermedad por coronavirus de 2019)

Es imposible olvidar la conmoción que ha supuesto para los humanos la pandemia por coronavirus. Y sería irresponsable por mi parte omitir que, según constataron Meghan O'Hearn y colaboradores en febrero de 2021, la mayoría de las hospitalizaciones por COVID-19 en adultos de Estados Unidos fueron atribuibles a diabetes, obesidad, hipertensión e insuficiencia cardíaca, condiciones todas ellas relacionadas directamente con la alimentación.[137] Sucedió algo similar en el caso de los niños.[138]

Poco después, en mayo de 2021, la Sociedad Europea de Endocrinología recalcaba que tanto las personas con diabetes como con obesidad no solo tienen un mayor riesgo de infección por SARS-CoV-2, sino que presentan un alto riesgo de complicaciones médicas, incluida la muerte.[139] Un riesgo que puede llegar a ser dieciséis veces más alto.[140] Seis meses después, Jordi Merino y colaboradores constataban en la revista *Gut* que una «*plant-based diet*» (alimentación basada en alimentos de origen vegetal poco procesados) se relaciona con un menor riesgo tanto de contraer como de presentar formas graves de COVID-19.[141] El coronavirus es un virus, desde luego, pero es un virus inflamatorio vascular que se ceba con la mala salud cardiometabólica[142] y cuya severidad se ha relacionado con dietas más insaludables.[143]

Lo explico para subrayar que invertir en políticas sanitarias (y, por nuestra parte, en nuestra salud) puede ejercer beneficios mucho más allá de lo esperado. O, visto de otra manera, obviar la prevención puede salir muy caro. Tanto como lo ha acabado siendo esta funesta pandemia, que ha dejado a su paso muerte, sufrimiento, derrumbamiento en la economía doméstica, escandalosas cifras de paro, recortes de empleo, un agujero de 2.100 millones de euros en las arcas públicas, precariedad, pobreza, etc. Por suerte, no todo ha sido desgracia: la pandemia nos ha dejado un divertidísimo libro, *Cómo acabar sigilosamente con la humanidad*, de «El coronavirus de Twitter» (*alter ego* de Mario de Diego).[144]

Pero dejemos de lado el coronavirus y vayamos ya a la diabetes. Cerca de 500 millones de personas en el mundo padecen esta patología, y la mayoría de ellas presenta diabetes tipo 2.[XI] No es

[XI] La diabetes mellitus tipo 2 es un trastorno metabólico caracterizado por niveles altos de glucosa en sangre, resistencia a la insulina y falta relativa de una enfermedad más, dado que es una importante causa de ceguera, insuficiencia renal, infarto de miocardio, accidente cerebrovascular o amputación de los miembros inferiores. La diabetes es, sobre todo, una de las principales causas de mortalidad prematura. De hecho, entre 2000 y 2016, aumentó un 5 % la mortalidad prematura ocasionada por esta enfermedad. ¿Tiene que ver con lo que comemos? Mucho: la genética solo explica una pequeña proporción de la predisposición a padecer esta patología.[145] Según la OMS, una dieta saludable es crucial tanto para prevenir la diabetes tipo 2 como para tratarla evitando o retrasando sus consecuencias.[146]

En concreto, se estima que el exceso de peso, el tabaquismo, una mala alimentación y la inactividad física son responsables de más del 80 % del aumento en la actual prevalencia de diabetes,[147] y que hasta el 40 % de los años de vida perdidos en personas con diabetes tipo 2 son consecuencia de los hábitos de vida no saludables.[148]

Por ello no sorprende toparnos con esta declaración en un consenso español sobre la diabetes tipo 2: «El estilo de vida, en especial la dieta, constituye la base sustantiva del tratamiento».[149] Dieta que, según las investigaciones centradas en esta cuestión, debe:

- ser rica en fibra dietética (por ejemplo, la proveniente de granos integrales);[150]
- debe acercarse lo más posible a los alimentos de origen vegetal poco procesados;[151]
- debe alejarse del actual consumo de carne[152] (se estima que cada 100 gramos diarios adicionales de carne elevan un 36 % el riesgo de diabetes tipo 2, y que cada 50 gramos

insulina, mientras que en la diabetes mellitus tipo 1 existe una falta absoluta de insulina.

diarios de carnes procesadas lo elevan un 46 %)[153] y, desde luego, debe huir a la carrera de los ultraprocesados.[154]

En cuanto al estilo de vida, hay un libro la mar de recomendable sobre el tema: *Hábitos saludables*, de Luis Aguilar Salmerón.[155]

7. ¿Qué pintan en este libro la vida sexual o la salud de la piel?

La diabetes tipo 2, la hipertensión arterial o el colesterol elevado no los notamos (al menos en sus primeros estadios) ni se observan a simple vista. Si fueran tan visibles como la calvicie, o tan dolorosos como una otitis, es probable que nos informásemos al respecto antes de que fuera demasiado tarde. Desgraciadamente, la población suele ir a parar al nutricionista cuando su alimentación ya ha deteriorado su estado de salud. Santa Bárbara se mienta tan solo cuando hay tormenta, y el nutricionista se mienta tan solo cuando el colesterol aumenta (y, por desgracia, ni siquiera siempre que esto ocurre).

Digo que no podemos notar así como así los síntomas metabólicos que prueban que nuestra alimentación va por mal camino. Sin embargo, sí podemos percibir con nuestros sentidos que tenemos una mala vida sexual o una mala salud de la piel. Como también tienen que ver con lo que comemos o dejamos de comer y como es probable que mejorar el sexo o la apariencia de nuestra piel sea más motivador del cambio de estilo de vida que la prevención del cáncer, he decidido dedicarle unas líneas.

Empiezo por la salud sexual. Pocas personas mejorarán su dieta al saber que comer mal puede causar diabetes tipo 2. ¿Y si añadimos que las disfunciones sexuales son más frecuentes en personas con diabetes?[156] Hoy por hoy, la comunidad científica acepta que mejorar el estilo de vida es el primer paso hacia una buena salud tanto reproductiva como sexual (lo que incluye tanto la función orgásmica como la erección).[157] Aunque lo más importante es combatir el sedentarismo[158] y dejar de fumar, en caso de hacerlo, nuestro patrón de alimentación puede influir en la función sexual. Y lo puede hacer tanto de forma indirecta como directa. Indirectamente, si prevenimos condiciones relacionadas con la dieta, como las enfermedades cardiovasculares,[159] la diabetes o la obesidad, dado que aumentan las posibilidades de que empeore nuestra vida sexual.[160] Pero también directamente. Aportaron pruebas de ello, en 2011, Jan Adamowicz y Tomasz Drewa en una investigación publicada en la revista *Central European Journal of Urology*:[161]

> Los errores dietéticos habituales entre varones humanos, tales como el consumo de bebidas azucaradas, pueden conducir a una lenta y asintomática progresión de la disfunción eréctil, resultando finalmente en una clara manifestación de dicha disfunción.

Y quien dice bebidas azucaradas, dice bebidas alcohólicas.[162]

Ya ves que tiene sentido huir de los «errores dietéticos». Cuatro años después, un estudio coordinado por Maria Ida Maiorino advertía de lo siguiente:

La promoción de estilos de vida saludables [eso incluye huir de una «bad diet» —mala dieta—] puede ejercer grandes beneficios para reducir las cifras de disfunción sexual.[163]

Incluso existe una investigación, la que publicaron en 2019 Albert Salas-Huetos y sus colaboradores, que sugiere que seguir una dieta saludable enriquecida con frutos secos puede ayudar a mejorar la vida sexual.[164] No sorprende: los frutos secos son la antítesis de los ultraprocesados. No solo aportan nutrientes importantes, como fibra, vitaminas, minerales, proteína vegetal o grasas insaturadas, también contienen una legión de compuestos bioactivos cuya función no acabamos de tener clara, aunque sí sabemos que influyen positivamente en la salud.

Y los frutos secos nos llevan directos a la piel. Porque Iryna Rybak y su equipo publicaron en febrero de 2021 (revista *Nutrients*) el resultado de un ensayo controlado y aleatorizado que observó que el consumo diario de almendras podría mejorar varios aspectos del fotoenvejecimiento (el deterioro que produce la luz solar en nuestra piel), como las arrugas faciales o la intensidad del pigmento en mujeres en la posmenopausia.[165]

Ni este estudio ni el de Albert Salas-Huetos nos permiten echar campanas al vuelo y afirmar que los frutos secos son el santo grial de la salud (faltan más investigaciones para poder corroborar sus observaciones) pero sí aportan pruebas de que la alimentación puede influir tanto en nuestra vida sexual como en la salud cutánea. Por eso me ha gustado tanto leer en la investigación de Iryna Rybak esta frase:

> La influencia de los alimentos completos [Whole foods] en la salud y en la apariencia de la piel sigue siendo un campo en crecimiento.

¿Qué es un alimento completo? Esa pieza de fruta que podrías estar masticando ahora mismo (sea la hora que sea), ese arroz integral que queda divino con unas verduritas y un poco de salsa de tomate casera o esas lentejas que salteadas con ajo están de rechupete. Estoy pensando que quizá el concepto «alimentos incompletos» es el que mejor les encaja a los productos ultraprocesados. Seguro que a mi editorial le hubiera gustado más titular este libro con dicho concepto. Quizá no tanto con la propuesta que me ha hecho Laura Caorsi al revisar este texto: «alimentos mutilados». «Mutilados», me explica, «porque una vez que han perdido sus partes, no las recuperan jamás, ni aunque los mezclemos con otros». Amén.

Insisto: no creo que los frutos secos, ni ningún otro alimento, sean sanadores (los «superalimentos» son como Superman, no existen). Es más bien que el infierno por el que pasa la comida hasta convertirse en una cosa ultraprocesada hace que pierda sus propiedades positivas, muchas de las cuales desconocemos, a la vez que gana «propiedades» negativas.

Cito brevemente dos investigaciones que corroboran lo anterior. La primera, de Silke K. Schagen y colaboradores, justificó en julio de 2012 que «el consumo de frutas y verduras puede representar el método más saludable y seguro para mantener una dieta equilibrada y una piel de apariencia juvenil».[166] Y la segunda, de Jason Solway y colaboradores, publicada en mayo de 2020, fue más allá de las frutas y hortalizas: apostó por una «*whole-food plant-based diet*», es decir, una dieta basada en alimentos de origen vegetal poco procesados.[167]

Volviendo a Iryna Rybak y su equipo, me ha encantado que insistan en que cuidemos nuestra piel tapándola con sombreros y ropa, y cubriéndola con protectores solares, en los momentos en que la excesiva irradiación solar supone un peligro (algo que varía en función de numerosos factores como el emplazamiento, la hora del día, la estación del año, la presencia de nubes e incluso los diferentes tipos de suelo: nieve, arena, agua, hierba...).[168] Lo digo porque seguro que hay quien piensa: «Hoy he tomado frutos secos, así que ya puedo achicharrarme en la playa».

Lo mismo vale para lo dicho sobre frutos secos y salud sexual: cuando una disfunción sexual ya está instaurada ningún enfoque dietético puede sustituir ni el abordaje sanitario multidisciplinar, que incluya profesionales de la sexología, ni sustituir la mejora de nuestra actitud con respecto al sexo (poner de nuestra parte y darle a la vida sexual el tiempo y el lugar que se merecen).

Ah, y que nadie busque atajos en complementos alimenticios, suplementos dietéticos o plantas «medicinales». La complejidad de la naturaleza no se puede meter en una pastilla. Es más, tenemos pruebas de que muchos de los extractos «naturales» que prometen mejorar nuestra vida sexual en realidad están adulterados con fármacos en dosis elevadas. Una encrucijada potencialmente mortal.[169]

En suma, mejorar nuestros hábitos mejora la salud, algo que a su vez influirá de forma positiva en la calidad de nuestra vida sexual y en la salud de nuestra piel.

8. Mierda que estropea nuestra mierda

Marià Alemany, quien fue catedrático de nutrición y bioquímica de la Universidad de Barcelona hasta 2016 (actualmente es profesor emérito), publicó en 1995 el tratado *Enciclopedia de las dietas y la nutrición*, uno de los libros que me forjó como nutricionista. Es un manual de más de 600 páginas repleto de información imprescindible para cualquier apasionado por la alimentación. No recuerdo exactamente cuándo lo leí, pero sí sé que lo devoré antes de matricularme en 1999 para estudiar la carrera de Nutrición Humana y Dietética, precisamente en la Universidad de Barcelona. Aprendí una barbaridad y moldeó en mí un escepticismo que me fue utilísimo para no dar por válido todo lo que salía de la boca de las profesoras y profesores (algunos todavía me tienen antipatía por haberles hecho ver —no en público, sino en su despacho y con bibliografía científica— que estaban equivocados en algunas de sus enseñanzas).

Como dijo Octavio Paz: «Aprender a dudar es aprender a pensar». En la introducción del libro de Marià Alemany leemos:

Resulta increíble que personas educadas, sofisticadas e inteligentes acepten sin el más mínimo espíritu crítico una serie de planteamientos nutricionales o programas para adelgazar que las más de las veces no tienen ningún valor ni efectividad real.

La cuestión es que en su libro encontramos dos apartados titulados «La formación de mierda» y «Propiedades de la mierda». Leer a todo un catedrático universitario utilizar la palabra «mierda» en un libro tan académico y con un registro tan culto me dejó entre boquiabierto y admirado. Lo hizo con esta naturalidad:

> La mierda es el material inútil que se expulsa al exterior en forma de heces durante la defecación. La mierda está constituida mayoritariamente por agua, un 70-80 %, y por bacterias, residuos no digeridos de alimentos —esencialmente fibra más o menos transformada—, moco y productos de deshecho que, en pequeña cantidad, son expulsados del cuerpo por esta vía.

Acto seguido encontramos la razón por la que traigo aquí dicho libro. Alemany justificó que la alteración del ritmo defecatorio, así como la cantidad o la composición de las heces «pueden ser un síntoma patológico o un indicador de situaciones inadecuadas que a la larga pueden dar lugar a problemas más serios».

Hoy sabemos, más de veinte años después, qué puede estropear nuestra mierda. Para empezar, los «alimentos» que dan título al libro que tienes entre manos: los ultraprocesados. Cielo García-Montero y sus colaboradores explicaban en febrero de 2021 (revista *Nutrients*) lo siguiente:[170]

> La mala matriz de estos alimentos combinada con su contenido reducido de fibra genera un ambiente desfavorable en el intestino

y el microbioma, lo que conduce a disbiosis y alteraciones inmunológicas.

De esta investigación entendemos que una buena mierda (repito: «el material que forma las heces fecales de los humanos», en palabras de Alemany) es prueba de una buena microbiota intestinal, más diversificada y no solo se traduce en menos estreñimiento, diarrea u otros problemas intestinales (Olga Ayllón, mi pareja, me explica que prácticamente todos sus pacientes se sorprenden de lo mucho que mejora su salud intestinal con los cambios que ella propone). Pero también se correlaciona con una presión arterial más baja, una atenuación de los factores de riesgo cardiovascular y un menor riesgo de diabetes tipo 2 y de algunos tipos de cáncer, especialmente gástrico, esofágico o colorrectal. El cáncer colorrectal seguro que te suena, porque su incidencia, además de altísima, va en aumento.[171]

Sin embargo, como he intentado explicar en el apartado «Carnes rojas y procesadas, alcohol, algas, y la negación del antecedente» (capítulo 2), los ultraprocesados no son los únicos responsables de nuestra mala salud. En su trabajo, Cielo García-Montero y su equipo señalan también el actual sobreconsumo de carnes rojas y procesadas, que produce una «alteración de la barrera intestinal, aumenta la hiperproliferación de enterocitos colónicos y se correlaciona con el cáncer colorrectal». A continuación explican que «la carne roja no es un componente central de la dieta de los humanos y puede ser completamente desplazada». En cuanto a las carnes procesadas, su consejo es este: «Evite o limite aún más el consumo de carnes procesadas». Su propuesta no debería sorprenderte a estas alturas: que sigamos una «*plant-based diet*» (dieta basada en alimentos de origen vegetal poco procesados), sin centrarnos en «ciertos alimentos o macronutrientes». Amén.

El 12 de mayo de 2021, mi amiga Karina Cuiñas, cirujana colorrectal, compartió en su cuenta de Instagram (@KarinaCuinas) una serie de consejos para mejorar la microbiota intestinal que comparto aquí con su permiso.[172] Empezó con estas dos preguntas: «¿Y si te digo que para cuidar de tu microbiota tienes que hacer lo mismo que para cuidar tu intestino? ¿Y lo mismo que para cuidar tu salud en general?».

Continuó explicando que un 22-36 % de la variabilidad de nuestra microbiota intestinal está asociada a factores ambientales, y solo un 2-9 % por la genética, y que de entre los aspectos que influyen positivamente en ella encontramos:

- el parto vaginal («los microorganismos "buenos" del canal del parto ayudan a colonizar el intestino del bebé y empezar a formar su microbiota intestinal»);
- la lactancia materna (protege contra enfermedades como la enterocolitis necrotizante, el asma y la diabetes);
- el contacto físico y con la naturaleza («hacer colecho, tener hermanos y vivir en entornos rurales disminuye el riesgo de padecer enfermedad de Crohn y colitis ulcerosa»);
- el contacto con animales («existe una mayor diversidad de la microbiota intestinal en los niños que han estado expuestos a mascotas y animales de granja»);
- la actividad física («mejora la diversidad de la microbiota intestinal, que protege de trastornos gastrointestinales, incluido el cáncer colorrectal, y metabólicos»),
- y, por supuesto, la dieta.

«Se han visto cambios en la composición de la microbiota intestinal a los pocos días de cambiar la dieta», explica Karina. ¿Debemos hacer dietas especiales, con nombres y apellidos? ¿Recurrimos a superalimentos o pastillas con sustancias impronunciables? No, basta con seguir una dieta que contenga muchos alimentos de origen vegetal poco procesados y ricos en fibra.

En 2018, el estudio *American Gut Project* constató, tras analizar la alimentación de más de diez mil personas, que consumir 30 o más variedades de alimentos de origen vegetal a la semana, en contraposición a tomar 10 o menos, se traduce en una microbiota intestinal más variada y, por ende, más saludable. ¿Debemos, por tanto, ponernos a contar cuántos vegetales consumimos a la semana? Como justifico en el último capítulo de este libro, creo que tiene más sentido reducir nuestro consumo de productos de origen animal (sobre todo carnes rojas y procesadas) y evitar al máximo la ingesta de ultraprocesados. De hecho, una revisión científica publicada en abril de 2020, dos años después del *American Gut Project*, discutió esa cifra de las 30 variedades de vegetales. Sus autores, Holly J. Willis y Joanne L. Slavin, cuestionan que haya pautas dietéticas concretas que mejoren la microbiota intestinal, pero sí tienen claro que:[173]

1. la dieta occidental típica es perjudicial y
2. una dieta basada en alimentos de origen vegetal poco procesados es saludable.

Antes de cerrar este capítulo y hablar de la obesidad, quiero dejar constancia de que soy consciente de no haber evaluado el papel de la alimentación en una extensa lista de enfermedades, tales como la anemia, la artritis, la caries, la enfermedad renal, la hiperuricemia, ciertas enfermedades hepáticas o pancreáticas, la osteoporosis, la enfermedad de Alzheimer[174] u otras enfermedades neurodegenerativas[175], la colitis ulcerosa, la enfermedad de Crohn[176] e incluso el dolor crónico.[177] Quizá en otro libro.

9. Para no olvidar

Las consecuencias de los malos hábitos suelen ser de un orden de magnitud mucho mayor que las consecuencias de los buenos.

Mientras que los fallecimientos anuales en Europa por comida contaminada ascienden a 4.654, los ocasionados por enfermedades cardiovasculares atribuibles a una mala alimentación son de 2,1 millones anuales. El dato revela que es importante una correcta higiene alimentaria, pero es muchísimo más importante cuidar la calidad nutricional de los alimentos que ingerimos (y, sobre todo, que ingieren nuestros hijos).

Morimos de enfermedades cardiovasculares y cáncer, creemos morir de cáncer y suicidio, y nos dicen que morimos de terrorismo y homicidios. El caso es que la atención prestada por los medios de comunicación y las búsquedas de Google no coinciden con la distribución real de los fallecimientos. Calibramos mal de qué morimos, sobre lo que seguramente influye la subrepresentación de las verdaderas causas de mortalidad en los medios de comunicación.

Se estima que entre el 8 y el 20 % de los hogares de los países desarrollados sufren inseguridad alimentaria (incapacidad de acceder a suficientes alimentos inocuos y nutritivos de una manera socialmente aceptable), siendo más frecuente entre las minorías étnicas y las familias de bajos ingresos.

Consumir frecuentemente ultraprocesados aumenta el riesgo de obesidad, enfermedad cardiovascular, cáncer, leucemia linfática crónica, diabetes tipo 2, síndrome del intestino irritable, depresión y condiciones de fragilidad. En niños y adolescentes se relaciona con riesgos cardiometabólicos y asma. Consumir más de cuatro porciones diarias se asocia de forma independiente con un riesgo relativo un 62 % mayor de mortalidad por todas las causas. Por cada porción adicional de alimentos ultraprocesados, la mortalidad por todas las causas aumenta en un 18 %.

El coronavirus es un virus inflamatorio vascular que se ceba con la mala salud cardiometabólica y cuya severidad se ha relacionado con dietas más insaludables.

Cerca de 500 millones de personas en el mundo padecen diabetes, y la mayoría de ellas presenta diabetes tipo 2. Una dieta saludable es crucial tanto para prevenir la diabetes tipo 2 como para tratarla evitando o retrasando sus consecuencias. Dieta que debe ser rica en alimentos de origen vegetal poco procesados, debe alejarse del actual consumo de carne y debe huir a la carrera de los ultraprocesados.

Como es probable que mejorar el sexo o la apariencia de nuestra piel sea más motivador del cambio de estilo de vida que la prevención de la obesidad, la diabetes o el cáncer, es importante resaltar que nuestros hábitos (lo que incluye una buena alimentación) pueden influir en la salud sexual o de la piel.

La mala matriz de los ultraprocesados junto a su bajo contenido en fibra genera un ambiente desfavorable en el intestino y el microbioma, lo que conduce a disbiosis y alteraciones inmunológicas. El actual sobreconsumo de carnes rojas y procesadas también altera la barrera intestinal y aumenta la hiperproliferación de enterocitos colónicos, aumentando el riesgo de cáncer colorrectal.

Capítulo 4

NOS ENGORDA (AUNQUE TENGAMOS «NORMOPESO»)

> Los alimentos ultraprocesados son muy sabrosos, crean hábito, son prácticos, son seguros desde el punto de vista microbiológico, son asequibles y se anuncian y comercializan agresivamente. [...] Su ingesta puede considerarse uno de los mayores retos que deberán afrontar los gobiernos en las próximas décadas.
>
> RUTH BLANCO-ROJO Y COLABORADORES[178]

Cuando escuches hablar de obesidad, es importante que te fijes en que el discurso no sea culpabilizador, discriminatorio o estigmatizante. Porque pese a que es muy cierto que la mala alimentación influye considerablemente en el riesgo de engordar, el exceso de peso es multifactorial. Como verás a lo largo de este libro, la mejor manera de frenar la obesidad es frenar la pobreza, frenar la acuciante falta de educación, frenar las desigualdades y, desde luego, frenar el marketing depredador de la industria alimentaria. Ese marketing que nos hace consumir demasiados ultraprocesados que, a escala poblacional, nos engordan.

1. Rosario de investigaciones sobre ultraprocesados y obesidad

¿Recuerdas esas trece investigaciones que relacionan el consumo de ultraprocesados con el riesgo de mortalidad prematura? En este apartado podría incluir uno igual de extenso sobre obesidad y ultraprocesados... pero traigo solo ocho, a modo de aperitivo saludable:

Enero de 2018. Revisión sistemática de la literatura científica (Public Health Nutrition).[179]

La mayoría de las investigaciones constatan que consumir ultraprocesados durante la infancia y la adolescencia aumenta el riesgo de obesidad.

Abril de 2020. Estudio con 541 niños de 3 a 5 años (Pediatric Obesity).[180]

El riesgo de ganar peso aumentó linealmente con el número de veces que se consumió comida rápida (*fast food*).

Agosto de 2020. Estudio con 652 personas (Nutrients).[181]

Un mayor consumo de ultraprocesados se asocia con más obesidad abdominal en adultos mayores. «Estos hallazgos amplían la evidencia actual del efecto perjudicial del consumo de ultraprocesados sobre la salud cardiometabólica».

Agosto de 2020. Revisión sistemática de la literatura científica (Nutrition Journal).[182]

El alto consumo de ultraprocesados se asoció de manera evidente («obviously») con un mayor riesgo de obesidad.

Febrero de 2021. Revisión sistemática con metaanálisis (The British Journal of Nutrition).[183]

Un mayor consumo de ultraprocesados se asoció con un aumento significativo en el riesgo de sobrepeso u obesidad (+39 %), mayor circunferencia de cintura (+39 %), niveles bajos de colesterol HDL (+102 %) y síndrome metabólico (+79 %).

Junio de 2021. 9.025 niños seguidos desde los 7 hasta los 24 años (JAMA Pediatrics).[184]

Consumir más ultraprocesados genera incrementos en la grasa corporal y el perímetro abdominal.

Junio de 2021. Estudio con 1.485 personas (Clinical Nutrition).[185]

A más consumo de ultraprocesados, más acumulación de adiposidad visceral y general relacionada con la edad.

Septiembre de 2021. Estudio con 348.748 personas (Clinical Nutrition).[186]

Un alto consumo de ultraprocesados se relaciona con un 15 % más de riesgo de sobrepeso u obesidad.

2. Dietistas-nutricionistas: ¿hablamos tanto de obesidad para ganar dinero?

En 2011, varios compañeros de profesión y yo mismo criticamos una dieta muy famosa por entonces, la llamada «dieta Dukan». Llevaba el nombre de su promotor, el médico Pierre Dukan. En nuestro documento, que fue refrendado por el Ministerio de Sanidad, justificamos que «[...] el "método" del Sr. Dukan es fraudulento e ilegal, no sirve para adelgazar y supone un riesgo para la salud pública».[187] Como fui el primer firmante del documento, acudí a varias entrevistas televisadas, lo que supuso que centenares de los fieles devotos del señor Dukan me tuvieran ojeriza. De entre los muchos insultos que recibí, uno bastante repetido era algo así como «lo criticas porque te vacía la consulta». Si así fuera, lo alabaría, porque significaría que ha conseguido disminuir las muy preocupantes tasas de sobrepeso y obesidad. No fue el caso. Yo entonces ya no pasaba consulta, dicho sea de paso.

Con el paso del tiempo, todos esos furibundos defensores del endiosado señor Dukan fueron esfumándose. También el interés en su propuesta, como verás en la gráfica 11.

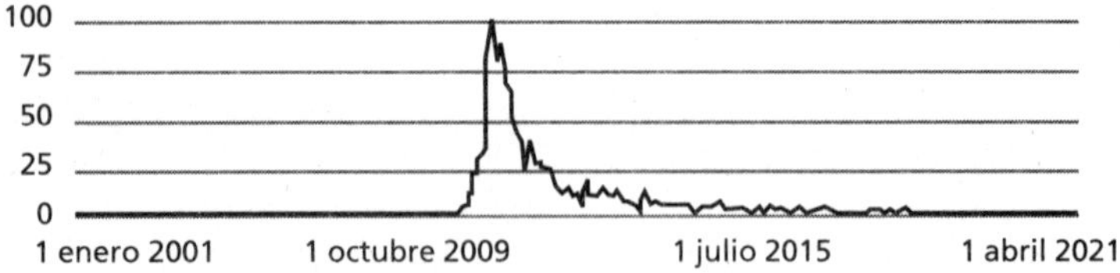

Gráfica 11. Interés y desinterés por la dieta Dukan. Como se puede observar, el pico se produjo en 2011, pero fue desapareciendo con el paso de los años. Sucede lo mismo, una y otra vez, con las dietas de moda. Fuente: <https://trends.google.es/trends/explore?date=all&geo=ES&q=dieta%20Dukan> (datos de España).

Es probable que hoy atribuyan a su poca fuerza de voluntad, erróneamente, el haber ganado más kilos de los que perdieron con el «método Dukan». Es posible, incluso, que no llegasen a saber que Pierre Dukan fue expulsado en 2014 del Colegio de Médicos de su país, Francia, por provocar desequilibrios alimentarios, por promover la discriminación de los niños que sufren obesidad, y por hacer de la medicina un negocio.[188] ¿Le importó mucho? No creo. Sabiendo que en 2012 facturó 100 millones de euros, juraría que todavía se está riendo.[189]

Los nutricionistas no hablamos de la obesidad para ganar dinero, sino porque supone, a escala poblacional (a título individual es más discutible como amplío más abajo) un problema de una magnitud angustiosa, dado que no solo influye en la salud o la economía, también lo hace sobre el medio ambiente.[190] Los nutricionistas hablamos tanto del exceso de peso porque:

- Aumenta el riesgo de enfermedades cardiovasculares (sobre todo cardiopatías y accidentes cerebrovasculares), diabetes, trastornos del aparato locomotor (como la osteoartritis).
- También eleva el riesgo de algunos cánceres (sobre todo endometrio, mama, ovario, próstata, hígado, vesícula biliar, riñón y colon).[191] Las muertes por cáncer se están reduciendo velozmente gracias a los modernos tratamientos oncológicos, pero en los cánceres relacionados con la obesidad la mortalidad está disminuyendo tres veces más lentamente.[192]
- En España reduce la esperanza de vida en 2,6 años, representa el 9,7 % del gasto en salud y reduce la producción del mercado de trabajo en el equivalente a 479.000 trabajadores a tiempo completo por año. Todo lo anterior supone que cada español pague 265 euros adicionales de impuestos cada año, según el informe «La pesada carga de la obesidad, 2019» de la Organización para la Cooperación y el Desarrollo Económicos (OCDE).[193]

- Cuanto más tiempo se padece obesidad, más difícil es de tratar.[194]
- La posibilidad de que una persona con obesidad consiga llegar al normopeso y mantenga la pérdida de peso lograda con el paso de los años es muy baja.[195]
- Todos los años mueren, como mínimo, 2,8 millones de personas a causa de la obesidad o del sobrepeso.[196]
- Como la mayoría de la población no es consciente de que la obesidad supone un problema de salud tan importante como otras enfermedades, eso dificulta el éxito de las estrategias de prevención (el enfoque más realista no es conseguir el normopeso en personas con obesidad, sino frenar el inexorable aumento de peso en toda la población).[197]

Álvaro Hernáez y sus colaboradores estimaron en noviembre de 2019 (*Revista Española de Cardiología*) que el 80 % de los hombres y el 55 % de las mujeres tendrá sobrepeso u obesidad en España en el año 2030, lo que supondrá que el gasto sanitario asociado supere los 3.000 millones de euros en los próximos doce años.[198] ¿Por qué? Su razonamiento es sucinto pero clarificador:

> El exceso de peso es una patología prioritaria en salud pública porque dispara la mortalidad (el sobrepeso, la obesidad y la obesidad mórbida la incrementan un 7-20 %, un 45-94 % y un 176 % respectivamente) y es el cuarto factor prevenible que más reduce la calidad de vida.

La situación es más preocupante en niños. En Estados Unidos la situación es crítica, aunque en Europa no estamos como para tirar cohetes. La revisión sistemática que publicaron Miriam Garrido-Miguel y sus colaboradores en octubre de 2019 concluyó que la prevalencia de sobrepeso y obesidad infantil es «muy alta» en Europa.[199] En España no somos líderes mundiales…, pero casi. La cuestión es que los niños con obesidad tienen más probabilidades de presentar, en la edad adulta, problemas como:[200]

- cardiopatías;
- resistencia a la insulina (con frecuencia es un signo temprano de diabetes inminente);
- trastornos osteomusculares (especialmente artrosis, una enfermedad degenerativa muy discapacitante que afecta las articulaciones);
- algunos tipos de cáncer (como endometrio, mama y colon);
- discapacidad.

En junio de 2021, una colosal investigación publicada en la revista *Stroke* y llevada a cabo con 1,9 millones de adolescentes (no, no me he equivocado con la cifra) mostró que el riesgo de sufrir un accidente cerebrovascular isquémico (el tipo más común de accidente cerebrovascular) se eleva a más del doble si la persona presentaba obesidad siendo adolescente.[201]

Mientras tanto, nuestros gobernantes dan buenos consejos y proclaman palabras repletas de sabiduría, pero no hacen nada útil para frenar el sobrecogedor escenario en el que nos estamos hundiendo. Les he escuchado en varias ocasiones pregonando que España es uno de los países más longevos del mundo. Se olvidan de algo: vivir más no es sinónimo de vivir bien. La mayoría de esos años de longevidad adicional transcurren en cuerpos achacosos y sin autonomía (una razón importante para cuidarnos es intentar ser siempre independientes). Y también suelen olvidar que hemos tocado techo, y vamos hacia abajo. Estaría bien tener presente en estos casos esta conocida máxima de Jonathan Swift: «Todo hombre desea vivir mucho tiempo, pero ningún hombre quiere ser viejo». Laura Caorsi (que va a aparecer citada en este libro más veces que Nestlé, algo que me alegra) explicó esto en su artículo «¿Tienes más de 60 años? Descubre cómo mejora tu salud con la actividad física»:[202]

> Una cosa es la esperanza de vida y otra, los años de vida saludable al nacer (AVSn); esto es, el tiempo que tenemos por delante con un buen nivel de salud que no limite ni impida el desarrollo normal de las actividades que queramos realizar. En España, los AVSn se sitúan en los 66,5 años.

La esperanza de vida en buena salud (los años de vida saludable al nacer a los que se refiere Caorsi) es un indicador oficial variable que retrata cuántos de esos años al final de la vida se desarrollan con mala salud.[203] En 2016 David Ludwig (Harvard Medical School), publicó en la revista *JAMA* un artículo titulado «Lifespan Weighed Down by Diet», que podríamos traducir como «Esperanza de vida oprimida por el peso de la dieta». Ludwig, además de abogar por proteger a los niños de la «publicidad depredadora» y de otros tipos de marketing, justificó que nuestra esperanza de vida no solo ha dejado de subir, sino que si no hacemos nada (y estamos haciendo más bien poco) empezará a disminuir a causa de la «catástrofe» que generan las actuales tasas de obesidad infantil. Es más, estima que nuestros hijos van a vivir, por primera vez en la historia moderna, menos años que nosotros. Porque la medicina actual es capaz de prevenir (a escala poblacional, se entiende), la muerte prematura en adultos que desarrollan obesidad a los 45 años, diabetes a los 55 y una enfermedad cardíaca a los 65, pero no va a evolucionar tanto y tan rápido como para poder hacer frente a tales patologías cuando nuestros niños (cuyo peso corporal es más elevado que en ninguna otra época de la historia) sean adultos.[204] Ludwig no es el único que piensa así. En el documento «Estrategia europea sobre problemas de salud relacionados con la alimentación, el sobrepeso y la obesidad», de la Comisión Europea, nos topamos con esta desalentadora frase:[205]

> En las tres últimas décadas se ha producido un acusado aumento del sobrepeso y la obesidad en la población de la Unión Europea, especialmente en los niños [...] cabe esperar un futuro aumento de enfermedades crónicas, tales como dolencias cardiovasculares, hipertensión, diabetes de tipo 2, derrames cerebrales, determinados tipos de cáncer, trastornos musculoesqueléticos e incluso una serie de enfermedades mentales. A largo plazo, esta tendencia reducirá la esperanza de vida y, en muchos casos, la calidad de vida en la Unión Europea.

¿Cómo van de peso los niños españoles? Lo tienes en la gráfica 12, que aparece debajo de estas líneas. En ella vemos la prevalencia de normopeso, de exceso de peso y de delgadez en niños españoles de entre 6 y 9 años, según el estudio ALADINO.[206]

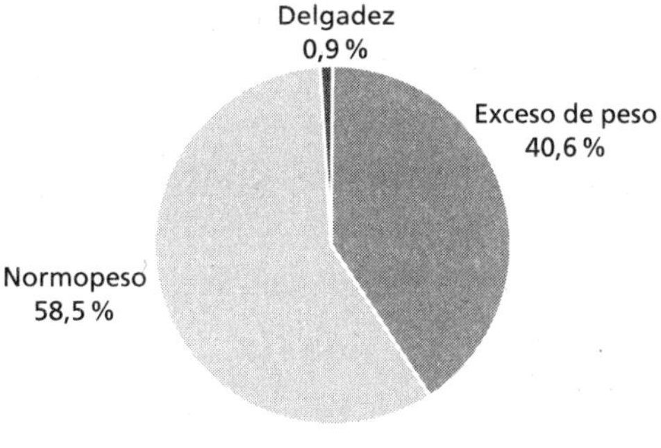

Gráfica 12. Prevalencia de normopeso, de exceso de peso y de delgadez en niños españoles de entre 6 y 9 años. Elaboración propia a partir de AECOSAN, Agencia Española de Consumo, Seguridad Alimentaria y Nutrición. Ministerio de Sanidad, Servicios Sociales e Igualdad. Estudio ALADINO 2019. Madrid, 2020.

Como puedes constatar, la delgadez (que nos suele preocupar a los sanitarios bastante menos que la obesidad)[207] no supera el 1 % mientras que el exceso de peso se acerca peligrosamente al 50 %. En enero de 2014, un estudio publicado en *The New*

England Journal of Medicine señaló que los niños que tienen sobrepeso a los cinco años podrían enfrentarse a un riesgo cuatro veces mayor de padecer obesidad a los catorce años.[208] No es un dato trivial: entrar en la vida adulta con obesidad duplica el riesgo de morir prematuramente.[209]

En España ostentamos el dudoso honor de figurar entre los países europeos con mayor prevalencia de niños con obesidad severa,[210] una «epidemia dentro de una epidemia», tal y como reflejó un documento de postura de la American Academy of Pediatrics en diciembre de 2019:[211]

> La obesidad severa en jóvenes es una «epidemia dentro de una epidemia» y presagia una esperanza de vida más corta para los niños de hoy en comparación con la de la generación de sus padres.

Si crees que tu hijo puede tener exceso de peso, el primer paso es acudir al pediatra para que realice un correcto diagnóstico. Si de verdad presenta sobrepeso u obesidad, acude a un dietista-nutricionista.

3. La genética, el ambiente obesogénico y el viacrucis de la obesidad

Es injusto, estigmatizante, anticientífico y estúpido afirmar que la obesidad se elige. Perdona que empiece este apartado con esta contundencia, pero hay tantas personas culpando a quien padece obesidad, que aquí no valen medias tintas. Porque cerca del 70 % del riesgo de obesidad tiene un origen genético, tal y como justificaron en 2006 Andrew Walley, Alexandra Blakemore y Philippe Froguel, tres expertos en medicina genética.[212] El carácter heredable de la obesidad es, según ellos, muy probable. ¿Significa eso que lo que uno come no tiene nada que ver? No, no significa eso. Existe un aforismo muy utilizado para abordar este asunto: «La genética carga el arma, pero el entorno y el estilo de vida aprietan el gatillo».[213] Si oprimimos el gatillo de ese metafórico revólver de la obesidad, pero no hay balas en el tambor (no existe un alto riesgo genético), no hay disparo que valga (no aparece la obesidad). Sin embargo, si en dicho tambor hay muchas balas (en concreto, está lleno en un 70 %) es fácil entender que tarde o temprano escucharemos la detonación. La analogía no es perfecta, como veremos en el siguiente apartado, pero es útil para entender esta cuestión.

Esos seres sombríos que van por ahí responsabilizando al prójimo de todos sus males dirán que los hábitos de las personas con obesidad son peores, algo que no es cierto. No tienen obesidad por comer más, sino que comen más porque padecen obesidad (¿qué consume más gasolina, un turismo o un monovolumen?). Las estadísticas nos dicen que prácticamente todos estamos apretando el gatillo,[214] pero que, por ahora, no todos desarrollamos obesidad. Lo apretamos, sí, pero sin ser conscientes de ello. Como expliqué en el primer capítulo, los conocimientos de la población general sobre nutrición son paupérrimos.[215] Todo el mundo cree saber de nutrición, es cierto, pero puedo asegurar que es una ciencia bien compleja y extremadamente influenciada por intereses. Culpar a alguien de su obesidad «porque come mal» es similar, en lo injusto, a culpar a un trabajador de la silicosis que padece por las condiciones laborales en las que ha «aceptado» trabajar: existen componentes no identificables y otros no disponibles o elegibles en su patología. En julio de 2020, harto de los comentarios discriminatorios hacia las personas con obesidad, escribí en mi blog un texto titulado «El viacrucis de la obesidad», y quiero compartirlo también en este libro. No incluiré la bibliografía científica que añadí después de cada frase, pero puedes consultarla fácilmente si tecleas esto en la barra de direcciones de tu navegador: <www.juliobasulto.com/viacrucis>.[216]

- Nació con un alto riesgo genético de obesidad.
- Su madre no recibió ninguna clase de asesoramiento sobre lactancia materna. Al nacer, el personal de enfermería le enchufó varios biberones «porque lloraba mucho» y sus padres salieron del hospital con una «canastilla» que incluía varias fórmulas infantiles («biberón»). Jamás tomó el pecho, que protege del riesgo de obesidad.
- Su madre y su padre, orientados por profesionales sanitarios negligentes, no respetaron la sensación de saciedad de la niña y le forzaron a comer cantidades muy superiores a lo que marcaba su apetito.
- La alimentación de los primeros años era muy rica en proteína, algo que aumenta el riesgo de exceso de peso.
- A los 2 años, un profesional sanitario consideró que estaba «justa de percentil» y le prescribió un fármaco para aumentar el apetito, que hizo que ganara demasiado peso.
- Sus padres, de condición humilde y sin formación, cayeron en las redes del marketing depredador y alimentaron a su hija a lo largo de su infancia con productos alimenticios malsanos, sin ser conscientes del riesgo al que exponían a la niña.
- El barrio en el que vivió de pequeña era muy conflictivo y era arriesgado salir a jugar a la calle, que además estaba repleta de coches y vacía de sitios para jugar, por lo que pasó una infancia muy sedentaria.
- A causa de su progresivo exceso de peso, se cansaba más que sus compañeros y se lesionaba con mucha facilidad en las clases de educación física o jugando en el patio, lo que incrementó todavía más su sedentarismo. Además, como se burlaban de ella, se exponía menos a la práctica de actividad física.
- Sufrió el difícil divorcio de sus padres a los 12 años y tuvo

que asistir a numerosas escenas violentas de gritos, e incluso golpes. Ello también contribuyó a su cada vez más preocupante exceso de peso por el valor emocional que en esas circunstancias puede adquirir la comida ultraprocesada, sabrosa y fácil de ingerir.

- En la adolescencia ya padecía obesidad y varios compañeros de clase se burlaban de ella constantemente («foca», «gorda», «deja de zampar»...). En un intento de aliviar la depresión, se refugió en la comida.
- A los 17 años quiso perder peso por su cuenta pero fracasó, sintiéndose culpable.
- A los 18 fue a parar a un pseudonutricionista que le pautó una dieta milagro... que hizo que perdiera muchísima masa muscular, con el consiguiente efecto rebote. Él la acusó de no tener fuerza de voluntad.
- A los 20 años no la aceptaron en diversos trabajos porque pesaba demasiado.
- Siguió sufriendo discriminación y estigma, incluso por parte de personas cercanas con el consiguiente daño para su autoestima.
- Cayó en las redes de otros «terapeutas alternativos» que le prometieron adelgazar con pastillas naturales o batidos desintoxicantes. Perdió tiempo, dinero y salud. También ganó cada vez más peso, más frustración y más desorientación.
- Hoy pesa 100 kilos. Es una víctima más del entorno «obesogénico» (que genera obesidad). Pero buena parte de la población piensa, al mirarla, que su obesidad es culpa de que es una glotona y una perezosa.

La obesidad, como la miopía, no es una elección. Pese a ello, los profesionales sanitarios (eso nos incluye a los nutricionistas) y los familiares son la fuente más frecuente de estigma hacia las personas con obesidad.[217]

Después de publicar mi artículo supe de una revisión sistemática de la literatura de Krista Schroeder y colaboradores, publicada en la revista *Obesity Reviews*, que confirmó que los traumas infantiles (sobre todo los abusos sexuales) muestran una clara relación con el riesgo de obesidad.[218] ¿Comprendes ahora por qué los nutricionistas insistimos en que la obesidad es multifactorial?

Nada de lo anterior significa que la genética sea algo irremediable o una condena a muerte. «La obesidad es una enfermedad del almacenamiento de la energía, que es provocada por desequilibrios hormonales», explicó en octubre de 2017 Mitchell Roslin, jefe de cirugía de la obesidad en el Hospital Lenox Hill, de Nueva York. A lo que añadió algo de lectura obligatoria: «La genética tiene un rol, pero la actividad y el ambiente también influyen en la expresión genética».[219]

Los estudios muestran que la susceptibilidad genética puede ser atenuada siguiendo un buen estilo de vida.[220] O, mejor, escapando de un mal estilo de vida, lo que incluye no solo dejar de fumar, de beber alcohol o de comer mal,[221] también huir a la carrera de la inactividad física.[222]

Como no sabemos quién porta qué genes, lo más sensato es subir el volumen de unos buenos hábitos, pesemos lo que pesemos.

4. La genética carga el botijo, el estilo de vida lo rellena... o lo vacía

Debía una explicación de por qué la analogía del arma no es del todo cierta. Porque seguir un mal estilo de vida siempre es arriesgado, poco o mucho, mientras que, en el caso del arma, si no hay disparo, no hay peligro. La salud, como expuse en el libro *Secretos de la gente sana*, se parece más al mecanismo de un botijo. Si imaginamos que, así como un botijo contiene agua, nuestro cuerpo contiene salud, entenderemos que a más líquido, más salud. Y entenderemos también que cuando inclinamos el botijo, aunque no se vacíe del todo, perdemos agua... que, en el caso de nuestro organismo, es salud. Lo inclinamos al fumar, al beber alcohol, al pasar mil horas sentados, al consumir demasiados cárnicos o productos alimentarios superfluos, al no dormir, al discutir constantemente con nuestros congéneres, etc. Pero también podemos «rellenarlo». ¿Cómo? Mediante unas buenas relaciones sociales, con la actividad física, con la lactancia materna, priorizando los alimentos de origen vegetal poco procesados. En el libro añadí estas consideraciones, que guardan relación con la genética, de la que he hablado en el apartado anterior:

> Como seguro que ya sabes, la cuota de salud de tu cuerpo depende no solo de cuánta le añadas o le quites, sino también de cuánta había de base. Es lo que llamamos carga genética o herencia genética. Así, aunque vaciemos bastante un botijo que está muy lleno de líquido, aún le quedará algo dentro. Si funcionara igual con la salud, podríamos pensar que alguien cuyo estilo de vida es desastroso, pero cuya carga genética le protege, vivirá muchos años con salud. Pero no funciona así, por dos razones. La primera es que dicha persona no puede saber de qué enfermedades le protege su carga genética (de igual manera que no puedes saber a simple vista cuánto líquido contiene un botijo) y la segunda es que todo el que sigue un estilo de vida insano, pierde salud. Cada vez que inclinas un botijo, pierde líquido. Cada vez que lo llenas, aumenta su contenido.

Otro fallo de esta metáfora que, como la del arma, no es perfecta, es que a nuestro cuerpo, a diferencia de lo que ocurre con el botijo, no le sobrará salud aunque le añadamos mucha.

5. Obesidad con normopeso: la obesidad que no se ve

Muchos *influencers*, *celebrities*, *instagramers*, *youtubers*, *tiktokers*... publicitan mejunjes nocivos a todas horas. Venden su popularidad al mejor postor, aunque se trate de anunciar productos perjudiciales para la salud. No hace falta que ponga nombres y apellidos, a todos nos viene a la cabeza alguien conocido (que no reconocido) empuñando algo malsano con una sonrisa de pura felicidad deslumbrante y celestial. Ningún gobierno debería permitirlo, por supuesto. Me irrita particularmente que promuevan comida basura estrellas mediáticas con cuerpos atléticos o curvas vertiginosas. Se trata, sin excepción, de famosos que:

a) no han tocado esos «alimentos» o «bebidas» ni con un palo ignífugo, o
b) los han consumido únicamente el día en que les hicieron la foto o el vídeo, o
c) tienen la suerte de contar con una predisposición genética que les protege, por ahora, de la obesidad que suele provocar ingerirlos a menudo.

Lo que me lleva a hablar de la obesidad con un peso normal (normopeso). Porque en mayo de 2021, una investigación aparecida en la revista *International Journal of Obesity* reveló que cerca de 30 millones de estadounidenses tienen obesidad con normopeso y que la prevalencia mundial de esta condición oscila entre el 4,5 y el 22 %.[223] Tener «obesidad con normopeso» significa que nuestro índice de masa corporal (un parámetro que define, a escala poblacional, los rangos de normalidad en el peso) es correcto,[XII] pero que nuestra grasa corporal es excesiva. No es

[XII] El índice de masa corporal (IMC) se obtiene dividiendo el peso en kilos algo que se pueda ver a ojo de buen cubero, se averigua mediante un aparato llamado «analizador de composición corporal de impedancia bioeléctrica» y permite averiguar si acumulamos grasa en nuestros órganos internos (grasa visceral). La grasa visceral se suele acumular cerca de órganos vitales como el hígado, pero también puede acumularse en las arterias. Se la conoce también como «grasa activa», porque puede aumentar de forma activa el riesgo de varios problemas serios de salud.

Es decir, aunque esos *influencers* nos parezcan esculturales por fuera pese a hincharse a comer basura (si es que realmente la comen), se están esmerando en vaciar el botijo. En la investigación recién citada se indica que la obesidad con normopeso aumenta el riesgo de padecer enfermedades cardiometabólicas, y de morir prematuramente.

Pero como no paro de toparme con *influencers* con millones de seguidores en redes sociales, anunciando bebidas azucaradas (sobre todo las infames bebidas «energéticas»), quiero traer por aquí tres investigaciones más.

Para empezar, un estudio bien diseñado[XIII] publicado en agosto de 2011 en *The American Journal of Clinical Nutrition* demostró que incluso un consumo bajo o moderado de bebidas azucaradas afecta negativamente, en varones jóvenes sanos, a tres marcadores del riesgo cardiovascular (la glucosa sanguínea, el colesterol LDL y la proteína C reactiva de alta sensibilidad).[224]

Cuatro años después, en julio de 2015, la revista *BMJ* publicaba un trabajo que constató que el consumo habitual de bebidas azucaradas se asocia con una mayor incidencia de diabetes tipo 2,

---

por la altura al cuadrado, expresada en metros. El rango de normalidad se sitúa entre 18,5 y 24,9. Este parámetro no es válido para personas con una altura inferior a 1,47 metros o superior a 1,98 metros, para menores de 18 años, para atletas de élite (que tienen mucha masa muscular) o para ciertas etnias no caucásicas (por ejemplo, asiáticas).

XIII Ensayo controlado y aleatorizado.

incluso en personas sin obesidad. En concreto, una lata diaria de estas bebidas aumenta el riesgo de diabetes tipo 2 en un 18 % durante una década, independientemente del peso que tenga el individuo (aunque el riesgo es mayor en personas con obesidad).

Y el tercer estudio que quiero comentar guarda relación con la obesidad con normopeso: Jiantao Ma y colaboradores observaron, en un seguimiento de seis años de 1.003 voluntarios, que las bebidas azucaradas aumentan la grasa abdominal profunda (asociada estrechamente con la diabetes tipo 2 y la enfermedad cardíaca).[225]

Lo dicho para las bebidas azucaradas es extrapolable al resto de los productos malsanos (aunque es cierto que los «refrescos» son particularmente peligrosos, de ahí que varias entidades aconsejen evitarlos).

6. La salud se mide en hábitos, no en kilos

Aunque en el libro *Dieta y cáncer*, de Juanjo Cáceres, Carlos González y un servidor, tienes ampliado y justificado lo que resumiré brevemente a continuación, no quiero dejar de dedicarle unas pocas líneas a este asunto. Sobre todo, porque la obesofobia se está convirtiendo en un incendio de dimensiones inabarcables.[226] Como dijeron Stunkard y Sobal: «El menosprecio a los individuos con obesidad es la última forma de prejuicio socialmente aceptada».[227]

Juzgar el valor de una persona en función de su peso es algo tan demencial como computar el valor de un billete según el número de arrugas que tenga. Hablé de esta cuestión en un texto que encontrarás fácilmente si tecleas esto en un buscador de Internet: «Un billete arrugado no es "una arruga", y una persona que presenta obesidad no es "un obeso"» (<www.juliobasulto.com/billete>). En personas con obesidad, lo primero que se debe hacer es no estigmatizar, algo que hacen incluso muchos profesionales sanitarios: las culpan de perezosas y glotonas. Además de ser injusto, aumenta su riesgo de trastornos del comportamiento alimentario, depresión e incluso suicidio.[228] Las etiquetas, en la ropa, como justifican en su libro *Niños sin etiquetas* Alberto Soler y Concepción Roger.[229]

Pero es que, además, las personas con obesidad que están en buena forma física presentan menos riesgo de mortalidad que las personas con normopeso sedentarias, según revelan tanto el metaanálisis de Vaughn W. Barry y sus colaboradores (*Progress in Cardiovascular Diseases*, 2014)[230] como la guía clínica de la obesidad coordinada por Dominique Durrer Schutz en 2019.[231] Súmale una buena alimentación a la actividad física, y entenderás estas palabras que encontrarás en el citado libro *Dieta y cáncer*:

> La salud no se mide en kilos, sino en hábitos. No se valora según la apariencia externa, sino en función del estilo de vida. No la marca tanto la edad cronológica (el año en que nacimos), sino más bien la biológica (cómo hemos cuidado a nuestro cuerpo con el paso de los años).

Parafraseando a mi amigo Antonio Ortí, periodista, deberíamos concentrarnos más en ganar hábitos que en perder peso.

7. Si tengo obesidad ¿basta con eliminar los ultraprocesados?

Tiene todo el sentido del mundo disminuir al máximo el consumo de ultraprocesados, pero no, no basta con eso para fulminar la obesidad. ¿Verdad que conducir bien no arregla un coche averiado? Pues sucede algo parecido con nuestra salud. Detallo, en todo caso, siete consejos para afrontar la obesidad:

1. Acudir al médico. Además de valorar si de verdad o no presentamos sobrepeso u obesidad, el médico revisará si el exceso de peso ha generado algún problema de salud que requiera ser tratado médica o farmacológicamente.
2. Pedir ayuda a un nutricionista colegiado y, si es preciso, a un equipo multidisciplinar.
3. Sepultar en el olvido las dietas con apellido, las pastillas milagrosas, las propuestas «naturales», las plantas medicinales o cualquier otra cosa que suene demasiado maravillosa como para ser verdad. «Ponerse a dieta» puede ser arriesgado a largo plazo. Sobre todo, supone un coste de oportunidad y puede provocar el efecto yoyó (amplié esta cuestión en el libro *No más dieta*).
4. Además de hacer a diario ejercicios aeróbicos (p. ej.: caminar rápidamente o correr con moderación), conviene realizar actividades de fortalecimiento muscular dos o más días a la semana, mejor con el seguimiento de un profesional de la actividad física y el deporte. Dos libros imprescindibles sobre el tema son *Entrena bien, vive mejor*, de Sara Tabares y Guillermo Alvarado[232] y *Ellas entrenan*, de Sara Tabares.[233]
5. Seguir una «*plant-based diet*». Elisabeth Tran y sus colaboradores constataron en su revisión sistemática que el control del peso corporal debe basarse, desde el punto de vista de la alimentación, en el seguimiento de una dieta rica en alimentos de origen vegetal poco procesados (*plant-based diet*).[234] Ya sabes, «Más vegetales, menos animales y poco o nada de carnes procesadas y productos superfluos».
6. Llevar un autocontrol de nuestros hábitos.[235]
7. No olvidar que la salud no la definen nuestros kilos sino nuestro estilo de vida.

Si algún profesional sanitario interesado en la obesidad lee estas líneas, que no deje de revisar el documento de Dominique Durrer Schutz y colaboradores que he citado en el apartado anterior.

8. Para no olvidar

El alto consumo de ultraprocesados se asocia de manera evidente con un mayor riesgo de obesidad.

Como buena parte de la población no es consciente de que la obesidad supone un problema de salud tan importante como otras enfermedades, eso dificulta el éxito de las estrategias de prevención (el enfoque más realista no es conseguir el normopeso en personas con obesidad, sino frenar el inexorable aumento de peso en toda la población).

Nuestra esperanza de vida no solo ha dejado de mejorar, sino que si no hacemos nada (y estamos haciendo más bien poco) empezará a disminuir a causa de las actuales tasas de obesidad infantil. Es probable que nuestros hijos vivan, por primera vez en la historia moderna, menos años que nosotros a causa, sobre todo, de la obesidad, la mala alimentación y el sedentarismo.

La delgadez (que nos suele preocupar a los sanitarios bastante menos que la obesidad) no supera el 1 % en niños, mientras que el exceso de peso se acerca peligrosamente al 50 %. Los niños que tienen sobrepeso a los cinco años podrían enfrentarse a un riesgo cuatro veces mayor de padecer obesidad a los catorce años. Y entrar en la vida adulta con obesidad duplica el riesgo de morir prematuramente.

Es injusto, estigmatizante, anticientífico y estúpido afirmar que la obesidad se elige. Cerca del 70 % del riesgo de obesidad tiene un origen genético. ¿Significa eso que lo que uno come no tiene nada que ver? No. Para entenderlo es útil pensar en que «La genética carga el arma, pero el entorno y el estilo de vida aprietan el gatillo» significa que hay quien que no sufre obesidad pese a apretar el gatillo (mal entorno y mal estilo de vida) porque hay pocas balas en su tambor (poca carga genética). Y viceversa: si el tambor está lleno en un 70 %, tarde o temprano escucharemos la detonación (obesidad).

Entre el 4,5 y el 22 % de la población presenta «obesidad con normopeso». Su índice de masa corporal es correcto, pero su grasa corporal es excesiva, lo que aumenta el riesgo de padecer enfermedades cardiometabólicas y de morir prematuramente.

La salud, en todo caso, se mide en hábitos, no en kilos: las personas con obesidad que están en buena forma física presentan menos riesgo de mortalidad que las personas con normopeso sedentarias.

Capítulo 5
¿POR QUÉ NOS MATA?

> Los temas de vanguardia [en nutrición] son comer menos carne, evitar los alimentos ultraprocesados y la producción y el consumo sostenibles.
>
> MARION NESTLE[236]

En este capítulo explicaré por qué los ultraprocesados dañan nuestra salud y nos engordan (algo que no conviene en absoluto, como ya hemos visto), dedicaré unas líneas a cierta palmera de chocolate y a un montón de plátanos e incluso mencionaré la relación que existe entre los vibradores y los ultraprocesados. No profundizaré en los daños que generan el alcohol, las bebidas azucaradas y las bebidas «energéticas» porque ya lo he hecho en capítulos anteriores.

1. Asalto y derrota a nuestros mecanismos de hambre y saciedad

Seleccionamos los alimentos más por sus propiedades sensoriales y por su precio que por cualquier otro factor, como la conveniencia o la salubridad.[237] Ahora piensa: ¿qué es más barato, 100 kilocalorías a partir de manzanas o a partir de un ultraprocesado? ¿Y de qué alimento estás seguro, antes de morderlo, de que va a tener un sabor gratificante? La comida chatarra, no cabe duda.[XIV] Hablemos del sabor (hablaré del precio en el capítulo 6).

Quien más conoce cómo funciona nuestro apetito no somos los nutricionistas. Dominan el tema, en toda su profundidad y extensión, las industrias de alimentos y bebidas. De ello depende conquistar nuestra cuota de estómago, un concepto prioritario en sus planes estratégicos de ventas. La capacidad de nuestros estómagos no es ilimitada, así que los gigantes de la alimentación utilizarán cualquier estrategia permitida (sea o no ética) si con ello consiguen:

1. sustraer a las empresas con las que compiten lo que los consumidores (su nicho de mercado) nos llevamos a la boca; y
2. ampliar el número de productos (que, indefectiblemente, llevarán muchas calorías para ser sabrosos y apetecibles) que echamos a nuestro «depósito» cada día.

En palabras de Margaret Chan, exdirectora general de la Organización Mundial de la Salud, «Los alimentos altamente procesados están científicamente diseñados para ser irresistibles, así que la gente come más de lo que necesita para satisfacer su hambre».[238] Me parezca o no ético, entiendo que la industria alimentaria no es un ente caritativo: su objetivo es vender, no cuidar la salud pública. Esto último es tarea de los gobiernos y del legislador, que parecen mirar hacia otra parte mientras una epidemia de enfermedades crónicas nos quita calidad y esperanza de vida. Pero es innegable que las artimañas de las empresas de alimenta-

[XIV] Tienes más información en el libro *Tú eliges lo que comes* del pediatra Carlos Casabona.

ción pueden elevar, lógicamente, las ya altísimas tasas de obesidad que existen en la actualidad, con las consecuencias poblacionales que ello supone. En este capítulo veremos algunas de tales artimañas.

El apetito es como una barrera, y no es muy fácil de franquear: cuando no tenemos más hambre, solemos dejar de comer (sobre todo los niños, que no pertenecen, como los adultos, al llamado «club del plato limpio»). Pero que sea difícil de saltar no significa que sea imposible. Además de bombardearnos con una publicidad agresiva y sofisticada a partes iguales, los fabricantes de cosas comestibles consiguen que sus productos tengan un perfecto equilibrio entre aspectos como la textura, el aroma, la temperatura o el sabor, algo que socavará nuestros procesos normales de hambre y saciedad. Tenlo claro: la comida basura está pensada para vencer nuestras resistencias. ¿Has pensado alguna vez que la textura blanda de muchos ultraprocesados hace que resulten muy fáciles de tragar, y que la textura crujiente nos invita a repetir?

Un estudio que es imprescindible que conozcas es el que publicaron en 2019 Kevin Hall y colaboradores (*Cell Metabolism*). Dividieron a una serie de adultos en dos grupos y a ambos se les ofreció durante dos semanas un acceso ilimitado a comidas equivalentes en calorías, densidad energética, proteínas, carbohidratos, grasas, azúcar, sodio y fibra. Pero las comidas en uno de los grupos estaban altamente procesadas y en el otro no. ¿Qué ocurrió? Que el grupo expuesto a la dieta ultraprocesada consumió 500 calorías más cada día en comparación con el grupo expuesto a la dieta sin procesar. No solo eso, el primer grupo engordó 300 gramos, y el segundo adelgazó 300 gramos.[239] Vamos, que los ultraprocesados causan un consumo excesivo de calorías y, en consecuencia, un aumento de peso.

Investigadores de la Universidad de Birmingham enumeraron en 2013 algunos ejemplos de productos muy procesados a cuyo sabor no nos podemos resistir y que, por tanto, consumimos más allá de nuestra necesidad de reponer energía:[240]

- dulces y postres como el chocolate, galletas, pasteles, dulces, helados cremosos
- comidas rápidas como hamburguesas, pizza o pollo frito
- bebidas azucaradas
- aperitivos salados como patatas fritas o galletas saladas

2.¿Qué tienen que ver los ultraprocesados con un vibrador?

Debilitar nuestros mecanismos de percepción del sabor es algo que se puede lograr si fumamos,[241] si bebemos alcohol (¿sabías que el consumo «moderado» de alcohol aumenta tu apetito?)[242] o si consumimos mucho azúcar, mucha sal o muchas grasas. Pero sobre todo si ingerimos una combinación de las tres últimas sustancias, como acredita el libro *Salt, sugar, fat* de Michael Moss.[243] Gemma del Caño, a quien ya he aludido anteriormente, explica lo siguiente en el texto «Bliss point: qué alimentos nos provocan felicidad y cómo evitar que nos enganchen»:[244]

> El azúcar, la sal y la grasa son los tres ingredientes de la llamada «fórmula de la felicidad», una sensación característica de los alimentos ultraprocesados, propios de la comida rápida.

Pero se trata de una felicidad engañosa, porque hará que queramos volver a comer una y otra vez ese producto buscando, según Gemma «sentir de nuevo esa mezcla de sabores y texturas que no somos capaces de conseguir con otros alimentos no procesados». Esa sensación se denomina *bliss point* (punto de dicha), un término acuñado por el psicofísico Howard Moskowitz para referirse al sabor de un producto que nos provoca la «necesidad» de acudir a él una y otra vez. Una «explosión de sabor» que difícilmente vamos a encontrar en otros alimentos o en otros locales distintos a las ubicuas franquicias de comida rápida en las que siempre hallamos la combinación de, en palabras de Gemma, «azúcares en los refrescos, sal en las patatas y grasas en las hamburguesas». Y añade:

> Ese es el motivo por el que muchos alimentos (como hamburguesas, pizzas...) tienen sabores muy similares, aunque nos digan que los ingredientes son distintos. Nuestras papilas gustativas se han saturado y no somos capaces de diferenciar demasiado el sabor. El mayor inconveniente de este asunto es que no solo consumiremos estos productos, sino que, como no encontramos la misma sensación en los que no son ultraprocesados, podríamos dejar de consumir unos por otros buscando aquella sensación que nos hizo «felices».

Esta saturación o desensibilización de las papilas gustativas siempre me ha recordado a la que puede ocurrir (salvando las distancias, se entiende) cuando se abusa de los vibradores para el clítoris o para el pene con una alta intensidad de vibración. Le he preguntado al respecto al psicólogo y sexólogo (y amigo) Ezequiel López Peralta, y responde que efectivamente la situación es comparable a la que ocurre con los nervios genitales, que podrían adaptarse a la estimulación vibratoria de alta intensidad y, por lo tanto, reducir temporalmente su respuesta a otras formas de estimulación o a estímulos de menor intensidad. ¡Que nadie se asuste! Esta disminución de la sensibilidad parece ser transitoria[245] y no hay pruebas rigurosas para apoyar o refutar la existencia de efectos adversos a largo plazo.[246]

Sí hay pruebas, sin embargo, de que nuestras papilas gustativas, expuestas como están varias veces al día a altos niveles de productos ultraprocesados, pierden sensibilidad y nos hacen decantarnos por sabores cada vez más potentes.[247] Si no hacemos nada para remediarlo, nos convertiremos en lo que David Kessler, pediatra y exdirector de la Administración de Alimentos y Medicamentos de Estados Unidos (FDA), denomina «comedores en exceso condicionados». En su libro *The end of overeating* (*El fin de comer en exceso*), Kessler sostiene que el *fast food* y los ultraprocesados nos vuelven incapaces de reconocer el hambre o la saciedad.[248] Consumir tales «alimentos» a menudo provocará que nos sea más complicado apreciar el sabor de alimentos saludables como las verduras, que son menos dulces y que cuesta más masticar que, por ejemplo, una magdalena.

Volveré a la magdalena en este mismo capítulo (apartado «Magdalenas caseras versus frutos secos»), pero antes hablemos de edulcorantes bajos en calorías y de potenciadores del sabor.

3. Glutamato, aspartamo y otros «desprogramadores» de nuestro paladar

«Desprogramar» nuestras papilas gustativas es mucho más fácil si se utilizan los potenciadores de sabor como el glutamato monosódico, uno de los aditivos más comúnmente usados en los alimentos, y más polémicos desde el punto de vista de la nutrición.[249] Da un sabor conocido como «umami». Si lo ves en la etiqueta de un «alimento», es mejor que lo vuelvas a dejar donde estaba. Además de como «glutamato monosódico» (GSM o MSG) o «E-621», en las etiquetas de los productos alimentarios puede tener muchos nombres diferentes, entre los que se incluyen:[250]

- ablandador (o «suavizador») de carnes
- ácido glutámico
- caseinato de calcio

- caseinato de sodio
- extracto de levadura
- levadura autolizada

Por más que el fabricante te jure que lo utiliza para «equilibrar, combinar y resaltar el carácter de otros sabores», en realidad lo utiliza para embaucar a tu paladar y que repitas casi sin querer. ¿Te suena eso de «Cuando haces pop ya no hay stop»?

El glutamato es bastante ubicuo: lo encontramos, por citar algunos ejemplos, en salsas, cremas, cárnicos procesados o, sobre todo, en alimentos precocinados y aperitivos salados como las patatas fritas saladas.[251] Es una sustancia que está hasta en la sopa. De hecho, las sopas o cremas precocinadas, como las de estilo japonés, son irresistibles en buena medida por el glutamato. Existen evidencias epidemiológicas de que el glutamato monosódico presenta propiedades obesogénicas, es decir, aumenta nuestras reservas grasas y se relaciona con una mayor prevalencia de problemas metabólicos.[252] La combinación de un producto alimenticio rico en grasas con glutamato parece particularmente preocupante para el riesgo cardiovascular.[253]

Todo lo dicho para el glutamato puede aplicarse también a los edulcorantes acalóricos, como el aspartamo o la estevia. Antes de hablar de ellos, quiero compartir unas pinceladas (que no cucharadas) sobre lo dulce.

Los alimentos dulces (omnipresentes en nuestro entorno obesogénico) pueden desencadenar la ingesta incluso en personas saciadas. Puedes estar a reventar, afirmar con convencimiento «No me entra nada más», pero la tarta te la comes incluso aunque ya hayas experimentado antes la sensación de haber comido de más. La preferencia por el sabor dulce es un rasgo universal: nuestro cerebro está programado para que sobrevivamos, y sabe que lo dulce es una fuente inmediata de energía. La abundancia y disponibilidad alimentaria de ciertos entornos en la actualidad son un fenómeno históricamente reciente. Los niños son más proclives que los adultos a preferir lo dulce que otros sabores. En el texto «¿Por qué los niños adoran el azúcar y rechazan las verduras?» indiqué que las calorías son imprescindibles para que el niño crezca, y ello explicaría que la preferencia de los alimentos dulces sea mayor en las etapas de crecimiento y se atenúe cuando finaliza la adolescencia, que coincide con la disminución del desarrollo físico. Pero también justifiqué que el consumo de azúcar de los menores supera con creces las recomendaciones de las organizaciones sanitarias de todo el mundo.[254]

Ahora sí, hablemos de los edulcorantes artificiales, esos productos que tienen sabor dulce sin las calorías que nos aporta el azúcar. Se conocen coloquialmente como «sustitutos del azúcar». ¿Son tóxicos o cancerígenos los edulcorantes bajos en (o sin) calorías como el aspartamo, el acesulfamo k, la sucralosa o la estevia? No, no son tóxicos, aunque tampoco tienen propiedades beneficiosas para la salud. Y eso incluye a la estevia (E-960): mucha gente pretende hacernos creer, erróneamente, que es saludable porque es «natural».[255]

Pero tales edulcorantes no solo no son saludables (no nos dan salud). Se relacionan con un mayor riesgo de las mismas enfermedades que genera el exceso de azúcar, por contraintuitivo que parezca. Así, un seguimiento de 772.824 europeos durante una media de dieciséis años, llevado a cabo por Amy Mullee y sus colaboradores en noviembre de 2019, observó un incremento de mortalidad ante un elevado consumo de «refrescos» tanto si tenían azúcar como si tenían edulcorantes artificiales.[256]

De entre las razones que barajan los investigadores para explicar por qué los edulcorantes artificiales no son recomendables, destaca la disminución de la producción de hormonas como GLP-1, liberada por el intestino en respuesta a la ingesta alimentaria y que actúa como un mensajero que le dice a nuestro cerebro «deja de comer». También parecen alterar la regulación de la glucosa en sangre (glucemia) y afectar negativamente a la microbiota intestinal, lo que a su vez también puede empeorar la regulación de la glucemia.

Pero su consumo se relaciona a largo plazo con el riesgo de obesidad, sobre todo, porque pueden hacernos comer en exceso y generar una preferencia, en consumidores habituales, por alimentos muy dulces. Algo que, sin duda, empeorará la calidad de su patrón de alimentación. Esto es particularmente preocupante en niños: si se acostumbran al intenso gusto dulce de estos edulcorantes puede que en un futuro su paladar los prefiera a unos rivales cuyo sabor es mucho menos potente: las saludables frutas y las hortalizas.

Centrarse en reducir el consumo de edulcorantes, ya sean calóricos (como el azúcar, la miel u otros)[XV] o bajos en calorías, sigue siendo una mejor estrategia para combatir la obesidad, u otras enfermedades crónicas, que el uso de edulcorantes artificiales.

4. La fruta no (te) sabe a nada

Las personas que consumen con frecuencia productos de sabor dulce, sean calóricos (como los que contienen azúcar) o bajos en calorías (por ejemplo, las bebidas «refrescantes» sin calorías) muestran una preferencia por sabores más dulces.[257] Una dieta rica en edulcorantes artificiales contribuye al gusto y preferencia por el dulzor[258] y eso incrementa la propensión a malas elecciones alimentarias.

El consumo de alimentos muy sabrosos nos lleva a preferir, inconscientemente, aquellos con sabores potentes, como los que tienen glutamato monosódico,[259] mucho azúcar,[260] muchos edul-

[XV] Como los mencionados en el apartado «No es lo mismo "azúcares libres" que "azúcares añadidos"» del capítulo 2.

corantes acalóricos[261] o mucha sal,[262] algo que, como ya hemos visto, puede hacernos engordar. Es decir, alteran nuestra percepción del sabor. Se comportan, salvando las distancias, como esos virus informáticos que cuando entran en nuestro ordenador lo convierten todavía en más vulnerable a la invasión de nuevos virus.

Es más, se ha observado que las personas con obesidad necesitan un mayor umbral de sabor para detectar el gusto normal de los alimentos.[263] En mayo de 2021, Fiona Harnischfeger y Robin Dando justificaron que la obesidad puede dañar el sistema del gusto (sí, las personas con obesidad son víctimas de este trastorno, entre otros muchos).[264]

Explico lo anterior porque consumir muchos ultraprocesados hará que cada vez necesitemos más cantidad de ellos para notar su sabor, lo que puede llevarnos a la obesidad… que a su vez estropea nuestro paladar haciendo que precisemos más sal, más azúcar, más grasa o más glutamato para poder degustar los alimentos. Es un círculo vicioso en el que conviene no entrar. Como se suele decir: si no quieres ese destino, no emprendas ese camino.

En suma: no es «la fruta no sabe a nada». Es «la fruta no me sabe a nada». Buena parte de la población tiene alterada su percepción del sabor a causa del tabaco, el alcohol, la sal, el azúcar, los potenciadores del sabor y los edulcorantes acalóricos. Algo que en muchas ocasiones se produce en el marco de un elevado consumo de productos ultraprocesados, que tienen grandes cantidades de varias de esas sustancias.

¿Quieres escuchar mejor los sonidos de la montaña? Pues deja de usar auriculares con música a todo volumen. ¿Quieres que los alimentos tengan buen sabor? Pues baja el volumen a tu consumo de alcohol, sal, azúcar, edulcorantes acalóricos, potenciadores de sabor y comida basura.

5. Una palmera de chocolate con todas las calorías de un día (sobre la alta densidad calórica y la baja densidad nutricional)

Además de por las razones recién expuestas, los productos ultraprocesados nos engordan porque tienen una alta densidad calórica y una baja densidad nutricional. O, dicho con otras palabras, por cada mordisco o sorbo nos aportan pocos nutrientes (baja densidad nutricional) pero mucha energía (alta densidad calórica). Y el ejemplo paradigmático de producto con tales características es cierta palmera de chocolate con la que me topé en un supermercado el 10 de noviembre de 2020.[265] Dicha palmera, es decir, bollería con masa de hojaldre con una peculiar forma acorazonada, aporta 541 kilocalorías por cada 100 gramos de producto. Como el producto en cuestión (una mezcla de grasa, azúcar, chocolate, sal y poco más) pesa 425 gramos, con una simple regla de tres veremos que aporta nada menos que 2.300 kilocalorías. No es que sea mucho, es que es todo.

¿Por qué «todo»? Pues porque se estima que, aproximadamente, una mujer necesita, en promedio, entre 1.800 y 2.200 kilocalorías por día y un hombre entre 2.200 y 2.700 kilocalorías por día (los niños menos, y si se hace mucho ejercicio físico más, lógicamente).[266] Así que si te metes esta cosa entre pecho y espalda te habrás tomado de un plumazo todas las calorías que tu cuerpo demanda en todo el día. Sin embargo, no habrás cubierto, ni por asomo, tus necesidades de los muchos nutrientes que precisas para funcionar bien. Si te alimentas a base de este producto u otros y similares puedes tener importantes déficits nutricionales, a la vez que superas holgadamente la ingesta de calorías que tu cuerpo necesita.

Esa palmera de chocolate nos aporta ella solita prácticamente todas las calorías que necesitamos en un día... por solo 1,6 euros. Eso es incentivar la mala salud a lo bestia y lo demás son tonterías ¿Entiendes ahora por qué hablamos de «comida basura» o «ambiente obesogénico»? ¿Y entiendes también, en toda su amplitud, la expresión «lo barato es caro»? (barato para tu bolsillo —1,6 euros—, caro para la salud).

Pero además de su alta densidad calórica y de su tamaño enorme, la palmera de marras también tiene algo más. Aunque su textura es más que mejorable (sí, la he probado) contiene una mezcla de lo que se precisa para que se produzca el *bliss point* antes citado: azúcar, grasa y sal. A nuestro cerebro le costará horrores resistirse a darle un bocado de más. Sobre todo si nos la sirven un poco fría.

Aparecieron centenares de comentarios cuando compartí estas reflexiones en mi blog y en mis redes sociales. Hubo quien dijo que era imposible comerse de una sentada el producto en cuestión. No hizo falta que yo contestara, porque varias personas confirmaron que era del todo posible. Si yo hubiera respondido, lo habría hecho citando el estudio coordinado por Pierre Chandon (profundizaré en él en el capítulo 6), que justificó que «la mayoría de los consumidores piensan que todo el contenido del paquete es el tamaño de porción apropiado».[267]

Pero sobre todo me llamó la atención que me acusaran de haber realizado mal los cálculos, porque leyeron que el producto tiene 2.272 kilojulios por 100 gramos. Pensaron que me había confundido, porque 2.300 kilojulios en realidad corresponden a 541 kilocalorías. No, no hice mal los cálculos: la palmera tiene 541 kilocalorías por cada 100 gramos, pero como pesa 425 gramos, aporta 2.300 kilocalorías.

El hecho de que muchísimas personas se confundieran con los cálculos me hace pensar que las etiquetas parecen diseñadas para que las entienda una mínima parte de la población.

6. 37 plátanos de Canarias contra «la palmera de Basulto»

Como varios medios de comunicación se hicieron eco de mi diatriba (*ABC*, *El Español*, *El Mundo*, *La Razón*, La Sexta, *La Vanguardia*, *20 minutos*... dejé de contar al llegar a los 31 medios),[XVI] pensé, ingenuo de mí, que serviría de algo. Incluso supe que varias personas la bautizaron como «la palmera de Basulto». Pero no sirvió para nada. Ahí sigue, en su estantería, impertérrita, sin ninguna advertencia sanitaria que nos haga huir de ella con el ánimo perturbado. Sin nada que nos avise del peligro, como los sellos negros que aparecen en productos malsanos en países como México o Chile, y que estampan frases claras y unívocas, del estilo «Este producto contiene demasiado azúcar».

Así que dediqué un nuevo texto al tema, bajo el título «37 plátanos de Canarias contra "la palmera de Basulto"».[268] De dicho texto surge la gráfica 13, en la que queda clara la enorme diferencia de calorías entre un plátano y una palmera. Cuando elaboré el texto también calculé que deberíamos comernos nada menos que 37 plátanos para equiparar las calorías del engendro chocolateado en cuestión.

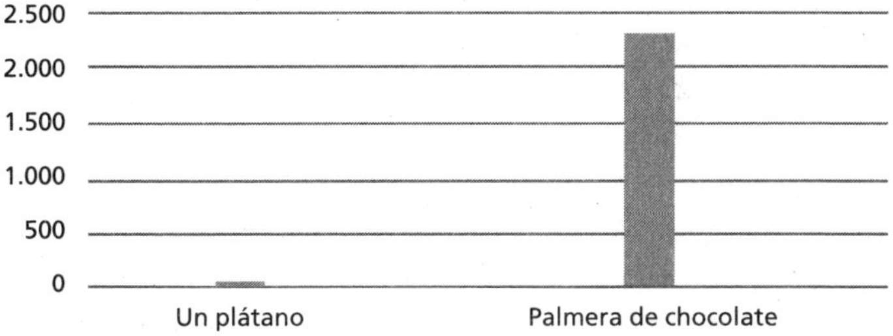

Gráfica 13. Calorías en un plátano de Canarias y en una palmera de chocolate de 425 gramos. Fuente: elaboración propia (<https://juliobasulto.com/platanos_palmera/>).

[XVI] Los recopilé todos aquí: <www.juliobasulto.com/palmera>.

Te ruego que respondas a la siguiente pregunta (muy retórica, porque la respuesta es obvia): ¿qué crees que es más saciante, más nutritivo, más saludable, menos calórico y más sostenible, 37 plátanos o la mitad de esa famosa palmera de chocolate?

Los 37 plátanos, por cierto, me costaron cerca de 10 euros, por lo que resulta que consumir las mismas calorías de la palmera a partir de plátanos cuesta unos 11 euros. O sea, es unos 10 euros más caro tomar 2.300 kilocalorías a partir de plátanos que de esa bollería malsana. Las calorías a partir de galletas, que son tan bollería como una palmera de chocolate o como un cruasán, aún son más baratas que las de la palmera y se consumen en muchas ocasiones pensando que son alimentos saludables. Para echarse a temblar. Las dirigidas al público infantil contienen muchísimo azúcar añadido, un alto contenido calórico, grasas saturadas en más del 37 % y se publicitan intensamente, según la investigación de M.ª Socorro Hoyos Vázquez y sus colaboradores titulada «Características nutricionales y composición de las galletas disponibles en el mercado español y de las galletas dirigidas a la población infantil».[269]

Sí, ya sé que el plátano es mucho más nutritivo, saludable y saciante, y que vale la pena pagar más por ellos que por las galletas o por las palmeras de chocolate. Pero resulta flagrante que sea mucho más barato comer fatal que alimentarse saludablemente (caloría por caloría, los alimentos saludables son, de media, tres veces más caros que los no saludables).[270] Algo que merece un tirón de orejas a nuestros gobernantes, como ampliaré en el capítulo 7.

7. El plátano no engorda (tampoco produce diabetes, estriñe ni nos envenena con su potasio)

Voy a hacer un paréntesis en este capítulo dedicado a las razones por las que los ultraprocesados son peligrosos para nuestra salud, porque estoy temiendo que alguien interprete erróneamente que las 2.000 kilocalorías de esos 37 plátanos recién mencionados son peligrosas, que el azúcar de la fruta causa diabetes, que el plátano estriñe o que su potasio es dañino cual bomba nuclear. Y es que, parafraseando a Silvio Rodríguez «casi siempre sucede que se piensa algo malo».

Debo confesar que me deja de piedra escuchar una y otra vez que el plátano es peligroso, máxime sabiendo que tomamos más calorías a partir del alcohol que a partir de las sanísimas legumbres; que prácticamente duplicamos el límite máximo de consumo diario de sal; y que tomamos cerca del 40 % de las calorías a partir de productos ultraprocesados. Que si tiene mucho azúcar, que si es muy calórico y engorda, que si está contraindicado en personas con diabetes, que si estriñe... Y, sobre todo, que si tiene demasiado potasio, lo cual lo convierte en algo así como uranio empobrecido. Quien hace tales afirmaciones, ¿es un verdadero experto o más bien podemos denominarlo «cuñadietista»? Veamos.

Para empezar, los azúcares de la fruta (y eso incluye los azúcares del plátano) no nos preocupan a los nutricionistas. Son «azúcares intrínsecos». En 2015, la Organización Mundial de la Salud publicó la guía «Directriz: ingesta de azúcares para adultos y niños», en la que leemos:[271]

> Como no hay pruebas de que el consumo de azúcares intrínsecos tenga efectos adversos para la salud, las recomendaciones de la directriz no se aplican al consumo de los azúcares intrínsecos presentes en las frutas y las verduras enteras frescas.

Dicho de otro modo, los azúcares presentes de forma natural en frutas y hortalizas sin modificar no suponen un riesgo para la salud porque no se consideran azúcares libres (cuya ingesta es preciso limitar) sino azúcares intrínsecos, que ninguna entidad seria de nutrición desaconseja porque, al contrario, se recomienda la ingesta de la matriz (frutas y hortalizas) en la que van alojados.

Diversas investigaciones apuntan, confirmando la pertinencia de las directrices de la OMS, que consumir habitualmente fruta no solo no causa obesidad, sino que es útil para prevenirla o incluso, posiblemente, tratarla. Es el caso de una revisión sistemática con metaanálisis, publicada por Lukas Schwingshackl y sus colaboradores en octubre de 2015. Constató que el aumento en el consumo de fruta se relaciona con una disminución en el peso y en el perímetro de la cintura.[272] Cuatro años después, una nueva revisión sistemática de la literatura científica publicada por Stephan J. Guyenet concluyó que:[273]

> La evidencia actual sugiere que es poco probable que el consumo de fruta entera y fresca contribuya al consumo excesivo de energía y a la adiposidad, sino más bien que tiene poco efecto sobre estos resultados o los limita modestamente. Los ensayos controlados aleatorizados (ECA) de comidas individuales, los ECA con una duración de 3 a 24 semanas y los estudios observacionales a largo plazo son relativamente consistentes a la hora de respaldar esta conclusión. La fruta entera y fresca probablemente no contribuye a la obesidad y puede tener un lugar en la prevención y en el manejo del exceso de adiposidad.

O, dicho con otras palabras, estamos bastante seguros de que la fruta no engorda y es probable que sirva de ayuda para prevenir o incluso tratar la obesidad. ¿Por qué? Por motivos como estos cuatro:[274]

- Producen una disminución de la ingesta energética total, por su baja densidad calórica.
- Ejercen un efecto saciante prolongado.
- La presencia de micronutrientes, fitoquímicos, fibra u

otras sustancias en la fruta podrían modular el metabolismo o la ecología intestinal.
- Mecanismos por descubrir.

Este último punto no es de poca importancia. Porque no existen estudios robustos que nos permitan saber a ciencia cierta por qué la fruta entera se asocia con un menor riesgo de obesidad. Por esa razón me atrevo a sugerir que es bastante probable que la protección de la fruta ante la obesidad, o ante otras patologías crónicas, se deba a que desplaza el consumo de productos malsanos, cada vez más presentes en nuestras despensas. Es decir, no es que la fruta adelgace, es que los alimentos ultraprocesados (sobre todo las bebidas azucaradas) engordan. Y si consumimos altas cantidades de frutas, hortalizas, legumbres o frutos secos, por lógica estaremos consumiendo menos cantidades de alimentos insalubres. Volveré a hablar de esto en el último capítulo.

Y por si no te he convencido (invito a quien crea que el plátano engorda a que comparta conmigo una investigación rigurosa en humanos que lo demuestre), he revisado la base de datos PubMed (<www.pubmed.gov>) para intentar conseguirlo. Detallo a continuación la estrategia de búsqueda utilizada:

> («musa»[MeSH Terms] OR «musa»[All Fields] OR banana OR bananas OR banana*) AND («obesity»[MeSH Terms] OR «obesity»[All Fields]) OR «Body Weight»[Mesh])

Hoy, 18 de diciembre de 2021, la estrategia desprende 163 estudios, ninguno de los cuales sustenta la supuesta capacidad «engordante» del plátano.

También he revisado en dicha base de datos si hay estudios que justifiquen que el plátano es peligroso en personas con diabetes, y no he encontrado ninguno. La estrategia de búsqueda, en este caso, ha sido esta:

> («musa»[MeSH Terms] OR «musa»[All Fields] OR banana OR bananas OR banana*) AND («diabetes mellitus»[MeSH Terms] OR «diabetes»[All Fields]).

Tienes más información sobre este tema en el texto «Las personas con diabetes (tipo 1, 2 o gestacional) conviene que tomen fruta» (<www.juliobasulto.com/fruta_diabetes>).[275]

Y también he revisado si es cierta la extendida creencia[276] de que el plátano estriñe. La estrategia de búsqueda en PubMed ha sido esta:

> («musa»[MeSH Terms] OR «musa»[All Fields] OR banana OR bananas OR banana*) AND («Constipation»[Mesh])

Como era de esperar, ningún estudio nos hace pensar que el plátano estriña. Lo de que el plátano estriñe no es ciencia, sino más bien leyenda urbana. Y quien dice plátano, dice manzana o dice cualquier otro alimento de origen vegetal poco procesado. Lo lógico es pensar que un alimento rico en agua y fibra dietética no solo no va a producir estreñimiento, sino que va a contribuir al buen funcionamiento del tránsito intestinal.[277]

Pero también hay quien piensa, o le han hecho pensar, que el plátano es peligroso por su contenido en potasio. He ahí uno de los grandes problemas de promover el consumo de alimentos en función de sus nutrientes en vez de

1. por los beneficios de su consumo, sin aislar componentes; o
2. por el efecto que provocan al desplazar el consumo de alimentos no saludables.

Sea como sea, el documento de referencia en Europa sobre este mineral es el dictamen oficial de la Autoridad Europea de

Seguridad Alimentaria, publicado en octubre de 2016, titulado «Dietary reference values for potassium».XVII En el resumen del documento encontramos una frase crucial para entender por qué no es peligroso, en población sana (más abajo justifico este matiz), tomar mucho potasio a partir de alimentos:[278]

> Debido a los estrechos mecanismos homeostáticos, tanto las concentraciones de potasio en la sangre como el contenido total de potasio en el cuerpo se ven mínimamente afectados por las variaciones en la ingesta de potasio en la dieta.

En el apartado «2.2.2.2. Excess» del documento, leemos que pese a que la hiperpotasemia (demasiado potasio en la sangre) es peligrosa, es raro que se presente en la población («Hyperkalaemia is rare in the general population»). La mayoría de los casos suceden en pacientes que presentan insuficiencia renal, y el resto suelen ocurrir por la administración parenteral de potasio, por problemas serios como acidosis metabólica, hipoxia o daño tisular severo, o bien por tomar elevadas cantidades de fármacos o complementos alimenticios con potasio. Sobre las pastillas con potasio, que mucha gente toma alegremente pensando que son «naturales», quiero insistir en que «lo natural» no es sinónimo de «sano» o «inocuo» (hablaré más de este tema en el capítulo 6).

Volvamos ahora al dictamen de la EFSA, porque no ha establecido un nivel máximo de ingesta de potasio en población sana («No tolerable upper intake level (UL) has been set for potassium by EFSA due to insufficient data») e indica que el riesgo de efectos adversos atribuibles a la elevada ingesta de potasio a partir de alimentos (hasta 5.000-6.000 miligramos/día en adultos) es bajo para la población general saludable.

XVII Valores dietéticos de referencia para el potasio.

Veamos más de cerca la cifra que aparece en paréntesis en la frase anterior: hasta 5.000-6.000 miligramos/día en adultos no supone un peligro. Debemos tener en cuenta, antes de seguir, que un plátano mediano tiene unos 350 miligramos de potasio.[279] Eso quiere decir que, si solo consumiéramos potasio a partir de plátanos, tomarnos unas 17 unidades medianas cada día no supondría ningún riesgo en población sana. Repito: cada día. Quizá pienses: «Ya, pero seguro que como más cosas ese día». Te reto a que comas 17 plátanos. Te habrás metido unos 40 gramos de fibra dietética. Como de media consumimos unos 12,5 gramos al día,[280] nuestro intestino, poco acostumbrado a esa dosis (que no es peligrosa, pero que sí requiere cierto tiempo de adaptación), fijo que nos responde con un «¡Quieto *parao*, no metas ni un miligramo más aquí o exploto!».

No tengo datos para hacer cálculos como los anteriores, aplicándolos a niños. Pero sí puedo insistir en algo: no se ha establecido un nivel máximo de ingesta de potasio en población sana, sean adultos o niños. Es decir, no tenemos por qué contar los plátanos que comen nuestros hijos como si fuesen un medicamento sujeto a prescripción facultativa.

Hace unas líneas he indicado que justificaría la frase «en población sana». Todas las consideraciones anteriores se aplican a personas sanas. Sin embargo, existen situaciones en las que puede tener sentido aplicar una dieta restringida en potasio, como (la lista no es exhaustiva): déficit en la excreción urinaria de potasio por insuficiencia renal aguda o crónica avanzada, trastornos renales tubulares, insuficiencia adrenal, hipoaldosteronismo, uso de medicamentos como diuréticos ahorradores de potasio, daño tisular masivo, acidosis metabólica, etc.[281] Si es tu caso, consulta a un nutricionista.

8. Magdalenas *versus* frutos secos

Retomo la capacidad «engordante» de los ultraprocesados, de la que hablé en el capítulo 5 («¿Por qué nos mata?») trayendo a escena a tres aparentemente inocentes magdalenas que tuvieron a bien participar en una investigación de David Iggman y colaboradores en 2014.[282] Cada una de ellas contenía 240 kilocalorías, así que en total sumaban 720 kilocalorías. ¡Muy lejos de las 2.300 kilocalorías de esa condenada palmera de chocolate!

En el estudio, 39 voluntarios sanos y con un peso normal, que rondaban los 27 años de edad, se comieron tres magdalenas al día, sumándolas a su dieta habitual durante siete semanas. Todas las magdalenas de la investigación tenían el mismo sabor, aspecto, textura y aroma, así como las mismas calorías y azúcares. Pero no todas eran iguales: algunas se elaboraron con aceite de girasol (con predominio de grasas insaturadas), mientras que otras contenían aceite de palma, rico en grasas saturadas. Ninguno de los dos aceites era hidrogenado. Así pues, sin saberlo, un grupo de individuos tomó muffins (un tipo de bizcochos similares a las magdalenas) con muchas grasas saturadas, mientras el otro grupo ingirió magdalenas con un alto porcentaje de grasas insaturadas.

Como resultado, en todos los voluntarios aumentó la resistencia a la insulina, un marcador del riesgo de padecer diabetes tipo 2. Si bien es cierto que los individuos que comieron las magdalenas elaboradas con grasas saturadas presentaron peores marcadores del riesgo cardiovascular (como los niveles de colesterol LDL), la realidad es que todos los voluntarios aumentaron un 3 % su peso corporal (algo que en mi caso rondaría los 2 kilos de peso, que se dice pronto)... ¡en tan solo siete semanas!

El estudio sirve, en mi opinión, para mostrar cómo una cantidad moderada de productos sabrosos pero superfluos (como las magdalenas, pero también cualquier otro comestible rico en grasas y azúcares, como bollería, helados o aperitivos) es capaz, incluso a corto plazo, de aumentar el riesgo de padecer enfermedades crónicas y de hacernos ganar peso aunque el producto presuma de ser más saludable o más casero. ¿Cuántas personas dejan de tomar bollería industrial para lanzarse a los brazos de la elaborada en su casa o en la panadería del barrio, o en la tienda ecológica...? ¿Cuántas personas olvidan la cantidad de aceite o azúcar que hay en la receta de su bizcocho casero? ¿Cuántas personas no son conscientes de que esos dátiles que usan en sustitución del azúcar, por más naturales que sean, llenarán nuestro postre casero de azúcares libres en cuanto los trituremos o los sometamos a los más de 200 grados de nuestro horno? La alta temperatura libera los azúcares intrínsecos de la fruta, convirtiéndolos en azúcares libres.

Quizá pienses: claro que engordaron en el estudio de las magdalenas: las sumaron a su dieta habitual. Pues la cosa no es tan simple. Porque, ¿y si lo que hubiéramos añadido a su dieta hubiesen sido frutos secos? Antes de contestar, una consideración: los frutos secos no salados son la mar de saludables y de hecho no es justo considerarlos alimentos muy procesados. A más consumo de frutos secos, menos riesgo de mortalidad cardiovascular, según una investigación que siguió a 6.504 participantes y publicada en enero de 2021 en la revista científica *Frontiers in Nutrition*.

Dicho esto, según el muy riguroso estudio de Liana L. Guarneiri y Jamie A. Cooper,[XVIII] publicado en 2021, añadir frutos secos no solo no engorda, sino que se relaciona con un mejor control del peso corporal.[283] ¿Cómo puede ser? Cuatro años antes de este estudio, el 3 de agosto de 2017, dediqué un artículo a esta cuestión en «Materia», la sección de ciencia de *El País*. Lo explico porque hace años que los que nos dedicamos a la alimentación humana sabemos que la nutrición humana no es tan intui-

XVIII Revisión sistemática y metaanálisis de ensayos aleatorios.

tiva ni tan simple como contar calorías.[284] En mi texto, titulado «¿Por qué no engordan los frutos secos?»[285] detallo las siguientes posibles explicaciones a este fenómeno:

- La gran capacidad saciante de los frutos secos (tras consumirlos dejaríamos de comer otros productos, probablemente menos saludables).
- Su digestión requiere mucha más inversión de energía por parte de nuestro sistema digestivo que la necesaria para digerir ultraprocesados.
- La combinación «grasas insaturadas-proteína vegetal» parece aumentar el gasto energético en reposo, también conocido como tasa metabólica basal, así como la termogénesis inducida por la dieta.
- Es probable que no absorbamos todas sus calorías en el intestino, sea por su alto contenido en fibra o sea porque raramente realizamos una completa masticación cuando los consumimos.
- Las personas que los toman de forma regular tienden a consumir menos carnes rojas y procesadas (que se han relacionado con el aumento de peso).

9. Ultraprocesado: el prestamista depredador

Hasta ahora hemos visto que los ubicuos ultraprocesados tienen una alta densidad energética y que son poco saciantes, y que ello nos hace propensos a consumirlos en exceso de forma inadvertida, lo que generará a escala poblacional obesidad, que a su vez aumenta el riesgo de padecer diversas enfermedades que mermarán nuestra calidad y esperanza de vida. Pero estos productos también nos aportan mucha sal, como vimos en el capítulo 2. Allí dejé caer como de pasada que consumimos el doble del máximo recomendado de sal. En concreto, consumimos 9,8 gramos de sal al día (insisto: la mayoría no la añadimos al aliñar o cocinar), cuando el máximo que deberíamos tomar son 5 gramos/día. Esta última cifra se establece porque sabemos que superarla se traduce en un mayor riesgo cardiovascular y de mortalidad prematura.[286] La OMS calcula que la ingesta excesiva de sal provoca 4,1 millones de muertes anuales,[287] sobre todo por su papel en la hipertensión arterial, que se relaciona con la muerte súbita cardíaca (que a su vez supone cerca de 60 % de las muertes por enfermedad cardiovascular).[288] El problema no es solo que tomamos demasiada sal, sino que parece que cada vez consumimos más.[289]

Además de azúcares libres, sal, alcohol, edulcorantes artificiales y potenciadores de sabor, en muchos de estos productos hallamos grasas de mala calidad que aumentan las posibilidades de problemas cardiovasculares. En una investigación con 1.082 personas mayores de 60 años (media de edad, 68 años) Carolina Donat-Vargas y sus colaboradores constataron que los ultraprocesados duplican el riesgo de alteraciones en marcadores del riesgo cardiovascular.[290]

Y también encontramos una amenaza para la salud pública llamada «grasas trans». No desempeñan ninguna función en el cuerpo humano y aparecen en nuestra dieta por dos posibles vías. La primera es a través de la ingesta de cárnicos o lácteos, ya que los ácidos grasos trans se producen, por fermentación, en el rumen de los rumiantes. No parece que esta vía suponga un peligro. Y la segunda vía son los alimentos procesados que han sufrido determinados procesos de hidrogenación, llevados a cabo por la industria alimentaria. Aquí sí tenemos claro que incrementan el riesgo cardiovascular de forma lineal (es decir, a más consumo, más riesgo). Es la razón por la que la OMS declaró en 2010 que es necesario «eliminar las grasas y los aceites parcialmente hidrogenados de la cadena alimentaria». Por desgracia, todavía las toman a diario millones de personas.

En Europa, se ha limitado a un máximo de 2 gramos por cada 100 gramos totales de grasas desde hace bien poco (el 1 de abril de 2021), merced a una modificación del R. 1925/2006, de 20 de diciembre, sobre la adición de vitaminas, minerales y otras sustancias determinadas a los alimentos, en relación con las grasas trans producidas en procesos industriales (no las presentes de forma natural en las grasas de origen animal). La limitación se instrumenta jurídicamente mediante la inclusión de los ácidos grasos trans en un Anexo de dicho Reglamento, el Anexo III, cuya parte A refiere las sustancias prohibidas, en las que las hierbas de Ephedra y la corteza de yohimbe o algunos preparados de hojas de aloe (que contengan derivados hidroxiantracénicos) y cuya parte B, sustancias sujetas a restricción, solo incluye las grasas trans.

¿Cómo saber si un producto alimentario tiene grasas trans? En España no es fácil, porque el fabricante no está obligado, al menos mientras escribo estas líneas, a detallarlo en la etiqueta de sus productos.[291] Una pista para detectarlas: si entre el listado de ingredientes del alimento aparece la frase «grasas parcialmente hidrogenadas». La siguiente lista, elaborada sobre la base de datos aportados por la Academia de Nutrición y Dietética y la Asociación Británica de Dietética, apunta dónde es posible que se «escondan» hoy estas sustancias:[292]

- bollería industrial
- comida para llevar
- comida rápida o *fast food*
- galletas o pasteles
- palomitas de maíz para el microondas
- pastelería
- patatas fritas de bolsa u otros aperitivos similares
- pizza congelada
- postres o helados
- precocinados (empanadas, croquetas, etc.)

Ojo, que en la etiqueta de los anteriores productos leas «Sin grasas trans» o «Sin aceite de palma» no los convierte en saludables, de igual manera que quitar las moscas que flotan en un charco no lo vuelve agua potable. Un alimento malsano no deja de serlo por añadirle un ingrediente, quitarle un ingrediente o modificar uno de sus ingredientes. La clave, ya la hemos desvelado muchas veces, es basar la alimentación en alimentos de origen vegetal sin transformar o escasamente transformados.

No quiero cerrar este capítulo sin una breve reseña histórica y una hipótesis final. Empiezo con la reseña. El desarrollo de la producción e industrialización intensiva de alimentos, que se inició en el siglo XVIII en Europa y Estados Unidos, perseguía un suministro alimentario fiable, mejorar la calidad microbiológica y diseñar medios para conservar los alimentos frescos y perecederos a un precio relativamente asequible. Y lo consiguió; nadie discute que ayudó a mejorar las condiciones de vida y la esperanza de vida. Pero a cambio nos ha traído una miríada de alimentos ultraprocesados ausentes en las dietas preagrícolas. Explico esto porque la radical sustitución de alimentos no procesados o poco procesados por alimentos refinados y altamente procesados que estamos viviendo puede haber afectado a varias características de nuestro metabolismo que permaneció sin prácticamente cambios durante millones de años. Y es posible que tengamos dificultades para adaptarnos genéticamente a estos cambios recientes, lo que podría explicar la elevada incidencia de obesidad y enfermedades crónicas que sufrimos desde mediados del siglo XX en adelante.[293] Recientes investigaciones postulan que el continuado consumo de ultraprocesados altera la integridad de la barrera intestinal y causa una respuesta proinflamatoria que podría justificar su relación con las enfermedades crónicas que constatan una y otra vez los estudios epidemiológicos.[294]

Y la hipótesis final es la siguiente: una razón que explica por qué los ultraprocesados nos matan es que quien los consume está dejando de tomar alimentos que su cuerpo necesita para funcionar correctamente. Desplazan la ingesta de alimentos, en esencia. Así, el consumo de estos productos se relaciona con una menor ingesta de alimentos vegetales, lo que reduce nuestro consumo de fibra, vitaminas, minerales y otras muchas sustancias de las que todavía no acabamos de comprender bien su función. Podríamos ver, en definitiva, a los ultraprocesados como unos prestamistas depredadores: nos quitan más de lo que nos dan.

Tan solo con sustituir un 8,2 % de las calorías que nos aportan los ultraprocesados por alimentos no procesados o mínimamente procesados ya se observan mejoras en la salud, según la investigación de Ruth Blanco-Rojo y su equipo[295] que cité en el capítulo 2.

10. Para no olvidar

Además de bombardearnos con una publicidad agresiva y sofisticada a partes iguales, los fabricantes de cosas comestibles consiguen que sus productos tengan un perfecto equilibrio entre aspectos como la textura, el aroma, la temperatura o el sabor, algo que socavará nuestros procesos normales de hambre y saciedad.

«Desprogramar» nuestras papilas gustativas es mucho más fácil si se utilizan los potenciadores de sabor como el glutamato monosódico, uno de los aditivos más comúnmente usados en los alimentos.

Los alimentos dulces pueden hacer que sigamos comiendo incluso sin hambre, porque nuestro cerebro está programado para que sobrevivamos y sabe que lo dulce es una fuente inmediata de energía. Esto es particularmente notorio en niños.

El frecuente consumo de edulcorantes se relaciona a largo plazo con el riesgo de obesidad, sobre todo, porque pueden hacernos comer en exceso y generar una preferencia por alimentos muy dulces, lo que empeorará la calidad de nuestra alimentación.

No es «la fruta no sabe a nada» es «la fruta no me sabe a nada». Tenemos alterada la percepción del sabor a causa del tabaco, el alcohol, la sal, el azúcar, los edulcorantes acalóricos... y, desde luego, los productos ultraprocesados.

Una razón importante que justifica que los productos ultraprocesados nos engordan es que tienen una alta densidad calórica y una baja densidad nutricional: por cada mordisco o sorbo nos aportan pocos nutrientes (baja densidad nutricional) pero mucha energía (alta densidad calórica). El ejemplo paradigmático de producto con tales características es cierta palmera de chocolate con la que me topé en un supermercado en 2020.

Resulta flagrante que sea mucho más barato comer fatal que alimentarse saludablemente, algo que merece un tirón de orejas a nuestros gobernantes.

Los azúcares presentes de forma natural en frutas y hortalizas sin modificar no suponen un riesgo para la salud porque no se consideran azúcares libres (cuya ingesta es preciso limitar) sino azúcares intrínsecos. Consumir habitualmente fruta no solo no causa obesidad, sino que es útil para prevenirla o incluso, posiblemente, tratarla.

Una cantidad moderada de productos sabrosos pero superfluos es capaz de aumentar el riesgo de padecer enfermedades crónicas y de hacernos ganar peso aunque el producto presuma de ser más saludable o más casero. Eso incluye la repostería elaborada en casa, aunque usemos dátiles en sustitución del azúcar (sus azúcares se convierten en libres en cuanto los trituramos o los sometemos a los más de 200 grados de nuestro horno).

¿Por qué no engordan los frutos secos, pese a tener muchas calorías? Por razones como su capacidad saciante, que su digestión requiere mucha inversión de energía por parte de nuestro sistema digestivo, por la combinación «grasas insaturadas-proteína vegetal» que contienen, que parece aumentar el gasto energético en reposo o porque no absorbemos todas sus calorías en el intestino. Además, las personas que los toman de forma regular tienden a consumir menos ultraprocesados y carnes rojas y procesadas (que se han relacionado con el aumento de peso).

Los reclamos de salud de las etiquetas de los alimentos sirven más para desorientarnos que para informarnos. Debemos tener especial cuidado de no caer en la trampa que esconden declaraciones como «sin grasas trans» o «con omega-3»: pueden hacernos creer que un producto malsano ha dejado de serlo porque le han añadido o quitado un ingrediente.

Quien consume habitualmente ultraprocesados está dejando de tomar alimentos que su cuerpo necesita para funcionar correctamente, y eso es peligroso. Los ultraprocesados son como unos prestamistas depredadores: nos quitan más de lo que nos dan.

Capítulo 6

«CUANDO EL MERCANTILISMO ENTRA POR LA PUERTA, LA SALUD SALTA POR LA VENTANA». LAS CUATRO PES DEL MARKETING.

> Es más fácil engañar a la gente, que convencerla de que ha sido engañada.
>
> MARK TWAIN

Dice Luis Junceda, autor del *Diccionario de refranes, dichos y proverbios*, que «vérsele a alguien el plumero» es una expresión útil «para señalar en cualquiera algún atisbo o inclinación recusable».[296] Eso pretende este libro, ayudar a que se les vea el plumero a estas poderosísimas industrias cuya inclinación es bastante recusable. Y es que, tal y como me dijo en cierta ocasión mi amigo Rubén A. Arribas: «Cuando el mercantilismo entra por la puerta, la salud salta por la ventana». En este capítulo aprenderemos a reconocer las maniobras y las artimañas de esos mercantilistas para evitar que nos veamos obligados a saltar por la ventana abrazados a nuestra salud. Miremos de cerca ese plumero.

1. El marketing alimentario, la «dictadura de la buena alimentación» y la alienación nutricional

«Lo que tú fomentas es una dictadura de la buena alimentación». Este cariñoso comentario, o uno muy parecido, lo recibo de vez en cuando al compartir consejos dietético-nutricionales en mis redes sociales. A muchas personas les molesta el ejercicio de las libertades (de expresión e información veraz), aunque presuntamente estén invocando una supuesta libertad personal que se concreta en elecciones que no se van a afrontar luego solo con cargo a su esfuerzo o patrimonio. Simplemente, su libertad es más valiosa, porque es suya. Hay quien me apoda a menudo con el también cariñoso apelativo «talibán de la alimentación». Suelo no contestar en estos casos, porque la libertad de expresión no ampara el insulto, y porque soy un fiel devoto de esta sensacional cita de Mark Twain: «La palabra precisa tal vez sea efectiva, pero ninguna palabra jamás ha sido tan efectiva como un silencio preciso».

Sin embargo, he pensado en que meditar aquí sobre estos comentarios, con más sosiego del que permiten las redes sociales, puede llevarnos a unas interesantes reflexiones didácticas, así que hoy voy a saltarme ese «silencio preciso». Para empezar, si yo fomentara una dictadura, sería partidario de obligar a la población a comer saludablemente, algo que no hago, que no pienso hacer y que no creo que sea sensato hacer. Tampoco puedo dar la razón a quien me suelta que soy un «talibán» de la comida. No solo porque en absoluto soy un «fanático intransigente» (segunda acepción de «talibán» de la RAE), sino porque esta palabra se utiliza para aludir a quien va en contra de lo establecido. Para ello yo debería afirmar, por ejemplo, que determinados alimentos tienen propiedades sanadoras y medicinales (no lo hago), que las galletas nutren a nuestros hijos (tampoco lo hago), que una copita de vino es buena para la salud (eso nunca), que la leche materna y la artificial son casi igualitas (jamás de los jamases) o que obligar a los niños a comer es la clave para nutrirlos y para que aprendan quién manda aquí (Dios me libre).

Lo único que intento es predicar con el ejemplo y basar mis recomendaciones en lo que concluyen las investigaciones rigurosas, las evidencias científicas exentas de sesgos, los consensos de entidades sanitarias sin conflictos de interés. Es decir, en «lo establecido». Y sigo ese camino con el único objetivo de mejorar la salud pública, pese a que pueda molestar a ciertos sectores de la población, y no digamos a ciertas multinacionales.

Y hablando de multinacionales, en octubre de 2017 Adrian O'Dowd tituló así su artículo en la revista científica *BMJ*: «El gasto en publicidad de comida chatarra es casi 30 veces mayor de lo que el Gobierno gasta en promover una alimentación saludable».[297] ¿Te parece un escándalo? Pues el dato es peor de lo que parece. Y es peor porque los gobiernos no solo invierten dinero en fomentar una dieta sana, también lo gastan en tratar médicamente los desperfectos que nos genera una alimentación malsana. A los países miembros de la Organización para la Cooperación y el Desarrollo Económicos nos cuesta 384.211 millones de euros anuales tratar una de las enfermedades que puede provocar una mala dieta: la obesidad (no solo abordando médicamente las comorbilidades causadas por el exceso de peso, también, por ejemplo, realizando carísimas cirugías bariátricas). Todo eso sin contar el absentismo laboral o la reducción de la productividad. Esos costes, como he indicado en el capítulo 4, se traducen en que cada español pague 265 euros adicionales de impuestos cada año.[298]

Y el dato también es peor de lo que parece porque:

1. No tuvo en cuenta la estratosférica inversión en publicidad de la industria alimentaria en redes sociales.

2. El brillante marketing de la industria alimentaria, potente como un torbellino, es mucho más efectivo que las campañas gubernamentales.

Las campañas de promoción de una dieta sana por parte de los gobiernos son una cortina de humo que nos hace creer que los responsables políticos están haciendo algo, cuando en realidad están dejando de lado las medidas que han demostrado ser efectivas. Medidas como aplicar impuestos a la comida malsana, limitar su publicidad, restringir su acceso o poner advertencias en sus etiquetas, además de disminuir el precio de los alimentos saludables y, sobre todo, reducir las desigualdades socioeconómicas, como amplío más adelante. Los gobiernos están poderosamente influenciados y bien atados de manos ante la opinión pública (por ejemplo, con argumentos como la efectuación de los puestos de trabajo en torno al sector en concreto) por grandes corporaciones privadas cuyo objetivo primordial es expandirse, a costa de la salud y la economía globales, cual coronavirus.[299]

Expuse en el libro *Más vegetales, menos animales* un dato revelador: mientras que en Estados Unidos[XIX] la inversión financiera para promocionar el consumo de frutas y hortalizas asciende a entre tres y cinco millones de dólares anuales, el gasto en marketing de *fast food* dirigido a niños y adolescentes (y eso incluye marketing dentro de los centros educativos) también es de unos cinco millones, pero no anuales, sino (según la Federal Trade Commission de Estados Unidos) diarios.[300] Con razón cada segundo que pasa McDonald's vende más de 75 hamburguesas[301] y Coca-Cola vende más de dos mil unidades.[302]

Cinco millones *al día* en publicidad de comida basura dirigida a los niños contra cinco millones *al año* para fomentar frutas

XIX Los datos son perfectamente extrapolables, a escala, a España.

y hortalizas a toda la población. Pero los que promovemos una dieta sana somos unos dictadores o unos talibanes.

A veces me topo con periodistas que me espetan que prohibir la publicidad de productos alimentarios malsanos (algo urgente en el caso de la dirigida a niños) es coartar la libertad de expresión de las multinacionales. Suelo contestar que poner una barandilla en el balcón de un sexto piso, por más coartante que nos parezca, es imprescindible. Lo paradójico es que a veces las mismas personas que están a favor de que la industria alimentaria diga lo que le venga en gana, critican a los gobiernos cuando fomentan estilos de vida saludable con frases como: «Deje de decirme lo que tengo que hacer» o «Promovéis una dictadura de la buena alimentación». Pura incoherencia. Son esas personas que no saben refrescarse sin una Coca-Cola, socializarse sin una cerveza, relajarse sin un Marlboro, divertirse sin un Larios o conversar sin un rioja, probablemente porque lo que no saben es refrescarse, socializarse, relajarse, divertirse o conversar.

He contado todo lo anterior a mi hija María, que ahora mismo está en cuarto curso del grado en Ciencias Políticas y de la Administración, y me explica que podríamos en estos casos hablar de «alienación nutricional». Porque la alienación se da cuando se atacan los intereses de la propia clase a la que se pertenece, sin ser consciente de ello. Es justamente lo que hacen quienes me acusan de fomentar una dictadura de la dieta sana o me llaman talibán de la alimentación. María también me ha hecho conocer una genial frase de Simone de Beauvoir que no me resisto a compartir aquí: «El opresor no sería tan fuerte si no tuviera cómplices entre los propios oprimidos».

No, no vivimos sometidos a una dictadura de la alimentación saludable. Más bien vivimos sometidos a una desenfrenada propaganda de la comida basura, que campa a sus anchas y que es tan efectiva como devastadora, y tan inmoral como intolerable. Una propaganda (directa o indirecta) que se cuela en guarderías, escuelas, supermercados, lugares de juego, servicios de atención familiar y pediátrica, radio, televisión, Internet y un turbador etcétera.[303] Cuando acabes de leer este capítulo te ruego que te plantees si lo que tenemos no se podría considerar, en realidad, una dictadura de la mala alimentación, porque el altísimo grado de incumplimiento de los códigos de autorregulación supone una situación de incumplimiento de la única legalidad que tenemos. Y sin legalidad en el cumplimiento de las normas de publicidad, no hay ejercicio legítimo de libertades (de empresa o de expresión, según se entienda), sino otra cosa. La falta de control del ejercicio de una mal entendida «libertad de expresión de las multinacionales» conduce a que nuestra libertad como consumidores sea una mera falacia. Como justificó Laura Caorsi el 7 de junio de 2021 en la revista *CTXT.es*, somos «comensales cautivos».[304]

2. Las cuatro pes del marketing nos engordan (y engordar no es «lo normal»)

No hace falta que tengas una licenciatura en Marketing para entender que si una multinacional quiere ganar cuota de mercado lo primero que debe hacer es conocer a fondo los puntos débiles de sus clientes. Y no hace falta que seas nutricionista para ver que estamos rodeados de tentaciones que nos invitan a comer cosas sabrosas, baratas y atractivas en cualquier ocasión posible. Lo que quizá no sepas es que, para rodearnos de dichas tentaciones, las grandes empresas de la alimentación utilizan con destreza de maestro de esgrima las llamadas «cuatro pes del marketing»: precio, publicidad, producto y punto de venta. Esas cuatro pes consiguen, entre otras cosas, que comamos por encima de nuestro apetito, es decir, que cada día nos llevemos de premio unas cuantas calorías de más. ¿Es eso peligroso? Sí.

Y lo es porque, según calcularon James O. Hill y colaboradores en 2007 (revista *Science*), solo tomando 15 kilocalorías de más cada día, la media poblacional engordará 6,8 kilos al cabo de ocho años. ¿Por qué nuestro cuerpo no elimina esas calorías, dado que no las necesitamos? Porque nuestra biología, que evolucionó en tiempos de escasez alimentaria e incluso hambrunas, no está adaptada a nuestro ambiente de sobreabundancia alimentaria y sedentarismo.[305] Dicho esto, repito el dato anterior: 15 kilocalorías de más al día nos harán engordar casi 7 kilos en ocho años. Pues bien, las cuatro pes del marketing, que desarrollaré en el siguiente apartado, son en buena parte responsables de que traguemos cada día entre 60 y 100 kilocalorías de más.[306] Haz números.

Y ya que hablo del tema, aprovecho para explicar que así como no es «lo normal» (o no debería serlo) tomar media docena de fármacos a diario a partir de los 50 años, ganar peso conforme cumplimos primaveras tampoco es «lo normal». Hace más de dos mil años, Hipócrates afirmó en uno de sus aforismos que las personas con exceso de peso presentan una menor esperanza de vida.[307] Le dio la razón en 2006 uno de los más importantes epidemiólogos de la actualidad, Walter Willett, del Departamento de Nutrición de la Universidad de Harvard. Sin embargo, Willett fue más concreto que Hipócrates: declaró que desde que cumplimos 20 años, en adelante, no deberíamos ganar más de 2 o 3 kilos para mantener nuestra salud.[308] Estas consideraciones chocan con la extendida creencia según la cual el exceso de peso no es perjudicial en mayores de 60 años e incluso puede ser beneficioso porque disminuiría su vulnerabilidad. Sí, hay estudios que observan que las personas mayores delgadas están más enfermas, pero estamos ante una «falsa causalidad», resumida en la expresión latina *Post hoc ergo propter hoc.*[XX] Es decir, la delgadez o la pér-

[XX] Expresión latina que podríamos traducir así: «Ha sucedido después de esto; en tal caso, es la consecuencia de esto». Es una falacia también conocida como «correlación coincidente».

dida de peso en personas mayores no es la que aumenta sus posibilidades de contraer una enfermedad mortal, sino que funciona al revés: contraer una enfermedad mortal (algo más frecuente con el paso de los años) aumenta las posibilidades de perder peso. Una investigación publicada en la revista *Journal of Internal Medicine* en agosto de 2010 evaluó esta cuestión. Consistió en un seguimiento de 64.077 adultos mayores de 60 años, de ocho países europeos: Francia, Grecia, Alemania, Italia, Holanda, España, Dinamarca y Suiza. Su minucioso análisis, que tuvo en cuenta diferentes factores implicados en el riesgo de mortalidad, demostró de forma magistral que la pérdida de peso o la delgadez no son la causa del mayor riesgo de mortalidad, sino que reflejan una enfermedad subyacente.[309]

Para entender esta «trama» podemos imaginarnos que la pérdida de peso es como la alarma que suena si alguien intenta robar un coche protegido con un sistema antirrobo. ¿Ha causado la alarma que el ladrón robe el coche? No, desde luego, la alarma se ha activado cuando el ladrón ha intentado abrir el vehículo. Ha sucedido a la vez que el robo. Debemos detener la alarma, pero es más importante capturar o alejar al ladrón. En este caso, la pérdida de peso es la alarma, que debemos intentar «contener», pero sin olvidar que lo primordial es buscar y tratar la enfermedad que genera la disminución del peso corporal, que no sería más que un síntoma de una enfermedad grave.[310]

Pero la cosa no acaba aquí, porque el estudio antes mencionado también concluyó algo más: que el aumento de peso, sobre todo entre las personas mayores con sobrepeso u obesidad se asocia con un mayor riesgo de mortalidad a largo plazo. Añadió más leña al fuego un seguimiento de más de 6.000 adultos durante veintinueve años, publicado en junio de 2011, que confirmó que el exceso de grasa corporal a partir de los 70 años disminuye la esperanza de vida, sobre todo en varones.[311] El principal autor del estudio realizó estas declaraciones: «Las personas mayores que tienen un peso normal deben mantener su peso».[312]

Fue más concreto, por último, un metaanálisis publicado en junio de 2012 en la revista *International Journal of Epidemiology*: incluso en personas mayores con peso normal, una circunferencia de cintura superior a 102 centímetros en varones, o de 88 centímetros en mujeres se asocia a un mayor riesgo de mortalidad.[313] Así pues, los estudios rigurosos dan la razón tanto a Hipócrates como a Walter Willett.

Los adultos deberíamos, en suma, intentar mantener un peso estable (la OMS aconseja evitar un aumento de peso superior a 5 kilos durante la vida adulta),[314] para lo que tiene todo el sentido prestar atención a las cuatro pes del marketing como si nos fuera la vida en ello. Para las consideraciones que detallo a continuación me he basado, sobre todo, en la investigación coordinada en octubre de 2012 por el profesor de marketing Pierre Chandon, titulada «¿Es necesario que el marketing de alimentos nos engorde? Una revisión y soluciones» («Does food marketing need to make us fat? A review and solutions») (revista *Nutrition Reviews*).[315]

3. Precio

La estación de tren de Sants, en Barcelona, es un claro ejemplo del concepto «emboscada alimentaria» que desarrollé en el capítulo 1. Un día me dio por buscar allí una pieza de fruta, y lo primero que me pregunté fue: «¿Encontraré fruta aquí?». Porque en estos sitios uno puede comprar todo tipo de productos superfluos, pero comida, lo que se dice comida, no abunda. Pero sí, había fruta. La hallé en un grandioso local llamado Divers en el que hay desde un lápiz hasta una maleta, pasando por un osito de peluche o unas castañuelas. La sección de libros, por cierto, estaba inundada por «tratados» (ejem) que cantan alabanzas a la dieta milagro de turno. Tuve suerte y encontré la aguja en el pajar, es decir, fruta en la estación de Sants. Aunque ojo: a un eurazo con cincuenta del ala la unidad. Compré manzanas, no sin antes blasfemar para mis adentros. Pero cuando me acerqué hacia la puerta de salida pasé cerquita de una estantería de llamativos colores. En ella comprobé que por un euro (medio euro menos de lo que cuesta una manzana) puedes comprar tanto un muy calórico KitKat, como un azucaradísimo Cacaolat (batido de leche con cacao), e incluso una grasienta y saladísima bolsa de patatas fritas.

Si crees que estamos ante un hecho aislado, debes saber que el precio de los productos superfluos (tan calóricos como baratos), así como sus variaciones o los descuentos que se les aplican, no es fruto de la casualidad: está estudiadísimo por mentes que piensan mucho en el dinero y nada o casi nada en la salud pública. Estudian incluso si vas a ser más proclive a comprarte un helado si lo pagas con tarjeta o si lo pagas en metálico. El precio es un eslabón más en la cadena que nos ata al ambiente obesogénico en el que vivimos, además de ser el factor que más predice el actual incremento que se observa en las tasas de obesidad. Sabemos que los consumidores de bajos ingresos se ven más afectados por la disminución del precio de los ultraprocesados. Y sabemos también que mientras que la variación del precio de los productos alimenticios básicos, como frutas y hortalizas, está muy determinado por la oferta y la demanda o por la eficiencia en su producción, transformación y distribución, la variación de la comida chatarra está en manos de los expertos en marketing, que no solo pueden establecer el precio, sino que pueden variarlo en función del segmento de consumidores al que desean dirigirse. Según The Food Foundation, los alimentos saludables son, caloría por caloría, tres veces más caros que los no saludables.[316]

Debemos tener especial cuidado con los descuentos por cantidad con paquetes de gran tamaño o paquetes de varias unidades, porque no solo conducen a que acumulemos calorías innecesarias en la despensa, también se ha constatado que promueven un mayor consumo, especialmente en personas con exceso de peso.

Pero el precio no es el único determinante de las opciones de alimentos y no puede explicar por sí solo el aumento de nuestro consumo de calorías vacías. Al precio solemos prestarle atención mediante procesos conscientes y deliberados, mientras que las tres pes restantes están en buena medida fuera de nuestro control.

4. Publicidad

Sería arrogante e ingenuo por mi parte creerme capaz de resumir en un apartadito de un capítulo cómo funciona la publicidad alimentaria. Mi idea es simplemente esbozar algunos trazos para que seamos conscientes de que, aunque no nos demos cuenta, estamos sumergidos en un océano de publicidad que modifica nuestro comportamiento.

Nadando en anuncios

La publicidad de comida malsana, no desvelo ningún secreto, no solo está en televisión o en carteles gigantescos en la vía pública. También aparece en:

- redes sociales[317]
- tiendas
- películas o series (*product placement*)
- juegos de ordenador
- teléfonos móviles
- escuelas
- el patrocinio de eventos

Voy a dedicar unas palabras a los dos últimos puntos: las escuelas y el patrocinio de eventos. La Federal Trade Commision, antes citada, calculó que las industrias del *fast food* invierten el 11 % de su prepuesto destinado a marketing en publicidad dentro de las escuelas. El astuto zorro dentro del gallinero.

En cuanto al patrocinio de eventos, incluye eventos deportivos, culturales, sociales, artísticos, lúdicos y también, y esto es importante, actividades filantrópicas. Cito de nuevo a Margaret Chan, quien afirmó en 2013, cuando todavía dirigía la Organización Mundial de la Salud, que estas contribuciones a causas nobles «hacen ver a estas industrias como ciudadanos corporativos respetables ante los ojos de los políticos y del público». A lo que añadió una frase inolvidable (sobre todo por las últimas tres palabras: «casi cualquier cosa»):[318]

> Sus tácticas incluyen argumentos que colocan la responsabilidad de los daños a la salud sobre las personas, y presentan las acciones que realizan los gobiernos como injerencias en las libertades personales y en la libre elección. Esto supone una oposición formidable. El poder de mercado se traduce fácilmente en poder político. Pocos gobiernos priorizan la salud sobre los grandes negocios. Como hemos aprendido de la experiencia con la industria del tabaco, una corporación poderosa puede vender al público casi cualquier cosa.

El ejemplo más claro es el imperio de las bebidas «energéticas», que ha conseguido doblegar gobiernos que habían vetado durante años su irrupción en el mercado por informes desfavorables a su consumo.[319]

También debemos considerar en la categoría «anuncio» los regalos (como los que acompañan al menú infantil de algunas cadenas de *fast food*) y las declaraciones nutricionales o de propiedades saludables que aparecen en muchos productos. Y también, por supuesto, la marca del producto (los nombres, símbolos, caracteres y lemas que nos permiten identificar un producto). Chandon, antes citado, explica que:

> el nombre del alimento [...] tiene una gran influencia en las expectativas de los consumidores sobre el sabor, el relleno o la capacidad de hacer engordar de la comida, que a menudo no están correlacionadas con la realidad.

La denominación de ciertas galletas, además de influirnos en la percepción de sabor o en capacidad de engordar, nos sugiere algo más. Es el caso de las galletas Digestive o las que incluyen en su denominación comercial alguna referencia (aunque sea en forma de prefijo o sufijo) al colesterol. El nombre de las primeras sugiere, no hace falta ser gastroenterólogo para entenderlo, que mejorará nuestra digestión. No la mejorarán ni soñando. Tanto es así que en la caja de algunas galletas «digestive» leemos, según explica Beatriz Robles en su blog,[320] la siguiente frase: «La palabra digestive no significa que la galleta contiene características dietéticas digestivas».[XXI] En este caso, la legislación permite esta concreta práctica en virtud de un supuesto uso consolidado o tradicional de una denominación que nació con simple voluntad comercial antes de las actuales regulaciones de declaraciones que se han implantado precisamente para evitar el co-

[XXI] A lo que Beatriz añade: «Vamos a ignorar el error de conjugación —tendría que usar el subjuntivo "contenga", pero eso ya es otra historia—».

ladero, pero que por desgracia tienen otros coladeros no menos significativos.

Para hablar de la segunda clase de galletas debo remitirme a septiembre de 2016, cuando, después de donar sangre y con una tirita en el brazo, caminé hacia una mesa en la que un cordial gentilhombre nos invitaba a hidratarnos y masticar algunas viandas antes de dar por finalizada la aventura.[321] En ese preciso momento vino a mi mente esta estrofa de Estopa: «Se me nublan los ojos, se me envenenan los pensamientos». ¿Acaso me había mareado por la impresión? ¿Estaba perdiendo el sentido a causa de una hipovolemia? Nada de eso. Ante mí tenía una aparición que me dolió más que el pinchazo de la más gruesa de las agujas: «[...] reconocido por la Fundación Española del Corazón» en referencia a unas galletas. Un nuevo insulto a la salud pública. Porque esas galletas tienen un 21 % de azúcar. Para entender mejor esa cifra, imagínate que de cada cinco galletas que te comieras, una estuviese formada exclusivamente por azúcar. Ese porcentaje no lo leerás fácilmente, pero sí verás en letras bien grandes en su etiqueta, que «Ayuda a reducir el colesterol de forma 100 % natural». Hablo más abajo de lo natural, así que de momento corro un tupido velo sobre este asunto. Las galletas tienen esteroles vegetales, también llamados fitosteroles, que pueden bajar un poco el colesterol. Pero el objetivo que perseguimos los sanitarios no es bajar el colesterol, sino disminuir el riesgo cardiovascular, algo que no han demostrado ni los esteroles vegetales de cierto producto lácteo, ni tampoco los beta-glucanos de avena de las galletas en cuestión. Tanto es así que nuestro Ministerio de Sanidad, en la «Guía de práctica clínica sobre el manejo de los lípidos como factor de riesgo cardiovascular» se expresa con estas palabras:[322] No se recomienda utilizar suplementos de fitosteroles en la prevención de enfermedad cardiovascular.

La recomendación se clasifica como «fuerte», es decir, las pruebas científicas son tan sólidas como un corazón de piedra.[323]

Así pues, tenemos ante nosotros unas galletas que no está claro que sean buenas para nuestra salud cardiovascular, pero que además tienen un 21 % de azúcar. No sé si todavía lo está, pero entonces estaba bien visible el sello de la Fundación Española del Corazón en el envase de las galletas, una práctica que a día de hoy es de dudosa compatibilidad con la legalidad, tras haberse declarado contraria a la deontología médica.[324] Tras leer todo lo anterior espero que entiendas por qué muchos enumeramos esta lista de posibles riesgos cuando pensamos en los llamados «alimentos funcionales» (como es el caso de las galletas o los productos lácteos que se venden para reducir el colesterol):[325]

- Inconsistencias en su regulación, con la confusión y falta de seguridad que ello genera en los consumidores.
- Poca calidad del control de estos alimentos.
- Posibilidad de incrementar el riesgo de determinadas enfermedades crónicas.
- Riesgo de determinadas reacciones adversas a los alimentos, como alergias.

Y el riesgo más importante, en mi humilde opinión es este: muchas personas creen que estos productos pueden compensar un mal estilo de vida. ¿Y si quien consume estos productos acaba por tomar menos frutas frescas, hortalizas, legumbres o frutos secos? ¿Y si los consumidores creen que son tan saludables que pueden seguir fumando, bebiendo o siendo sedentarios? No, no son preguntas absurdas, es bastante probable que estos productos minen la autorregulación del patrón de alimentación o del estilo de vida, o generen una falsa sensación de seguridad que desinhiba comportamientos malsanos, por lo que pueden llegar a ser peor que inútiles.[326]

Traigo de nuevo a Laura Caorsi, porque ha creado la cuenta de Twitter (@porcentajejusto) en la que comparte un juego divertidísimo y didáctico a más no poder denominado «El porcentaje justo». En él nos propone adivinar el porcentaje de ingrediente real que tienen algunos productos que presumen de dicho ingrediente. Así, por ejemplo, unas «palomitas mantequilla» no tienen nada de mantequilla, sino grasa de palma (y algo de aroma de mantequilla). Lo mismo con unas minitortas «jamón ibérico» o unas patatas fritas «tomate y orégano». Entrevistaron a Laura en julio de 2021 en el programa *Código de barras* de la Cadena Ser, pero también preguntaron a personas de la calle por #ElPorcentajeJusto. Por ejemplo, a quienes se preguntó qué porcentaje de pistachos lleva un postre llamado «Mochi pistacho» (los mochis son bizcochos de arroz con textura gomosa) contestaron que tenía entre un 25 y un 50 %, cuando en realidad tiene un 0,7 % de pistacho. Como el pistacho es un fruto seco, y los frutos secos son saludables, es normal que en la caja del producto aparezca en letras enormes la palabra «pistacho», y un dibujo también enorme de pistachos.[327] Han profanado el nutritivo nombre del pistacho y han convertido el postre en un falso saludable, en un farsante de la salud. Quizá ya no se permitan estos desmanes mientras lees estas líneas, pero seguro que existirán otros similares, así que conviene ir al supermercado con los ojos bien abiertos y con esta cita de Descartes escrita junto a la billetera: «Es prudente no fiarse por entero de quienes nos han engañado una vez».

Me gustaría añadir una anécdota relacionada con la denominación de los ultraprocesados. Hace unos años, una escuela me contrató para que impartiera una conferencia de alimentación a unos niños de unos 10 años. Uno de ellos me preguntó:

—El Kinder Bueno es sano, ¿no?

—No... ¿Por qué lo crees? —contesté titubeando, entre intrigado y sorprendido.

—Porque en la etiqueta pone que es «bueno».

Aluciné. Por lógica aplastante, el niño pensaba (y quizá sus padres también) que la palabra «bueno» hacía referencia a que era bueno para la salud. ¿Cómo va a ser mentira algo que está escrito en la propia etiqueta? Es posible que recuerdes la publicidad de otro producto, un snack en este caso: «Es rico, es bueno, Snatt's». Contra dicha publicidad se presentó una reclamación ante el Jurado de Autocontrol,[328] que es la entidad que se encarga, bajo los auspicios de la propia industria, de controlar que la publicidad sea, entre otras cosas, legal. La reclamación alegaba que dicha publicidad

> contraviene lo dispuesto en el artículo 10.3 del Reglamento (CE) número 1924/2006 del Parlamento Europeo y del Consejo, de 20 de diciembre de 2006, relativo a las declaraciones nutricionales y de propiedades saludables en los alimentos, en la medida en que [...] la expresión «es bueno» que se vierte en ella constituye una declaración genérica de propiedades saludables que, sobre la base de una declaración nutricional autorizada (a saber: «fuente de fibra»), indica que el producto promovido es bueno por su relación positiva para la salud. En segundo término y en tanto que la publicidad reclamada atribuye al producto efectos beneficiosos para la salud, resulta engañosa, pues el producto promovido tiene un alto contenido en sal y una también alta densidad energética.

En román paladino, esa alegación (es bueno) no tenía respaldo legal a criterio del reclamante, al que parecía que era evidente que «es bueno» no quería decir que «estaba bueno», porque eso justo se decía expresamente antes: es rico. La reclamación fue, sin embargo, desestimada:

> El Jurado no puede compartir la interpretación que el reclamante defiende. La razón es sencilla: ambas alegaciones parten de una premisa errónea; a saber: que la expresión «es bueno» contenida en la publicidad reclamada alude a un eventual efecto beneficioso que el producto promovido tendría para la salud, cuando lo cier-

to es que ésta, interpretada en el conjunto de la publicidad, simplemente califica el sabor del producto.

Es decir, para el Jurado, la expresión «es rico, es bueno» quiere decir que el producto está rico. Todo es interpretable, por supuesto. Pero ¿podemos descartar que, como el niño de mi anécdota, no habrá una parte sustancial de personas que ante la alegación «bueno» entiendan que la referencia es a la calidad nutricional de un producto? Quienes más saben los puntos débiles del público diana (en este caso, los niños o sus padres) son los expertos en marketing que diseñan los productos malsanos y sus campañas de publicidad que magnifican pretendidas virtudes y esconden los defectos de los productos. Esta práctica, la de esconder defectos (como el potencial dañoso para la salud) y sugerir virtudes (como supuestos beneficios de salud) choca con la legislación vigente cuando se practica en el terreno de las declaraciones de propiedades (nutricionales o de salud). El público general y el infantil en particular está expuesto a lo que en el ámbito científico se define como «publicidad depredadora», porque se basa en interpretaciones claramente interesadas de la normativa, cuando no en claras contravenciones de la misma: si hoy en día muchos de los productos del juego «El porcentaje justo» de Laura Caorsi tienen algo (a veces, un 0,1 %) del ingrediente que destacan es porque una sentencia del Tribunal de Justicia de la Unión Europea declaró no compatible con la legalidad no incluir nada de ingrediente destacado:[329]

> Los artículos 2, apartado 1, letra a), inciso i), y 3, apartado 1, punto 2, de la Directiva 2000/13/CE del Parlamento Europeo y del Consejo, de 20 de marzo de 2000, relativa a la aproximación de las legislaciones de los Estados miembros en materia de etiquetado, presentación y publicidad de los productos alimenticios, en su versión modificada por el Reglamento (CE) no

596/2009 del Parlamento Europeo y del Consejo, de 18 de junio de 2009, deben interpretarse en el sentido de que se oponen a que el etiquetado de un producto alimenticio y las modalidades según las cuales aquél se realiza puedan suscitar, mediante el aspecto, la descripción o una representación figurativa de un ingrediente determinado, la impresión de que tal ingrediente está presente en ese producto alimenticio, cuando en realidad no es así, infiriéndose ello únicamente de la lista de ingredientes que figura en el envase del producto alimenticio.

En niños, pero también en adultos, los textos que describen un producto alimentario pueden influir en nuestras expectativas de sabor y en la experiencia de consumo. Hay estudios de neuroimagen que constatan que el marketing afecta a nuestras representaciones neuronales y puede modificar realmente lo que disfruta la gente consumiendo un alimento. Supongo que eso explica cómo tanta gente consume bebidas «energéticas». Me atrevería a escribir que, en opinión de cientos de personas, su sabor es desagradable.

Dime de qué presumes y te diré de qué rebosas (declaraciones nutricionales y de salud)

Más allá del nombre del alimento, la comunicación sobre su composición y la presencia o ausencia de nutrientes o ingredientes específicos puede tener un gran impacto en las expectativas alimentarias. Lo explico porque las declaraciones de salud entran en la categoría publicidad, sin ningún género de dudas. Cada vez están más presentes tanto en las etiquetas como en los anuncios de los ultraprocesados. Se pueden dividir en:

- declaraciones nutricionales (por ejemplo: «Bajo contenido de grasa» o «Rico en omega-3»);

- declaraciones de función de estructura («Las proteínas aumentan tu masa muscular»);
- declaraciones de propiedades saludables («Mejora la inmunidad»);
- declaraciones lúdicas («Disfruta de su consumo» o «Descubre el placer»);
- declaraciones vagas («Elección inteligente» o «Bueno para usted» u «Orgánico»).

Mar Alegre, una amiga que ya he citado anteriormente, me envió una foto hace unos días de la bolsa de papel con la que te dan los churros en una churrería de Valencia. En ella leemos esta retahíla de hirientes y torticeras afirmaciones:

1. Los churros no tienen colesterol.
2. Los churros son veganos y vegetarianos.
3. Las galletas tienen un 50 % más de calorías que los churros.
4. Los cereales de desayuno tienen quince veces más azúcar que los churros.
5. Los cruasanes tienen más del triple de grasas saturadas que los churros.
6. El aceite de freír los churros es 100 % vegetal, que es 100 % dieta mediterránea desde hace más de tres mil años.

¿Por qué son hirientes y torticeras? Porque es cierto que tanto los churros como el aceite en el que se fríen son veganos y no tienen colesterol. Es cierto que tienen menos calorías, azúcar y grasas saturadas que las galletas, los cereales de desayuno y los cruasanes. Y es cierto que el aceite de oliva es tan mediterráneo como la segunda guerra púnica. Todo eso es cierto, pero 1) nos aportan calorías vacías (prestamista depredador), y 2) suelen consumirse con cantidades insultantes de azúcar, cuando no untados en chocolate caliente, lo que convierte a las afirmaciones de dicha bolsa en un maltrato intelectual.

Hay una bebida de avena que presume en su embalaje de no tener azúcares añadidos, de carecer de aditivos o de tener agua de un parque natural. Todo eso debe ser verdad, pero la cosa se enturbia cuando descubrimos que rebosa azúcar: tiene casi 10 gramos de azúcares libres por cada 100 gramos. O sea, más o menos lo mismo que la Coca-Cola. Pero ¿en la etiqueta no aparece en letras grandes «Sin azúcares añadidos»? Sí, aparece. La explicación, por si tienes dudas, la tienes en el apartado «No es lo mismo "azúcares libres" que "azúcares añadidos"» del capítulo 2.

Seguro que sabes que los establecimientos de comida rápida nos sirven cada vez más alimentos con el apellido «saludable». Lo que quizá no sabes es que nos los sirven en porciones más grandes, tienen más calorías y nos aportan más sal que nunca.[330] Y, en consecuencia, comemos más que nunca. Una investigación revisó 96 importantes cadenas de restaurantes y constató que los platos que presumían de tener pocas calorías, poca grasa o muchos nutrientes presentaban en realidad un mal perfil nutricional.[331]

Cuando un producto alimenticio presume de algo que tiene, suele ser para que no pensemos en lo que no tiene. Y viceversa: cuando alardea de carecer de algo, suele ser para desviar nuestra atención de otro algo que tiene en exceso. Quitar la sal a las galletas, los pesticidas al vino, el gluten a la cerveza, la lactosa a un pastel, los aditivos al chorizo, el azúcar a un «refresco», los transgénicos a un helado, la grasa a un postre azucarado... no convierte a dichos productos en saludables. Un producto no se publicita por ser bueno, parece bueno porque se publicita.

Tenemos un ejemplo de una declaración vaga (sin significado legal o formal), pero con clara intención aparente, en la publicidad de una marca de ginebra: «con espíritu mediterráneo». La población asociará inmediatamente esa declaración a la archifamosa dieta mediterránea, a la que se atribuyen beneficios para la salud. Pero, ojo, el fabricante no ha dicho que su bebida forme parte de la dieta mediterránea (sí lo insinúan los fabricantes de vino, algo intolerable cuando se pretende asociar a beneficios para la salud). Por eso afirmo que es una declaración vaga. Siguiendo la lógica de la ginebra podríamos aseverar que un accidente ferroviario en Valencia a las tres de la tarde tiene un «espíritu mediterráneo». En una plataforma de alojamiento de vídeos se nos sugiere, de nuevo en una promoción de la citada ginebra, que lo mediterráneo es «disfrutar de esas pequeñas cosas de la vida bien vivida». Los 2,8 millones de fallecidos al año a causa del alcohol no opinan lo mismo.[332] Para ser exactos, no pueden opinar, puesto que han muerto.

Tenemos cervezas que también se apuntan a la fiesta, ya que en su envase aparece este reclamo: «Cerveza mediterránea». No sé qué tiene de mediterráneo una droga potencialmente adictiva y cancerígena a cualquier dosis, ante cualquier patrón de consumo e independientemente del tipo de bebida alcohólica consumida. La publicidad de dicha cerveza suma a lo mediterráneo (en sus latas también leemos que está elaborada con arroz mediterráneo) otras declaraciones vagas que tanto pueden encajar en el mortero de cal como en una turbina industrial: «100 % ingredientes naturales», «Sin aditivos ni conservantes», «Limpia» o «Brillante». Una de las personas que más ha denunciado las canalladas de los grandes fabricantes de bebidas alcohólicas (y uno de los nutricionistas de referencia en España) es mi amigo Juan Revenga quien, el 28 de abril de 2021, compartió en su cuenta de Twitter (@juan_revenga) estas palabras:[333]

> Nuevo e interesante estudio que vuelve a poner al descubierto las vergüenzas de la gran industria de las bebidas alcohólicas #BigAl cohol: la publicidad de bebidas alcohólicas se diseña con el fin de atraer la atención de los menores de edad (y lo consigue).

El estudio, publicado por Sadie Boniface y sus colaboradores en la revista *Alcohol and alcoholism*, observó que esa publicidad diseñada para menores puede multiplicar por 1,5 veces las probabilidades de beber por parte de los adolescentes.[334] Esto recuerda sospechosamente a lo que desveló la Organización Mundial de la Salud en el Día Mundial Sin Tabaco de 2020. La OMS enumeró algunas de las tácticas de la industria tabacalera y de otras industrias relacionadas para atraer a generaciones más jóvenes:[335]

- Incorporación de sabores atractivos para niños en productos de tabaco sin humo, *shisha* (cachimba o pipa de agua) y cigarrillos electrónicos.
- Promoción de productos de tabaco en eventos populares para jóvenes.
- Utilización de las redes sociales de personas influyentes para que promocionen ciertos productos de tabaco y vapeo.

Justo después de dar por cerrado este subapartado dedicado al alcohol, he recibido información sobre una edición limitada de una bebida alcohólica con base de whisky ¡sabor a churros! Ahora solo falta que pongan en la etiqueta lo mismo de lo que presume esa churrería de Valencia, y aquí paz y después gloria.

Dejemos el alcohol y el tabaco, algo que siempre vale la pena, y volvamos a las declaraciones de salud o nutricionales que nos rodean. ¿Son ciertas? La inmensa mayoría son falsas. Pero son, ante todo, engañosas y una importantísima fuente de confusión. La declaración «100 % natural», recién comentada, es especialmente frustrante para los que nos dedicamos a la salud. No solo por su carácter engañoso, también porque su utilización (en relación con productos alimenticios) puede constituir una vulneración de la normativa (del Real Decreto 1907/1996, en concreto, que es aplicable a los productos alimentarios porque así lo establece la Ley de Seguridad Alimentaria y Nutrición en su artículo 44.2).[336] En España, al menos en la publicidad y la promoción comercial de productos, actividades o servicios con pretendida finalidad sanitaria, está prohibido usar el término «natural» como característica «vinculada a pretendidos efectos preventivos o terapéuticos» (es decir, para prevenir una enfermedad o para curarla). En el Real Decreto en que aparecen las frases entrecomilladas se concreta que la prohibición se aplica a cualquier clase de publicidad o promoción (directa, indirecta, masiva o individualizada) de los siguientes productos:

- remedios secretos;
- fórmulas magistrales;
- preparados oficinales;
- productos en fase de investigación clínica;
- productos (diferentes a los medicamentos o a productos sanitarios con normativa específica), materiales, sustancias, energías o métodos con pretendida finalidad sanitaria.

Pero más allá de lo que diga la legislación, la literatura científica desmiente sin piedad las grandilocuentes afirmaciones que suelen acompañar a los productos «naturales». No sé si seguirá de moda cuando leas estas líneas, pero ahora mismo la gente se vuelve loca por el aceite de coco, al que se atribuyen infinidad de supuestos beneficios. Pues bien, las investigaciones serias, como el metaanálisis de ensayos clínicos aparecido en la revista *Circulation* en marzo de 2020, concluyen que el aceite de coco, además de no ofrecer beneficios comprobados para la salud en comparación con otros aceites, aumenta de forma significativa el colesterol LDL (asociado a un mayor riesgo cardiovascular).[337] Tan natural como un infarto. Y encima nada sostenible, porque, salvo en Canarias, en España no cultivamos palmeras cocoteras.

Un día decidí resumir este asunto de «lo natural» en unas líneas en mis redes sociales, en forma de diálogo:

—¿Qué beneficios tiene la kombucha?

—Coinciden con los del kalanchoe.

—¡Ajá! ¿Y cuáles son?

—Los mismos que los del jarabe de arce, bayas de Goji, algas marinas, sal del Himalaya, açaí, brotes de alfalfa ecológica...

—Ya, pero quiero saber qué beneficios tienen.

—Ninguno.

Hoy es el aceite de coco, la kombucha y el ayuno intermitente. Ayer fueron las semillas de chía, la enzima prodigiosa, el café mince, el colágeno, el magnesio, la coenzima Q10... ¿Qué opino? Que todas estas promesas suponen un coste de oportunidad. Perdemos tiempo, esfuerzo y esperanzas que podríamos haber invertido en mejorar el estilo de vida. Por suerte, cada vez hay más personas que huyen de esta clase de tretas. Como dijo Jacques Abbadie: «Se puede engañar a algunos hombres, o engañar a todos los hombres en algunos lugares y tiempos, pero no se puede engañar a todos los hombres en todos los lugares y edades».

Algo también natural y que también hace descarada ostentación de propiedades semimágicas son los probióticos. Son microorganismos vivos que, en teoría, ejercen beneficios en la prevención o el tratamiento de enfermedades, sobre todo del aparato digestivo. La gente cree que son buenos no solo porque su propio nombre puede inducir a engaño, también porque la inversión en publicidad de los probióticos es inconmensurable. El mercado de los probióticos ronda los 50.000 millones de dólares.[338]

Más de 30.000 estudios han intentado dilucidar si las bacterias probióticas ejercen beneficios constatables en nuestra salud. ¿Alguien ha separado el grano de la paja? Sí, el portal Nutrimedia, que cité en el capítulo 3, y la American Gastroenterological Association (AGA). Empecemos por la AGA, que desaconseja el uso de probióticos para la mayoría de las afecciones digestivas.[339] Dicha entidad cita, por ejemplo, la falta de pruebas de utilidad de los probióticos en niños con gastroenteritis aguda. Tampoco hay pruebas de utilidad en niños que acuden a urgencias con diarrea, ni para tratar la infección por *Clostridium difficile*, la enfermedad de Crohn, la colitis ulcerosa o el síndrome del intestino irritable. Para estas afecciones, la AGA sugiere que los pacientes consideren suspender los probióticos, ya que existen costos asociados y no hay evidencia suficiente que sugiera la ausencia de daño. Vamos, que el balance riesgo/beneficio se decanta hacia el riesgo. Las pocas excepciones en las que los probióticos podrían ser útiles son:

- en bebés prematuros (nacidos antes de las 37 semanas), con bajo peso al nacer (< 2500 gramos), ciertas cepas específicas de probióticos pueden prevenir la mortalidad y la enterocolitis necrotizante, reducir el número de días necesarios para alcanzar una alimentación completa y disminuir la duración de la hospitalización;

- en la prevención de la infección por *C. difficile* en adultos y niños que toman antibióticos, y para el manejo de la pouchitis (o reservoritis) también se deben considerar ciertos probióticos.

Nutrimedia, por su parte, se centró en los lácteos fermentados (como el yogur y el kéfir) y, tras sumergirse en la literatura científica llegó en mayo de 2020 a la conclusión esperada:[340] «El mensaje "Los probióticos son beneficiosos para la salud" es posiblemente falso».

Que lo natural no siempre es inocuo lo corroboró la ciencia en abril de 2021. Se publicó una revisión sistemática de la literatura científica (revisión Cochrane) sobre pastillas de probióticos y embarazo.[341] No se hallaron pruebas fiables de que los probióticos sean útiles en el embarazo para prevenir la diabetes gestacional, pero sí encontraron pruebas «de alta calidad» de que pueden aumentar las posibilidades de sufrir preeclampsia. Se entiende por preeclampsia la hipertensión arterial que ocurre después de la vigésima semana de gestación, que se acompaña con elevaciones de la proteína en la orina (proteinuria). Es una complicación peligrosa, que en casos graves puede poner en peligro la vida del feto, pero también de la madre.

Complementos alimenticios

No quiero dedicar muchas líneas a este asunto, porque ya lo he hecho ampliamente en otros libros. Pero me gustaría apuntalar tres ideas:

1. Existen serios problemas con la calidad y con la seguridad de muchos de los complementos alimenticios.[342]
2. La adulteración generalizada de los complementos ali-

menticios a base de hierbas (con contaminantes o especies no declaradas, sea accidental o intencionadamente) es una grave amenaza para la salud.[343]
3. Las plantas medicinales u otros complementos alimenticios para adelgazar no funcionan, tal y como confirmaron en junio de 2020[344] y en julio de 2021[345] sendas revisiones sistemáticas y metaanálisis de ensayos controlados y aleatorizados. En palabras de Ted Kyle: «Los productos a base de hierbas para bajar de peso son, francamente, una estafa».[346]
4. En el caso de los suplementos para atletas, el fraude por omisión de sustancias presentes en el producto (adulteración), por errores en el etiquetado o por errores en el análisis o declaración de cantidades, es elevado.[347]

Para saber más, no dejéis de leer el fantástico texto «El complemento alimenticio vestido de producto sanitario: otro velo que cae», del abogado Francisco José Ojuelos. Traigo un fragmento para abrir boca:[348]

> Las normas prohíben que se atribuya a los complementos alimenticios la propiedad de prevenir, tratar o curar una enfermedad humana, o referirse en absoluto a dichas propiedades.

Sé que cuesta más cambiar de hábitos que tomarse una pastilla «natural». Pero lo segundo solo sirve para blanquear la conciencia y vaciar la cartera (no son baratos).

Mierda con proteínas (y vitaminas y minerales y…)

Dos declaraciones nutricionales que parecen inmortales son: «rico en vitaminas y minerales» y «rico en proteínas». La relación entre cualquier nutriente y la salud es casi siempre curvilínea (tan peligroso es consumir muchos como pocos nutrientes), pero los consumidores creen que es monótona («más es mejor»).

Hay que tener mucho cuidado con las declaraciones nutricionales porque generan un «halo de salud»: si nos hacen creer que un producto malsano tiene algo de bueno (p. ej.: omega-3), creemos que todo él pasa a convertirse en saludable. Lo he explicado en bastantes ocasiones, pero no me importa repetirlo: lo importante no es enriquecer nuestra dieta con vitaminas, minerales y mucho menos con proteínas (superamos con creces las recomendaciones de ingesta, que ya están estimadas al alza), sino dejar de ingresar en nuestro cuerpo cosas que fingen ser comida sin serlo. No nos faltan nutrientes, nos sobran calorías vacías. Es inconcebible que hoy los ultraprocesados todavía puedan jactarse en letras brillantes de estar enriquecidos en nutrientes, mientras que en ningún lugar de su atractiva etiqueta se nos advierte del riesgo de consumirlos. Es como descubrir, después de haber firmado la hipoteca de tu nueva y flamante casa, que todo en ella es perfecto... aunque huele a cloaca veinticuatro horas al día.

Hay una marca de cereales, por ejemplo, que nos informa en su envase de que su nuevo producto contiene hierro, vitamina D, fibra y, por supuesto, proteína. Mi amigo Nico Haros les dedicó este tuit, al que no tengo nada que añadir:[349]

> Ojo con [...], que se han hecho fama de sanotes, y van y lanzan productos como este con 22 gramos de azúcar, aprovechando la fiebre proteica. Por 8 gramos más de proteína (innecesaria) que el original, te debes chutar 18 gramos más de azúcar.

Hay muchísimo falso gurú perjurando que la proteína controla el apetito y la saciedad, que eleva la tasa metabólica o que aumenta nuestra masa muscular. No hay pruebas de que tomar más proteína de la *mucha* que ya tomamos tenga esas magníficas propiedades. Digo «mucha» porque más del 30 % de la población supera el consumo adecuado de proteína según el estudio ANIBES.[350] Basándose en dicho estudio, Ujué Fresán, otra admirada amiga (y experta en epidemiología de la nutrición), justificó lo siguiente en su cuenta de Instagram:[351]

> El problema no es que comamos poca proteína; el problema es la fuente de la que la obtenemos. Hay que recordar que al comer alimentos proteicos no solo estamos ingiriendo esta proteína sino también el resto de nutrientes que le acompañan. La mayor parte de la proteína de nuestra dieta la obtenemos de carnes y procesados cárnicos (33 %); por supuesto, acompañada de la grasa saturada propia de estos alimentos, así como de gran cantidad de sodio (sal) en el caso de los cárnicos procesados (por no entrar en detalle en el riesgo de enfermedades crónicas no transmisibles que conlleva su consumo). Nuestra segunda fuente proteica (17 %) son los cereales y derivados. Si fueran integrales serían perfectos, pero tristemente la mayoría son refinados, perdiendo su fibra y la mayoría de sus nutrientes. Legumbres, frutos secos y pipas/semillas también son una excelente fuente de proteína, y acompañada de fibra y otros nutrientes necesarios para una buena salud. Sin embargo, solo el 3 % de nuestro consumo proteico proviene de legumbres. Y el de los frutos secos y semillas debe ser tan bajo que ni lo han mencionado en el estudio.[352] Esos alimentos son sanos, asequibles, medioambientalmente sostenibles y propios de nuestra cultura y tradición. Son el combo perfecto como fuente proteica de una alimentación sostenible.

A lo dicho por Ujué añadiría esta máxima: «Ocúpese usted de las calorías, que las proteínas se ocuparán de sí mismas». La frase es del fisiólogo inglés Ernest Henry Starling, uno de los padres de la endocrinología moderna. Significa, por una parte, que si estamos cubriendo los requerimientos energéticos, algo más que probable en nuestro medio, lo normal es que también estemos cubriendo los proteicos. Y, por otra parte, que la falta de calorías ingeridas hace que consumamos proteína propia como sustrato energético para las funciones corporales. Pero resulta que la deficiencia tanto de calorías como de proteínas es rarísima en países desarrollados, así que invitarnos a tomar más cantidad de proteína es como intentar poner más agua en un vaso que ya está lleno a rebosar.

Y añadiría también que la razón fundamental de la «proteinalienación» que vivimos tiene que ver con los 18.910 millones de dólares que mueve hoy por hoy el mercado global de suplementos de proteínas, solo en Estados Unidos.[353] El mito «más proteína es siempre mejor para [añade aquí lo primero que se te pase por la cabeza]» lo han creado y perpetuado tanto las empresas que venden proteínas como un tropel de pseudoexpertos que tanto te dan consejos de nutrición como te predicen qué te depara el horóscopo.

Además de lograr que tengamos en nuestra mente su producto, si las multinacionales de lo insano consiguen que pensemos que un alimento es beneficioso, comemos más cantidad.[354] Y lo consiguen a base de repetir como loros mensajes como los que siguen: «mediterráneo», «eco», «rico en vitaminas», «con minerales», «con más proteínas que un libro de bioquímica», «tan bueno como sangre de unicornio», «sin cosas que hacen pupa» y cualquier variante que se les ocurra. Se exprimen la cabeza para fabricar unos mantras que no suelen plantear conflictos emocionales a ciertas personas que tienen la piel muy fina ante los mensajes de advertencias por riesgos para la salud. Por eso dediqué estas palabras al asunto en mi cuenta de Twitter:

- ¿Agua medicinal? Agua.
- ¿Bollería con hierro? Bollería.
- ¿Cruasán artesanal? Cruasán.

- ¿Fiambre eco? Fiambre.
- ¿Galleta sin gluten? Galleta.
- ¿Mayonesa light? Mayonesa.
- ¿Crema al cacao sin aceite de palma? Crema al cacao.
- ¿Patatas chips con aceite de oliva? Patatas chips.
- ¿Vino sin aditivos? Vino.

Tanto el vino sin aditivos como el vino «sin azúcar» (existe), tiene tanto sentido como quitarle importancia a un pellizco porque nos lo han dado con las uñas pintadas. El peligro del vino no es ni el azúcar ni sus aditivos, sino el alcohol.

Así como la barba no hace al filósofo (en tal caso, un macho cabrío barbudo podría acabar siendo un nuevo Sócrates), los bonitos envoltorios ornamentados con decenas de declaraciones nutricionales no convierten en saludable a lo que esconden en su interior. Y el gran peligro aquí es acabar comiendo gran cantidad de cosas malsanas pensando que son saludables. Como dijo el maestro Oogway en la película *Kung-Fu Panda*, «A veces encontramos nuestro destino en el camino que tomamos para evitarlo».

Si eres pobre te tragas más anuncios

La ubicua publicidad de alimentos (que nos repite de forma machacona que comer mierda es lo normal, es divertido y es socialmente gratificante), incluso si no logra aumentar el consumo, puede influir en él indirectamente. ¿Cómo? Consiguiendo que le demos más importancia al placer que a la salud. Lo que explicaría por qué la nutrición es el último de los factores que nos impulsan a elegir un alimento (después del sabor, el costo y la comodidad).

He dicho que la publicidad de alimentos es ubicua... pero eso no es exacto. Los anuncios de ultraprocesados están mucho más presentes en los barrios de bajo nivel socioeconómico y cultural.[355]

Es muy injusto acusar a las personas sin recursos de «comer mal pudiendo comer bien», cuando están sometidas no solo a más agentes estresantes crónicos,[356] también a una avalancha de mensajes que distorsionan la realidad nutricional, además de vivir rodeadas de una cantidad de tentaciones baratas y malsanas mucho mayor a la presente en barrios menos infradotados.

En otras palabras: quienes menos se pueden defender de las malas artes de la publicidad alimentaria son quienes más las sufren.

5. Producto (el terrorífico tamaño de la ración)

A nadie se le escapa que sobre la cantidad de lo que comemos influye muchísimo su sabor. A todos nos gusta disfrutar mientras comemos un producto. A eso hace referencia esta pe: producto. Pero también alude a su calidad (composición, propiedades sensoriales o densidad de calorías), a su cantidad (envases y tamaños de las porciones), a su variedad e incluso a su color (algunos colores, especialmente aquellos con fuertes expectativas de sabor, pueden influir en la dulzura que percibimos). Ya hemos visto, al hablar del *bliss point,* que los fabricantes de cosas comestibles escurren sus seseras para lograr la combinación perfecta de textura, sabor, color, olor y temperatura, aplicando para ello toda la ciencia a su alcance. Eso logrará que, aunque no tengamos hambre, sintamos el deseo casi irrefrenable de comer su producto. Me niego, por cierto, a afirmar que los ultraprocesados son deliciosos. Más bien dan el pego; deliciosa está la comida hecha en casa, sobre todo si logramos desacostumbrar nuestro paladar a los potentísimos sabores de la comida basura y recuperamos la natural sensación de hambre y saciedad propia del contexto de una alimentación sana en el marco de una vida activa y saludable.

Como digo, ya he hablado del *bliss point*, así que no insistiré en ello. Sin embargo, en este apartado dedicado al producto sí es necesario hablar de la relevancia de la cantidad de dicho producto. Es lo que yo llamo «el terrorífico tamaño de la ración».

Si no lo has visto todavía, no te pierdas el documental *Super Size Me*, estrenado en 2004. Muestra la evolución de Morgan Spurlock durante un mes en el que solo toma alimentos de una conocida marca de *fast food*. Lo interesante del documental es que el protagonista decidió consumir, siempre que los dependientes se las ofrecieran, las raciones grandes de dichos establecimientos, es decir, la «talla súper» (de ahí el título «*Super Size Me*»). El pobre perfil nutricional de las comidas, la abundancia de azúcar en las bebidas azucaradas que bebía y, también, el tamaño de las raciones de los alimentos que ingirió durante ese mes, se tradujo en que Spurlock tomó cada día 5.000 kilocalorías, más del doble de lo que debería consumir. Su estado de salud empeoró de forma clara (experimentó cambios de humor, disfunción sexual y daño en el hígado) y engordó más de 11 kilos en ese mes. Le costó cinco meses perder 9 de esos 11 kilos, y otros nueve perder los 2 últimos.[357]

Los paquetes y las porciones no dejan de aumentar, y con ellas nuestras cifras de obesidad. Salvo unas pocas excepciones de productos que siguen vendiéndose en tamaños estandarizados (como el vino o los licores), la mayoría de los tamaños de las porciones y de los paquetes de productos han crecido de forma implacable durante las últimas décadas. El incremento en las dimensiones de las raciones también se observa en otros entornos, como los restaurantes. En el trabajo coordinado por Pierre Chandon, antes citado, nos topamos con una realidad innegable:

> El «tamaño extragrande» es particularmente común en Estados Unidos. Es una de las razones por las que la obesidad ha aumentado más rápidamente en Estados Unidos que en otros países desarrollados.

Para evitar que lo extragrande nos abduzca también aquí debemos entender cuáles son las razones de su efecto «obesogénico». No es una tarea fácil resistirse a ellos, porque realmente son más baratos. Lo son por los menores costos de empaque del producto extragrande en relación con uno de menor tamaño. Pero son caros para nuestra salud. Las pruebas científicas son concluyentes al respecto: los paquetes y las porciones más grandes hacen que comamos significativamente más. Un muy riguroso estudio (revisión Cochrane) llegó en septiembre de 2015 a esta conclusión: «Las personas consumen sistemáticamente más comida y bebida cuando se les ofrecen porciones, paquetes o vajillas de mayor tamaño».[358] De hecho, en muchos restaurantes actuales ya no se sirve la comida en platos, sino en fuentes, cuencos gigantes de diseño o, incluso, en negras plataformas de pizarra o cualquier otro material que dé prestancia y poder visual a la comida que se coloca en ella. Lo grave es que los consumidores desconocen en gran medida este efecto.

Como justifiqué al hablar de la famosa palmera de chocolate con 2.300 kilocalorías, solemos tomar el tamaño del paquete como una indicación de lo que debemos comer. Un mayor tamaño de la porción nos lleva a entender de forma inconsciente o bien que esa es la cantidad normal o apropiada para ingerir, o bien que es más tolerable que comamos un poco más de lo que hubiéramos consumido con una ración más pequeña. Y eso lo sabe inequívocamente el fabricante, que conoce al dedillo los estudios que muestran que los adultos pertenecemos al «club del plato limpio», quizá porque desde pequeños nos han inoculado en la mente, por muy diversas razones que hoy en día no tienen el mínimo sentido, que debemos dejar el plato que tenemos delante más limpio que una patena. Es un legado histórico de tiempos de escasez, donde imperaba el refrán «En casa del pobre, antes reventar que sobre». Pero hoy no estamos en esa situación, y sabemos que presionar a tu hijo para que se coma todo lo que alguien (tú o quien sea) le ha puesto en el plato, es contraproducente.[359] Obligar a comer no es enseñar educación, es inculcar la sumisión. Es, además, propiciar la continuación de una práctica arriesgada para la salud cuyo único supuesto beneficio (evitar el despilfarro) ha de ser abordado con otras tácticas, como una buena planificación, un mejor diálogo con los peques o una buena gestión de la conservación y aprovechamiento de las sobras para otras preparaciones. Todo lo que merece la pena cuesta, al menos, un pequeño esfuerzo.

Si el fabricante deja de etiquetar, por ejemplo, una hamburguesa como «grande» y cierto día la denomina «mediana» (ya sabemos que esto pasa naturalmente en muchos ámbitos, no solo en la alimentación), más gente comerá la mediana, y más gente se la comerá toda, pensando que está comiendo una porción «media». Comeremos más, pensando que comemos menos. Una jugarreta con resultado dañoso.

6. Punto de venta

Dentro de las preocupaciones que turban las noches de ciertos cracks del marketing está conseguir un equilibrio digno de funambulista entre la temperatura, la iluminación, el color, el olor, la música o el ruido del local donde compramos un alimento. Su peor pesadilla es que escapemos cual mosca de telaraña del reclamo de su producto. Cada uno, del suyo. Y el catálogo es casi infinito. Nos ponen en letra pequeña (como si de un contrato de adhesión se tratara) «come más fruta». Pero ¡si no nos queda espacio después de las galletas, los bollitos de cacao, los cruasanes, los quesitos, las magdalenas, los cereales de desayuno, las pizzas, las salchichas, las hamburguesas, los tacos, el pollo frito, los nachos, los helados, los pastelillos, las sopas de fideos chinas y los «preparados para niños que no comen bien» (¿sigo?)! Pero a esos marketinianos les preocupa más, mucho más, que los alimentos sean muy accesibles y que nos tienten a consumirlos continuamente. ¿Te has dado cuenta de que en una ciudad siempre puedes comprar alcohol? Seguro que encuentras dónde hacerte con una baratísima botella de algo repleto de alcohol a cualquier hora del día o de la noche. No hace falta que lo compruebes, solo era una reflexión.

Hoy podemos comprar productos comestibles con una llamada telefónica, con una aplicación del móvil o encontrarlos listos para comer en bares, restaurantes, supermercados, gasolineras, farmacias, quioscos, lugares de trabajo, escuelas y hasta en los hospitales. Sumemos que hay auténticos expertos en cómo colocar alimentos en los estantes de los supermercados para que seamos más proclives a comprarlos, además de agudos estudios sobre nuestro movimiento ocular en una tienda.

Las facilidades para comprar comida no están diseñadas para que comamos bien, sino para que comamos a todas horas.[360] ¿Sabías que España es el país con más bares y restaurantes del mundo? Tenemos uno por cada 175 habitantes.[361] En el Reino Unido, uno de cada cuatro locales para comprar comida son establecimientos de *fast food*, algo que es más frecuente en barrios pobres.[362] Este excesivo suministro de calorías en todo momento y lugar es uno de los factores causales de la actual pandemia de obesidad. Está por llegar el día en que nos planten una máquina expendedora de «comida» en el recibidor de casa. ¡Funcionaría! Un estudio constató que podemos llegar a consumir 1.500 calorías de más cada día si tenemos acceso a todas horas a una máquina expendedora gratuita.[363] En el recibidor no, pero actualmente podemos encontrar llamativas máquinas de vending accesibles las veinticuatro horas, como si fueran cajeros automáticos, con una gran oferta de ultraprocesados y bebidas insanas, en cualquier esquina de cualquier población, aunque no sea una gran ciudad o un aeropuerto internacional.

Hemos visto hasta ahora que el precio, la publicidad, las características de un producto (aroma, color, sabor, comodidad, tamaño, declaraciones de salud, etc.) y su punto de venta influyen sobremanera en nuestras selecciones dietéticas. ¿Explica todo ello por qué comemos tanta mierda? Solo en parte, como veremos en el siguiente capítulo.

7. Para no olvidar

El gasto en publicidad de comida basura es casi treinta veces mayor de lo que el Gobierno gasta en promover una alimentación saludable. Y eso no significa que el Gobierno deba gastar más en educarnos, sino que debe poner coto a los desmanes de la industria alimentaria en materia de marketing depredador.

No vivimos sometidos a una «dictadura de la alimentación saludable», sino a una desenfrenada propaganda de la comida basura que se cuela en guarderías, escuelas, supermercados, lugares de juego, servicios de atención familiar y pediátrica, radio, televisión, Internet, etc. La falta de control de la «libertad de expresión de las multinacionales» convierte en burda falacia nuestra libertad como consumidores.

Solo tomando 15 kilocalorías de más cada día, la media poblacional podría engordar 6,8 kilos al cabo de ocho años. Y tragamos cada día entre 60 y 100 kilocalorías de más.

El aumento de peso con el paso de los años no es lo normal. Supone un riesgo poblacional a largo plazo.

El precio de los productos superfluos está estudiadísimo. Se estima que es el factor que más predice el actual incremento que se observa en las tasas de obesidad, sobre todo en los consumidores de bajos ingresos. Mientras que la variación del precio de los productos alimenticios básicos, como frutas y hortalizas, está muy determinado por la oferta y la demanda o por la eficiencia en su producción, transformación y distribución, la industria de lo malsano puede variar en gran medida el precio de sus productos en función, incluso, del segmento de consumidores al que desea dirigirse.

En la categoría «anuncio» no solo debemos considerar lo que vemos en televisión, radio, redes sociales, películas o series o el patrocinio de eventos. El nombre del alimento, por ejemplo, también entra en esta categoría, y tiene una gran influencia en nuestras expectativas sobre el sabor, el relleno o aspectos nutritivos o saludables de la comida.

Los llamados «alimentos funcionales» presentan inconsistencias en su regulación, existe poca calidad en su control y pueden incrementar el riesgo de determinadas enfermedades crónicas. Lo mismo se aplica a los complementos alimenticios. Los destinados a adelgazar son particularmente engañosos. Los elaborados a base de hierbas son una amenaza para la salud.

El uso de probióticos se desaconseja para la mayoría de las afecciones digestivas. No hay pruebas sólidas de que los probióticos (eso incluye los lácteos fermentados) ejerzan beneficios en la salud.

Los establecimientos de comida rápida nos sirven cada vez más alimentos con el apellido «saludable» (un apellido impostado) y nos los sirven en porciones más grandes, tienen más calorías y nos aportan más sal que nunca.

Cuando un producto alimenticio presume de algo que tiene, suele ser para que no pensemos en lo que no tiene. Y cuando alardea de carecer de algo, suele ser para desviar nuestra atención de otro algo que tiene en exceso. Un producto no se publicita por ser bueno, parece bueno porque se publicita.

La (mucha) publicidad de las bebidas alcohólicas diseñada para menores puede multiplicar por 1,5 veces las probabilidades de beber por parte de los adolescentes.

La literatura científica desmiente una y otra vez las afirmaciones que suelen acompañar a los productos «naturales». La picadura de un mosquito *Anopheles* también es natural, los volcanes son la mar de naturales e incluso el cáncer es natural (el principal factor de riesgo de padecer cáncer es la edad).

Las declaraciones de salud o nutricionales que nos rodean son, en su inmensa mayoría falsas, engañosas y una importantísima fuente de confusión. Pueden generar, además, un «halo de salud»: pensamos, erróneamente, que un producto con algo sano (por ejemplo, una vitamina) se convierte todo él en saludable. Si consiguen que pensemos que un alimento es beneficioso, comemos más cantidad.

No nos falta proteína. Tomamos demasiada, sobre todo a partir de carnes y procesados cárnicos.

Quienes menos se pueden defender de las malas artes de la publicidad alimentaria (las personas con menos recursos) son quienes más las sufren.

La industria alimentaria puede lograr la combinación perfecta de textura, sabor, color, olor y temperatura que, aunque no tengamos hambre, nos hace sentir el deseo casi irrefrenable de comer su producto.

El tamaño de las raciones de los alimentos que nos rodean no deja de aumentar, e ingerimos sistemáticamente más comida y bebida (sin ser conscientes de ello) cuando se nos ofrecen porciones, paquetes o vajillas de mayor tamaño.

Las facilidades para comprar comida no están diseñadas para que comamos bien, sino para que comamos a todas horas.

Capítulo 7
¿POR QUÉ COMEMOS TANTA MIERDA? (LA TEORÍA DEL CAOS NUTRICIONAL)

Hay que dejar inquieta a la gente, envuelta en dudas, llevarla a pensar que si no consigue entender, la culpa es de ella.

José Saramago,
El evangelio según Jesucristo

Las cuatro pes del marketing son en buena parte responsables de que sigamos una dieta malsana y de que consumamos cada día entre 60 y 100 kilocalorías de más.[364] Y digo «en buena parte» porque hay más factores cuya sinergia explica el caos nutricional en el que vivimos. Aquí expongo y analizo algunos de tales factores, que podríamos denominar «obstáculos dietéticos». Los he agrupado, partiendo de lo que propuse en 2015 en el texto «Resistencia nutricional»,[365] en estos siete apartados:

- Industria codiciosa
- Charlatanes y cuñadietistas

- Sanitarios negligentes (agnogénesis nutricional)
- Medios irresponsables
- Famosos ambiciosos
- Baja alfabetización nutricional
- Legislación insuficiente

Después de leer lo que detallo sobre estos siete obstáculos dietéticos, espero que nadie se atreva a soltarme que la obesidad o la alimentación desequilibrada son culpa exclusiva de la propia sociedad, del individuo. Cuando he repasado este capítulo, para eliminar de él erratas, gazapos o frases que podrían dar con mis huesos en la cárcel, se me ha ocurrido otro posible título para el libro: «Todo podrido».

1. Industria codiciosa

Lo que compramos para comer suele pertenecer a establecimientos que a su vez son propiedad de grandes multinacionales cuyas habilidades de marketing son tan grandes como sus multimillonarios presupuestos. He hablado de tales habilidades en el capítulo anterior, pero me he guardado en la recámara algunas tretas que no acaban de encajar en las cuatro pes del marketing, y que paso a exponer ahora mismo.

MARKETING DEPREDADOR DE LA *BIG FOOD* (EL PEZ GRANDE SE COME AL CHICO)

El término *big food* alude a grandes empresas multinacionales de alimentos y bebidas con un poder de mercado enorme y concentrado.[366] Son esas que tienen por el mango la sartén en la que nos fríen a todos con grasas malsanas al toque de glutamato monosódico. Pues bien, Benjamin Woo y sus colaboradores analizaron de forma sistemática, en enero de 2021, las estrategias de mercado (que podemos llamar «marketing depredador») que utiliza la *big food* para consolidar su poder frente a sus pequeños rivales. Podrían haber titulado su investigación con la conocida paremia «El pez grande se come al chico, y así al pobre el rico», pero escogieron este título «Estrategias de mercado utilizadas por los fabricantes de alimentos procesados para aumentar y consolidar su poder: una revisión sistemática y análisis documental».[367] A partir de dicha investigación resumo, a grandes brochazos, todo lo que debes saber si eres un solícito miembro de la *big food*.

Puedes empezar aplicando unilateralmente unas políticas de precios anticompetitivas y así mantendrás el dominio del mercado sobre rivales más pequeños. Obviamente, fijar precios a niveles muy bajos, incluso por debajo del costo marginal de producción («precios predatorios»), expulsará a tus competidores débiles. E incluso puedes formar un cártel mediante una colusión (en este caso, aprovecharte de empresas pequeñas valiéndote de medios fraudulentos). Woo y su equipo lo exponen así:

> A pesar de que la colusión explícita es ilegal en muchos ordenamientos jurídicos nacionales, se identificaron varios casos en los que se informó de que las empresas alimentarias dominantes habían concertado acuerdos de fijación de precios y/o producción, formando cárteles con rivales en el mismo mercado de productos.

Haz algo vetado a los fabricantes más pequeños: negocia con los minoristas acuerdos de promoción comercial y colocación de productos más ventajosos. Incluso puedes llegar a «acuerdos de trato exclusivo», e imponer al minorista o distribuidor restricciones sobre la cantidad de producto rival que pueden vender.

Que no se te escape dedicar una parte de tu presupuesto al *Big Data* (ese monstruo que extrae, almacena e interpreta ingentes cantidades de datos sobre los cándidos consumidores), y gastar acto seguido morrocotudas cantidades de dinero en un marketing intenso y agresivo dirigido de forma segmentada a tu nicho de mercado (en función, por ejemplo, de la edad, ubicación, ingresos, nivel cultural, creencias o valores del consumidor diana). Esa clase de marketing de precisión, no hace falta que te lo recuerde, tiene más sentido cuando lo diriges a población vulnerable, como niños pequeños (sin capacidad cognitiva para entender que les estás engatusando) o personas con menor nivel sociocultural. Un ejemplo: en septiembre de 2021, Matthew D. Eisenberg y colaboradores constataron que los adolescentes no blancos, con bajos ingresos, con bajo nivel educativo o con obesidad reciben más anuncios de «refrescos», de bebidas «energéticas» o de bebidas «deportivas».[368]

Si te molesta un rival, cómpralo. Si es un gran enemigo, evitarás la competencia, aumentará tu número de marcas, lograrás adquirir nuevas tecnologías y procesos ya patentados, y elevarás tu capacidad de compra y venta. Es una estrategia ideal, incluso si la broma te sale por 63.000 millones de dólares, como le pasó a Heinz al hacerse con Kraft Foods en 2015. Si el enemigo es pequeño, pero maneja exitosa tecnología alimentaria de nueva creación, eso que te has llevado. Y si compras empresas de mercados extranjeros de economías emergentes, pues miel sobre hojuelas, porque así evitas el estancamiento de ingresos que puede llegar a ocurrir en tus mercados nacionales, además de aprovecharte de los canales de distribución locales. Como propuso irónicamente Celtas Cortos en 1990, «haz turismo invadiendo un país, es barato y te pagan la estancia».

Todo lo anterior nos debería preocupar como consumidores, y más todavía debería preocupar a las autoridades sanitarias: las empresas alimentarias dominantes aprovechan las asimetrías de poder descritas (y muchas otras que no he desarrollado) y eso se traduce, en palabras de Woo y su equipo, «en estrategias y prácticas descritas como explotadoras y engañosas por naturaleza, principalmente desde una perspectiva de derecho del consumidor». Debería existir una voluntad legislativa para contrarrestar todo lo anterior con políticas públicas compensatorias. Es fácil entender que abordar los desequilibrios del mercado puede frenar el deterioro de la alimentación que estamos viviendo.

¡Come de todo!

Buena parte de los mortales cree que comer de todo es la clave de una dieta sana. No sé, entonces, para qué existe una carrera universitaria de nutrición. Siguiendo esa lógica podríamos sustituir la titulación de Psicología por el manido consejo «salga de su zona de confort» o la de Medicina por la recomendación «tome paracetamol cada ocho horas».

El pediatra Carlos González, en una conferencia que impartimos él y yo en Barcelona en 2016, preguntó esto al auditorio: «¿Saben quién quiere que comamos de todo?». Aquí su respuesta: «Quien vende de todo». Efectivamente, es una de sus estrategias de marketing. Por mi parte, he desaconsejado seguir una dieta variada o «comer de todo» en todos los libros que he escrito. ¿Por qué? Porque los estudios que abordan esta cuestión constatan repetidamente que, a más variedad, más riesgo de que en nuestra nevera, en nuestros armarios o en nuestras despensas aparezcan cosas que no son exactamente comida sino, insisto, «sustancias comestibles».

Alguien me dirá que Francisco Grande Covián, uno de los padres de la nutrición moderna, aconsejó en 1981 comer de todo un poco para mejorar nuestro estado nutricional y prevenir patologías relacionadas con la alimentación. Para saber si el consejo de Grande Covián es válido en 2022 debemos pensar en la oferta alimentaria que había en Europa en 1981 y compararla con la que encontramos hoy en nuestros supermercados, repletos como están de productos malsanos y baratísimos. Pero también podemos entender que es preciso poner en cuarentena un mensaje que tiene 41 años de antigüedad. Sobre todo, si sabemos que PubMed, una importante base de datos de investigaciones científicas, recoge decenas de miles de estudios en los que aparece la palabra «nutrición» en el título, publicados desde 1981 hasta hoy.

La American Heart Association (Asociación Norteamericana del Corazón) analizó los cerca de 50.000 estudios publicados hasta 2018 sobre nutrición, para evaluar qué hay de cierto en el consejo de fomentar la «diversidad dietética».[369] En su documento, publicado en la revista científica *Circulation*, leemos que las pruebas científicas disponibles constatan que el incremento de la diversidad en la dieta se relaciona con «patrones de alimentación subóptimos». Es lógico: cuanto más variemos nuestra dieta, mayor será el riesgo de que consumamos demasiados productos superfluos, porque básicamente son dichos productos los que han alimentado gradualmente el catálogo de lo que hoy puede encontrarse bajo el epígrafe de alimentación. La industria alimentaria nos ha brindado nuevas formas de procesados saludables (las legumbres ya cocidas, por ejemplo), pero nos ha inundado con miles de nuevas preparaciones para el inmenso catálogo de productos malsanos: ¿cuánto se ha incrementado la tipología de galletas disponibles en las últimas décadas? Hay una galleta vestida para cada consumidor: divertidas, educativas, digestivas, light, eco, con fibra, para el colesterol, gourmet y/o elegantes, caras, baratas, con avena, con sésamo, con dibujos, con forma de animales, para peques muy peques, para bebés, con chía, saladas, con pepitas de sal, sin azúcares añadidos, envolviendo un helado, para la tercera edad, recomendadas por una asociación de cuidado del corazón, solidarias, con chocolate, para mojar en la leche, para sumergirlas en la leche, con instrucciones para comerlas, con doble de chocolate, medioambientalmente responsables, de cercanía, caseras, naturales, de la abuela, sin transgénicos y la galleta maría (que también tiene varios formatos). Y por el camino me he dejado la tira sin citar.

«Comer de todo» también se traduce, por desgracia, en un menor consumo de alimentos frescos. Seguir una dieta variada, añaden, «puede asociarse con el aumento de peso y con la obesidad en adultos». La razón parece residir en esta explicación: comer una gran variedad de alimentos parece disminuir la sensibilidad de nuestros mecanismos que regulan la saciedad (es decir, seguiremos comiendo tras cubrir nuestros requerimientos energéticos). Este efecto aumentará la cantidad de calorías que tomamos y, en consecuencia, nuestro riesgo de obesidad. En el consenso se concluye que «los datos actuales no apoyan una mayor diversidad en la dieta como una estrategia eficaz para promover patrones de alimentación saludables y un peso corporal saludable». O, en otras palabras: «No coma de todo».[370] Porque «comer variado» en un entorno absolutamente sesgado hacia alimentos malsanos es lógico que se traduzca en comer mal, en comer más calorías, más sal, más azúcar, más grasas no saludables, etc.

En el texto de Woo y colaboradores, que he intentado resumir en el apartado anterior, se justifica que una de las estrategias importantes de marketing de la *big food* es la diversificación, «incluida la inversión de grandes cantidades de dinero en el desarrollo de nuevos productos». Por eso cada vez hay más y más cosas comestibles en los supermercados. ¿Son saludables?

No hace falta ser muy perspicaz para saber que la mayoría de lo que encontramos en un supermercado no son alimentos frescos. Pero ¿qué cantidad de los alimentos envasados son ultraprocesados? Claire M. Luiten y sus colaboradoras analizaron nada menos que 13.406 alimentos de los supermercados de Nueva Zelanda. Del estudio se desprende esta desoladora conclusión: la mayoría de tales alimentos, además de baratos, eran perjudiciales. El 69 % de toda la muestra analizada eran productos ultraprocesados.[371]

El 31 de mayo de 2021 leímos esto en *El País*: «Nestlé reconoce en un documento interno que más del 60 % de sus productos no son saludables».[372] Llevo un rato pensando qué producto de Nestlé podríamos clasificar como «saludable» (es decir, que ejerza beneficios a la salud) y no me viene ninguno a la cabeza. ¿Su agua embotellada? El agua es importante para la salud, sin duda, pero tomar más agua no mejora nuestra salud, algo que sí parece ocurrir con los alimentos de origen vegetal poco procesados. En el artículo de *El País*, firmado por el periodista Miguel Ángel Medina, nos topamos con estas declaraciones del ya mencionado nutricionista Juan Revenga:

> Esto demuestra que los directivos de la empresa ya saben que producen productos malsanos. No es ya que no alcancen niveles de salud excelentes, sino que no son sanos. Esto debería poner de relieve cómo se las gastan estas multinacionales. Llama la atención la mala nota de las bebidas y los productos de confitería y helados, que son por los que la marca es más conocida. Pero también sorprende que el 18 % de las aguas tampoco sean saludables.

¡Dos de cada diez aguas no son saludables! Y no es por los plásticos del agua embotellada (eso se llama quimiofobia) sino porque son aguas con azúcar o edulcorantes bajos en calorías. Hablando de agua embotellada, ¿sabías que cada litro de agua embotellada ejerce el mismo impacto ambiental que beber de 1.400 a 3.500 litros de agua del grifo?[373]

¡No hay alimentos buenos ni malos!

Quiero formularte una pregunta que guarda relación con esa idea de que tenemos que comer de todo: ¿has escuchado la frase «no hay alimentos buenos ni malos, sino dietas sanas o insanas en su conjunto»? Los nutricionistas la soportamos mucho más a menudo de lo que nos gustaría.

Una portavoz de Nestlé España profirió estas declaraciones para el artículo de *El País* que he citado en el apartado anterior:

> Cuando hablamos de una alimentación saludable, nos referimos al conjunto de la alimentación de una persona y no solo de un alimento o producto en concreto.

Es un argumento que suena bien, pero que es falaz. Dar una colleja a nuestros hijos es antieducativo, sea como sea nuestra educación «en su conjunto». ¿Se convertirán en unos delincuentes? Seguramente no, pero considerar la colleja dentro de un sistema educativo es tan descabellado como considerar los derrapes en un viaje de autobús con pasajeros. De igual manera, es un error pretender justificar la inclusión de productos malsanos en nuestra dieta de forma habitual, máxime si sabemos lo desequilibrada que es nuestra alimentación.[374]

Sí aparece el nombre de la responsable de nutrición y salud de Nestlé, Anabel Aragón, en un artículo titulado «Variedad, equilibrio, suficiencia y adaptación; reglas de oro de la alimentación saludable», y publicado en EFE Salud en 2016.[375] Nos aconseja que «hay que comer un poquito de todo» y añade que «cuando vamos a comprar un producto sí podemos consumir uno que tenga más calorías de lo normal, si lo combinamos con ejercicio; en ese caso no hay tanto problema». También aconseja comer verduras, frutas y legumbres, desde luego, pero ya nos ha colado como consejos dos recomendaciones orientadas a la promoción de la actividad comercial de la empresa para la que trabaja: que comamos de todo y que no pasa nada cuando comemos algo malsano si luego hacemos deporte. A esta última falacia le dedicó Juan Revenga en su blog uno de sus geniales textos «La falacia del balance energético»,[376] donde incluyó esta lapidaria frase de Aseem Malhotra y colaboradores en la revista científica *BMJ* «Nadie puede escapar, por mucho que corra, de las consecuencias de una dieta inadecuada». Si lo lees comprenderás que esa entelequia del balance energético no se tiene en pie. Traigo, en cualquier caso, un aperitivo de su artículo:

> [...] ese equilibrio energético entre lo que se ingiere y lo que se gasta es muchísimo más fácil de conseguir con un patrón de consumo que incluya alimentos netamente saludables... y muy difícil cuando se incluyen con no poca frecuencia esos alimentos que promociona la industria que constantemente nos cuenta la batallita de la importancia del balance energético.

También cuestiona la letanía «Lo importante es la dieta en conjunto» Francisco José Ojuelos:

> ¿Qué les parece que mañana deje de exigirse la licencia de conducir o permitamos conducciones temerarias a algunas personas seleccionadas con el argumento de que «no importa si hay conductores buenos o malos, sino la calidad global de la conducción»? El único defecto de nuestro ejemplo es que realmente en España muere menos gente que hace unos años en accidentes de tráfico mientras que la mala dieta es un problema de dimensiones catastróficas.

Su retórica pregunta aparece en su texto «Los ultraprocesados y el chiste del dedo: una tragicomedia alimentaria», que ya he citado. En él, desmonta la patraña «No hay alimentos buenos ni malos».

¡Desayuna!

El desayuno es la comida más importante del día, pero solo si es la única que vas a hacer en todo el día. La industria alimentaria nos ha hecho creer que el desayuno es crucial para un buen rendimiento intelectual, pero no hay pruebas fiables al respecto.[377] Sí hay estudios que observan que quien desayuna saca mejores notas. Ojo, «observan», no «demuestran». Que exista una correlación entre dos acontecimientos no prueba que uno cause el otro. En la asignatura bioestadística, nos inculcaron a fuego en la universidad la máxima «Correlación no implica causalidad». Es decir, que un acontecimiento suceda a la vez que otro (o antes o después que otro) no es la prueba de que el primero sea la causa del segundo o viceversa. Imaginemos que un estudio observacional constata que las personas que se duchan (o se afeitan, o se maquillan, escoge lo que quieras) antes de un examen suelen sacar mejores notas. Ergo, podríamos concluir «Las personas que se duchan por la mañana sacan mejores notas». ¿Han aprobado gracias a la ducha? Si fuera así, estaríamos ante una causalidad directa: ducharnos hace que aprobemos exámenes. Pero antes de dar por válida la hipótesis, conviene pensar si hay factores de confusión que puedan alterar el resultado: quizá quienes se duchan más a menudo son personas más cuidadosas o metódicas y por lo tanto estudian más o mejor. Para salir de dudas debemos realizar un estudio de intervención en el que dividimos al azar dos grupos (con un nivel socioeconómico y cultural comparable, de un rango de edad similar, etc.) que hayan estudiado lo mismo. Un grupo debe ducharse y el otro no. Incluso si el resultado fuera positivo, es obligatorio repetir el estudio con diferentes muestras de población antes de creernos que la ducha nos convertirá en eruditos. En todo caso, como es una teoría un tanto descabellada (no es plausible que ducharse mejore el rendimiento intelectual lo suficiente como para que existan diferencias en las notas) es poco probable que algún científico se dedique a investigarla.

¿Y si estamos ante una causalidad inversa? En este caso significaría que nos hemos duchado gracias al examen. O, dicho con otras palabras: el examen es la causa de la ducha. Es posible:

quizá no te hubieras duchado si no fueras a hacer un examen. De nuevo, como el estudio es observacional y está sujeto a diversos sesgos (¿el examen se realizó un día después de una intensa clase de gimnasia que hace sudar mucho a los estudiantes?), debemos diseñar un estudio de intervención (y replicarlo a continuación) antes de dar credibilidad a la supuesta relación de causalidad inversa.

Planteo todo lo anterior porque las investigaciones serias nos sugieren una respuesta alternativa a la conclusión rápida «Desayunar hace aprobar»: es probable que quien saca buenas notas, alguien metódico, sea más proclive a tener la rutina de desayunar (no es que el desayuno le haga tener buenos hábitos de estudio, es que los buenos hábitos de estudio se relacionan con el hábito de desayunar).

También nos han hecho creer que el desayuno ayuda a controlar el peso corporal, pero resulta que cuando obligamos a desayunar a personas que no tienen apetito es probable que engorden, según la revisión sistemática de Katherine Sievert y colaboradores publicada en *BMJ* en 2019.[378]

La oda al desayuno no se pierde en la noche de los tiempos: nació con una campaña de marketing lanzada en 1944 por la empresa General Foods, el fabricante de Grape Nuts, para vender más cereales «de desayuno». ¡En 1944! Qué poco cuesta dañar, y cuánto reparar el daño. Distribuyeron folletos y pagaron anuncios de radio en los que se perjuraba que «los expertos en nutrición dicen que el desayuno es la comida más importante del día». Como entenderás en el apartado «Sanitarios negligentes», seguro que a General Foods no le debió de costar mucho encontrar a tales «expertos», pese a no haber ni una evidencia científica sólida que avalase semejante teoría. No la había en 1944, y sigue sin haberla. En *Advances in Nutrition* Katie Adolphus y sus colaboradores demostraron en 2017 que la ciencia «desafía la creencia arraigada de que el desayuno es la comida más importante del día».[379]

Parafraseando a Alex Mayyasi, «El desayuno es la comida más comercializada del día».[380] Y en el desayuno no se comercializan precisamente zanahorias crudas, más bien cosas ultraprocesadas.[381] En países mediterráneos, por ejemplo, la industria alimentaria promueve productos no saludables para el desayuno, especialmente los dirigidos a los niños, con muy alto contenido de azúcar. Así lo constató el estudio publicado en 2021 por Mireia Montaña Blasco en la revista *Children*.[382]

Hay muchas personas que creen que solo engorda picar entre horas cuando en realidad lo que importa es lo que comen, sea o no entre horas.[383] Aprovecho para recordar que las calorías que te comes en un aeropuerto, en la máquina de *vending* de una sala de espera, en la comunión de tu sobrino o en la churrería, al salir de misa, también cuentan a la hora de seguir una dieta sana. Y lo mismo sucede con los alimentos que tomamos en momentos distintos a la comida y a la cena, lo que incluye el desayuno. De ahí este diálogo imaginario que seguro que es familiar a cualquier nutricionista que lo lea:

—No entiendo por qué no me baja el colesterol, ¡como muy bien!

—Veamos, ¿qué desayuna?

—Ah, ¿el desayuno también cuenta?

Nadie lo ha explicado tan bien como Juan Revenga: «Las diferentes comidas del día son como los hijos: hay que quererlas a todas por igual».

Ultraperpetrados («marranaes»)

«¿Cuál sería el nombre correcto para ese grupo de productos que utilizan como ingredientes ya no alimentos o nutrientes reconocibles (fresas, mantequilla...), sino otros productos que ya están en el no va más de la manipulación industrial?». Laura

Caorsi se hizo esta pregunta en el texto «Esa comida que nos deja sin palabras».[384] Y se respondió acuñando un concepto con el que comulgo a pies juntillas y que debería aparecer en los tratados de nutrición modernos: «alimentos ultraperpetrados». Así nos lo explica:

> La palabra «ultraprocesado» [...] ya se nos ha quedado pequeña para describir lo que podemos ver por ahí. Porque, si la Nocilla es un ultraprocesado, ¿qué vendría a ser un helado de Nocilla? O la galleta Oreo, que también es un ultraprocesado, ¿en qué se convierte cuando deja de ser el producto final para ser un ingrediente más de otro ultraprocesado, como la tarta o el donut?

Los productos ultraperpetrados no son otra cosa que ultraprocesados hechos de ultraprocesados. Son ejemplos de ultraperpetrados el turrón de patatas fritas, las magdalenas Artiach rellenas de Filipinos, los gofres de Kinder Bueno o la pizza de Nestlé Caja Roja. Cada vez que veo un producto ultraperpetrado (como Lacasitos con fuet —sí, eso existe—) me imagino a mi abuela Rosa, una excelentísima cocinera, revolviéndose en su tumba. Si afino el oído me parece escucharla, con su filarmónico acento valenciano, maldiciendo indignada al fabricante y soltándole: «Açò és una marranà!» (¡esto es una cochinada!). Creo que si hubiera titulado el libro «Come marranaes», «Come cochinadas» o «Come porquerías» la editorial tampoco habría saltado de alegría.

Ante aberraciones tan rematadamente insanas me da por pensar que quizá las fabriquen para que la gente no se sienta tan mal comiendo el resto de ultraprocesados, los de «segunda categoría». Como dice el refrán: «Entre los bienes, el mayor; entre los males, el menor». Parecen creados para que ante un ultraprocesado (no ultraperpetrado), la población se diga a sí misma: «Al menos esto no es tan malo, así que para adentro».

2. Charlatanes, tramposos y cuñadietistas

La sección de alimentación de cualquier librería está literalmente abarrotada de ultrajes a la lógica, a la ciencia, a la razón y, ante todo, a la salud. Que si la enzima prodigiosa, que si agua hidrogenada, que si dietas según el grupo sanguíneo, que si dietas desintoxicantes de batidos verdes, que si la sanación con el ayuno intermitente,[385] que si la curación con dieta cetogénica,[386] que si herbodietistas que empuñan plantas supuestamente medicinales que sanarán holísticamente nuestro «cuerpomente», que si recetas anticáncer.[387] Hallar un texto de nutrición mínimamente fiable tanto en una librería como en Internet es tan difícil como encontrar la aguja en el pajar, vida inteligente en el cosmos o una manzana en la estación de Sants. La caterva de embaucadores no tiene visos de estancarse o de decrecer. Al contrario, se expande de forma acelerada, como nuestro universo.

Estamos tan sobresaturados de mensajes contradictorios y manipulados, que lo normal es la confusión generalizada. Gran parte de tales mensajes provienen de charlatanes. Pese a que ha llovido desde que Laura Caorsi y yo publicásemos el texto «Descubre a un falso gurú de la alimentación en seis pasos» (2013), sigue teniendo, desgraciadamente, plena vigencia. En él hablábamos de los consejos nutricionales de tales gurús «que poco saben de nutrición, pero mucho de audiencias». Consejos en forma de dietas milagro, folletos publicitarios o libros. Hoy añadiríamos: o entradas de Instagram, vídeos de YouTube o vídeos de formato corto para TikTok.

Laura y yo sugerimos estas recomendaciones para quitarle el antifaz a los charlatanes:[388]

- Venden suplementos dietéticos, o bien perciben una contraprestación económica en función del volumen de venta.

- Realizan declaraciones irrazonables o exageradas relacionadas con la alimentación, tales como rápidas disminuciones de peso o «curación» de una amplia gama de enfermedades (demencia senil, aterosclerosis, disfunción renal, depresión, osteoartritis o incluso el cáncer).
- Afirman que sus teorías son aplicables a toda clase de pacientes, con cualquier tipo de desorden físico, mental o emocional, sean adultos o niños.
- Sustentan sus tesis en teorías categóricas que suelen hacer alusión a la insulina, al índice glucémico, al sistema celular, a la inflamación, a la oxidación, al colágeno, a las enzimas vivas, al modelado molecular y al metabolismo (este último nunca falla).
- En sus argumentos no faltan palabras o frases tales como «desintoxicación», «holístico», «sin químicos», «limpieza», «equilibrio interior», «curación vibracional» o «alimentación natural y energética» (la palabra «natural» es muy habitual escucharla en boca de los falsos gurús).
- Mencionan a las llamadas «teorías de la conspiración», del estilo: «La industria farmacéutica y el Gobierno trabajan juntos para ocultar información acerca de una cura milagrosa». Siempre es mentira. Una mentira que pretende distraernos de las obvias preguntas de sentido común acerca de la llamada «cura milagrosa».

Pero más que charlatanes podríamos llamarlos «cuñadietisas». Todo buen cuñadietista tiene claro que para saber de nutrición humana y dietética no hace falta ser un profesional sanitario. No hace falta entender la alimentación saludable como una parte importante de la salud pública. Tampoco hace falta formarse en fisiología, fisiopatología, bioquímica, toxicología, microbiología, epidemiología o deontología. ¿Acaso los cuñadietistas no comen varias veces al día y están vivos y coleando? Algunos de ellos, además, tienen «cuerpos 10», lo que les legitima para aleccionar al resto de los que no lo tenemos. Con eso es más que suficiente.

Incluso algunos son verdaderos sanitarios, como Odile Fernández, que es médico. Sostiene, entre otras propuestas descabelladas, que «las manzanas presentan actividad anticáncer y actúan frenando el crecimiento de las células tumorales».[389] Al leerlo me acordé de la máxima que popularizó Carl Sagan: «Las afirmaciones extraordinarias exigen pruebas extraordinarias». ¿Qué extraordinario estudio puede convencernos de que las manzanas son anticancerígenas? Pues un metaanálisis o una revisión sistemática que haya evaluado varios ensayos controlados aleatorizados bien diseñados. Ojo, no estudios observacionales, ni tampoco revisiones sistemáticas o metaanálisis de estudios observacionales, porque están altamente sujetos a sesgos. Bien diseñados significa que se debería dividir a un mínimo de 100 pacientes con cáncer en dos grupos. Uno de ellos recibirá manzana y el otro no. Esperamos un tiempo razonable, controlando que la única diferencia entre los dos grupos sea la manzana, y constatamos si de verdad el grupo que toma la manzana observa que ha frenado «el crecimiento de las células tumorales». Los pacientes deben padecer el mismo tipo de cáncer, deben tener una edad, un estatus socioeconómico y un estado de salud similar, y unos hábitos de vida también similares, entre otros muchos requisitos. ¿Existe esa clase de estudio? Ni por asomo. Puedes comprobarlo tecleando esta estrategia de búsqueda en la casilla de búsqueda de la base de datos de investigaciones biomédicas PubMed (<www.pubmed.gov>), diseñada para obtener ensayos controlados aleatorizados:

> («Malus»[Mesh] OR apple*) AND («Neoplasms»[Mesh] OR cancer) AND (Randomized Controlled Trial[ptyp] AND «humans»[MeSH Terms])

¿Por qué me molesta tanto que alguien promocione la manzana atribuyéndole propiedades no demostradas?, ¿qué tiene de malo fomentar el consumo de manzanas contra el cáncer? Pues que es promocionar una falsa esperanza. Y que existe el nada despreciable riesgo de que alguien que padezca cáncer se hinche a comer manzanas (o, peor, extractos de manzana) pensando que eso frenará «el crecimiento de las células tumorales». Como no lo conseguirá, es posible que sienta una terrible frustración. Y existe un riesgo mucho mayor: que alguien deje de lado el tratamiento contra el cáncer pensando que la manzana (o cualquier otro remedio sin base científica) es más «natural» que la oncoterapia. Esa oncoterapia que podría salvar su vida en caso de padecer cáncer, algo que jamás ha demostrado conseguir ningún tratamiento «natural».

Por todo lo anterior elaboré en 2019 un «decálogo cuñadietista» (que tienes junto con la bibliografía) que desmiente sus «fundamentos teóricos», aquí: <https://juliobasulto.com/cunadietista>).[390] Como justifico más abajo, soy consciente de que está incompleto. Pero, en mi opinión, supone una aproximación a su base teórica de conocimientos.

1. Hay que comer de todo con moderación y acabarse lo del plato, sobre todo los niños.
2. Es fácil comer bien, basta con basar la alimentación en lechuga sin aceite y carne a la plancha.
3. Hay que comer carne roja todos los días, que tiene mucho hierro y mucha proteína. Y no olvidar lo importantísimo que es priorizar el pescado, que tiene fósforo y omega-3.
4. Está bien comer fruta, pero sin abusar, que tiene mucho azúcar. Sobre todo el plátano.
5. La lactancia materna es muy buena, pero no más de seis meses. A partir de esa edad conviene destetar para evitar que los bebés se desnutran, se malacostumbren o ambas cosas.
6. Los obesos son una panda de perezosos.

7. Hay que beber 8 vasos de agua al día. Siempre, aunque no tengas sed.
8. El jamón tiene ácido oleico, así que es como si fuera aceite de oliva. Es más, el cerdo es como un olivo con patas.
9. El vino es salud. ¿Acaso no forma parte de la dieta mediterránea?
10. Para los huesos, lácteos. Pero sin abusar, que son cancerígenos.

Y hasta aquí el decálogo… aunque sé que me he dejado en el tintero algunos de los muchos, variados y cambiantes «mandamientos» de todo buen cuñadietista que se precie, tales como:

- los antioxidantes son curativos
- los zumos caseros son angelicales
- los frutos secos engordan
- los batidos detox son la mejor terapia para [añade aquí cualquier molestia/enfermedad]
- no saltarse el desayuno es la clave para adelgazar
- los vegetarianos (sobre todo si son niños) son una legión de famélicos majaderos
- ojo con el agua dura, puede formar incrustaciones en nuestro cuerpo como si fuéramos una lavadora, mejor agua embotellada
- tanto el gluten como el trigo son venenos para tu cerebro[391]

El mantra de los pseudoterapeutas es siempre el mismo: «Abre tu mente a otras explicaciones». Está bien abrir la mente, como está bien abrir las puertas de nuestra casa, pero con cuidado de que no nos la llenen de basura y nos la vacíen de salud. Como dijo Richard Feynman: «Hay que tener la mente abierta. Pero no tanto como para que se te caiga el cerebro al suelo». Si te interesa el tema de los bulos, las falsas creencias o la mal llamada «medicina alternativa», no dejes de leer los libros *El peligro de creer*, de Luis Alfonso Gámez,[392] *Medicina sin engaños*, de José Miguel Mulet[393] y *Por qué creemos en mierdas*, de Ramón Nogueras.[394]

3. Sanitarios negligentes (agnogénesis nutricional)

En 2015, unas galletas llamadas con forma de dibujos de dinosaurios, con más del 20 % de azúcar en su composición (alta densidad calórica, baja calidad nutricional), no solo incluían el sello de la Asociación Española de Pediatría, también se publicitaban con el reclamo «con el aval de la Asociación Española de Pediatría». Cuéntale ahora a una madre o a un padre que esas galletas no son sanas. Gracias a la pataleta de muchos nutricionistas, que nos indignamos en masa ante el despropósito, ni el sello ni el aval aparecen hoy en esas galletas.[395]

Aunque sí aparece el sello de la Fundación Española del Corazón en unas galletas con referencia a su efecto sobre el colesterol con un 21 % de azúcar, como hemos visto hace unas páginas. La Fundación Española del Corazón es una fundación promovida por la Sociedad Española de Cardiología, que cuenta con más de 4.000 socios, entre cardiólogos y profesionales relacionados con las enfermedades cardiovasculares. Esta práctica, la de poner sellos de entidades sanitarias en productos malsanos es de dudosa legalidad, por haber sido declarada contraria a la deontología médica.[396] Acabo de entrar en la web de esas galletas, y ahí sigue el sello.[397] Si ya has leído los capítulos 2 y 3 comprenderás por qué hablo en estos casos de sanitarios negligentes.

Lo anterior es relativamente fácil de detectar, porque más o menos todos entendemos que se trata de publicidad y que un producto con un 21 % de azúcar muy sano no será. Sin embargo, cuando la negligencia está muy bien vestida de ciencia, la cosa se complica. Y ahí es cuando hablo del concepto «agnogénesis nutricional», la generación de ignorancia nutricional. En unas líneas amplío dicho concepto, pero antes vayamos a la página web de la Fundación Española del Corazón. No hace falta navegar mucho en ella para ir a parar a un artículo, vestido de ciencia, que reza así: «La cerveza, una bebida saludable».[398] En el subtítulo, esta puñalada trapera a la salud: «Rica en vitaminas, proteínas, ácido fólico y antioxidantes, algunos estudios apuntan que su consumo moderado se asocia a beneficios cardiovasculares, de salud ósea y hasta contra la obesidad. Eso sí, siempre dentro de una alimentación equilibrada». Esta última frase («dentro de una alimentación equilibrada») es un saco en el que todo cabe. Se trata de una de las estratagemas más usadas por la industria alimentaria para que perpetuemos nuestros malos hábitos.

Pero vamos a suponer, siguiendo con el subtítulo, que la cerveza fuera rica en vitaminas, proteínas y ácido fólico (algo rotundamente falso), vamos a suponer que la cerveza tuviera «beneficios cardiovasculares» (además de ser falso, para la Sociedad Europea de Cardiología «no debe promoverse el consumo de alcohol con moderación para proteger de la enfermedad cardiovascular»),[399] vamos a suponer que fuera buena para los huesos (el alcohol perjudica la masa ósea)[400] y vamos a suponer que disminuyera las posibilidades de engordar (el alcohol, incluso «con moderación» es un factor de riesgo de obesidad).[401] Vamos a suponer, digo, que todo eso fuera cierto. ¿No es acaso también cierto que el alcohol, incluso a niveles «moderados», aumenta el riesgo de diversos tipos de cáncer e incluso puede generar daños cerebrales?[402] Pretender convencernos de que el alcohol ejerce efectos positivos sobre la salud es algo así como barrer el comedor dando golpes con la escoba a los muebles, a los jarrones, a la televisión o a las macetas. ¿Estás limpiando, o más bien arreglas una cosa y estropeas otra? Con la diferencia de que si barres haces algo positivo, mientras que no existen pruebas sólidas de que el alcohol tenga ninguna clase de efecto positivo sobre la salud, y sí tenemos serios motivos para pensar que supone un notable riesgo.

Pero si a quienes nos dedicamos a la salud nos subleva colisionar contra un mensaje nutricional oportunista en una página web de una fundación, más lo hace encontrárnoslo en una revista científica. Allí se supone que descansa la cuna de la investigación, la base de las recomendaciones de los especialistas, el rumbo al que dirigir la alimentación de la población. Cuando esto ocurre, cuando la publicidad se camufla de evidencia nutricional supuestamente incontestable, estamos ante la agnogénesis nutricional.

La palabra «agnogénesis» se forma a partir del prefijo *a* (sin) junto a los vocablos *gnosis* (conocimiento) y *génesis* (creación). Es decir, es generar desconocimiento. Como vemos, tiene la misma raíz que la palabra agnosticismo. Pero en este caso no hace referencia a la duda sobre la existencia de Dios o de otras afirmaciones religiosas o metafísicas, sino a la táctica de generar ignorancia deliberada, interesada y malintencionadamente. Sembrar confusión o duda y hacer creer a la población que nada es cierto. Dado que lo que no se nombra, no existe, tener un concepto que defina esa táctica ayuda mucho a denunciarla cuando la divulgación científica es cuestionada con tal argumento.

Lograr convencer a los consumidores de que todo es cambiante y de que el cambio es caprichoso, inmotivado y no tiene un fundamento científico es todo un método. Los promotores de la duda como oficio nos dirán, sobre todo, que debemos desconfiar de cualquier mensaje nutricional que clasifique como «malo» (insano) algún alimento. Así podremos «comer de todo» y meter en el pozo sin fondo de nuestra dieta un sinnúmero de productos no para darnos un capricho, sino porque lo importante es «la calidad global de la dieta».

¿Qué sentido tiene intentar colar que, parafraseando a Ramón de Campoamor, «nada hay verdad ni mentira: todo es según el color del cristal con que se mira»? Que si se logra convencer a los consumidores de que todo es subjetivo, mediante la creación intencionada de ignorancia nutricional (agnogénesis nutricional), estos, hartos de contradicciones insondables, probablemente tomarán uno de estos caminos: el rotulado con el cartel COMO DE TODO UN POCO, POR SI ACASO (insisto: comer de todo no es comer sano), u otro cuyo cartel reza LOS CIENTÍFICOS NO SE ACLARAN, ASÍ QUE NO HAGA CASO A NADA. Ambos son arriesgados, porque una alimentación desequilibrada supone uno de los principales riesgos de mortalidad. Y ambos benefician la salud económica de la industria alimentaria. *The New York Times*, por ejemplo, denunciaba en 2016 «Cómo la industria del azúcar manipuló la ciencia de la nutrición».[403] En estos casos suelo acordarme de esta sentencia de Harry Truman: «Si no puedes convencerlos, confúndelos».

¿Para qué llevar a cabo complejas maniobras de distracción? ¿Para qué crear desconocimiento científico sobre el efecto en la salud de nutrientes, alimentos o bebidas? ¿Para qué inducir a la población, en palabras de Marion Nestle, al «nihilismo nutricional»?[404] Para que nada cambie. Lo que significará demasiadas personas consumiendo demasiada mierda.

Es conocida la utilización de argumentos científicos que hicieron las tabacaleras en el siglo XX para ocultar los riesgos de fumar. Según Robert N. Proctor, profesor de historia de la ciencia en Stanford, los «mercaderes de tabaco» fueron en el siglo pasado unos «maestros en fomentar la ignorancia para combatir el conocimiento».[405] ¿Hasta dónde llegan los intentos de vestir de información la publicidad? Hasta hoy. Sucede con las carnes rojas y procesadas,[406] sucede con las bebidas alcohólicas y sucede con muchísimos ultraprocesados.[407] ¿Has oído hablar de la «medicalización del chocolate»? Es pretender colarnos que comer chocolate será más útil que las vacunas,[408] tomando como base estudios de diseño paupérrimo, muchos de ellos en ratones, y obviando que es un alimento con una alta densidad calórica.[409]

Pero el ejemplo por antonomasia lo tenemos en una investigación de Maira Bes-Rastrollo y sus colaboradores. En diciembre de 2013 agruparon los estudios sobre bebidas azucaradas y salud en dos categorías. En una estaban los estudios financiados por la industria de los «refrescos» (estudios con conflictos de interés) y en otra categoría los no financiados. Y, oh sorpresa, la investigación constató que muchos de los estudios que no observan una relación clara entre consumir bebidas azucaradas y sufrir obesidad están, «casualmente», financiados por la industria que comercializa tales bebidas.[410]

La agnogénesis nutricional es una cara más del marketing devastador que nos rodea. Es publicidad en manos de prescriptores de opinión. Es utilizar premeditadamente la investigación con fines comerciales. Es, en definitiva, el oscurantismo camuflado de ciencia y colocado en un escaparate irreprochable, en un espacio de prestigio que le aporta un brillo que en verdad no tiene, pero que lo dota de verosimilitud: el de las publicaciones científicas reputadas.

Afortunadamente, la mala ciencia se puede combatir con buena ciencia, según demuestran a diario infinidad de personas comprometidas, como las que voy citando a lo largo de este libro. Acabo este apartado con lo que conviene tener en cuenta cuando alguien empuñe un estudio de nutrición para defender algo que nos huele a chamusquina:

1. ¿El estudio es en humanos? Extrapolar los resultados de investigaciones en ratones a humanos es, en la mayor parte de las ocasiones, un salto cuántico.
2. ¿Quién financia el estudio? Los conflictos de interés suponen un gravísimo problema en nutrición.[411] Parafraseando a Edzard Ernst: «Cuando un científico se vuelve empresario, la verdad puede estar en riesgo».[412]
3. ¿Se seleccionó a los participantes al azar? No hacerlo significa que las características de los voluntarios podrían invalidar el resultado. Por ejemplo: si en el grupo al que

pauto una dieta hay atletas con más preparación física que en el grupo de control el resultado será inválido.

4. ¿Qué estado de salud, edad y sexo tenían dichas personas? Si son varones sanos de entre 18 y 24 años, los resultados solo podemos extrapolarlos a ese grupo.
5. ¿Es relevante el resultado? Perder medio kilo gracias a *nosequé* dieta no tiene relevancia.
6. ¿Durante cuánto tiempo se evaluaron los efectos? Ojo a adaptaciones que enmascaran el beneficio con el tiempo y al efecto yoyó.
7. ¿Se evaluaron potenciales efectos secundarios a largo plazo? Debemos estar seguros de que la intervención no va a generar un daño. Y deseducar lo es.
8. Si es un metaanálisis o una revisión sistemática, es necesario revisar de nuevo todo lo anterior para los estudios incluidos. También cuestiones como: ¿hay pocos estudios sobre el tema?, ¿son heterogéneos?, ¿informan sobre tamaños del efecto o su poder estadístico?

Tienes más información en la web «Instrumentos para la lectura crítica» del Programa de Habilidades en Lectura Crítica Español que conocí gracias a Eduard Baladia, un admirado amigo experto en el tema: <https://redcaspe.org/herramientas/instrumentos>. Y es que, si queremos defendernos de los sanitarios negligentes y de la agnogénesis nutricional, además de ser críticos, debemos adquirir criterio.

4. Medios irresponsables

«Las patatas de McDonald's podrían ser la solución a la calvicie».[413] ¿Te suena este titular? Lo perpetró *La Vanguardia* en 2018. Por increíble que parezca, y como es posible que alguien se lo trague, a los divulgadores nos tocó arremangarnos y desmentirlo. *La Vanguardia* habló de un estudio en ratones a los que les habían injertado en el cuero cabelludo una mezcla de diversos componentes junto con uno que, mira por dónde, también se encuentra en la fritura de las patatas que utilizan empresas como McDonald's. O sea, uno de los muchos componentes de la fritura, extraído y combinado con otras muchas sustancias, todas injertadas en el cuero cabelludo de una pequeña muestra de ratones (ni siquiera seres humanos) da lugar a una propuesta prometedora, aunque preliminar. Pero *La Vanguardia* nos sugiere que las patatas podrían solucionar la calvicie, normalizando a machamartillo en la cabeza de la población el consumo de ultraprocesados.

Los nutricionistas sufrimos a diario mensajes mediocres, interesados y torticeros sobre alimentación. La mayoría de tales mensajes exentos de principios proceden de empresas más interesadas en nuestra tarjeta de crédito que en nuestra tarjeta sanitaria. Algunos los encontramos, como ya hemos visto, en revistas científicas, pero también los hay a patadas en medios de comunicación. Tales medios pueden desempeñar, por desconocimiento, por conflictos de interés o por negligencia, un papel trascendental como cadena de transmisión de la agnogénesis nutricional.

En mayo de 2018 tuve el honor de recibir, por parte del Grupo de Alcohol y Alcoholismo de la Sociedad Española de Medicina Interna, una invitación para impartir la conferencia de clausura de la V Jornada de Alcohol y Alcoholismo. Mi ponencia se tituló «¿Alguien quiere que pensemos que alcohol = salud?» y en ella analicé la presencia de mensajes sobre alcohol en diversos medios. Revisé, aunque de forma no sistemática, los publicados entre el 15 de diciembre de 2017 y el 30 de abril de 2018. Como verás en la tabla 2, en esos cuatro meses y medio localicé 15 titulares engañosos sobre alcohol y salud, y eso sin realizar una búsqueda exhaustiva. Tienes más información en este enlace: <https://juliobasulto.com/semi_2018>.

Medio	Seguidores en Twitter	Mensaje engañoso aparecido entre el 15 de diciembre de 2017 y el 30 de abril de 2018
ABC	2,1 millones	El vino puede prevenir la caries y las enfermedades de las encías
Antena 3 Noticias	1,9 millones	El consumo moderado de alcohol se asocia a un menor riesgo de demencia
BBC News Mundo	4,3 millones	La cerveza mejora el rendimiento deportivo
Cadena Ser	1,3 millones	Dos copas de vino son buenas para el cerebro
Cosmopolitan	1,5 millones	Dos copas de vino antes de dormir adelgazan
Cuatro	1,1 millones	La cerveza reduce la mortalidad
El País	8 millones	El vino reduce el riesgo de constipado en niños más que el zumo de naranja
El País	8 millones	El vino ejercita el cerebro más que un sudoku
elDiario.es	1,2 millones	La cerveza, antienvejecimiento
Harper's Bazaar	438.400	Dos copas de vino pueden hacerte adelgazar
La Razón	531.100	La cerveza, beneficiosa durante un infarto
La Vanguardia	1,2 millones	El alcohol ayuda a hablar idiomas
La Vanguardia	1,2 millones	Beber alcohol podría alargar la vida más que el deporte
Muy Interesante	8,3 millones	El vino fortalece nuestros huesos, reduce el riesgo cardíaco, es antibacteriano, previene la ceguera, es antidepresivo, disminuye el colesterol, protege de quemaduras solares, previene el cáncer de colon y de pecho, previene la demencia, es rico en minerales, retrasa el envejecimiento
TIME	18,1 millones	El vino es bueno para aprender idiomas.

Tabla 2. Titulares engañosos sobre alcohol y salud publicados entre el 15 de diciembre de 2017 y el 30 de abril de 2018. Fuente: elaboración propia a partir de la ponencia «¿Alguien quiere que pensemos que alcohol = salud?» (<https://juliobasulto.com/semi_2018>).

Podríamos hacer una tabla bastante parecida para el chocolate, para el jamón, para los «refrescos» o para cualquier dieta, alimento, nutriente, extracto o complemento alimenticio que se te ocurra. Desmentir todos esos titulares, como intenté hacer en mi ponencia basándome en la literatura científica,[414] supone un esfuerzo titánico que requiere una inversión de tiempo tremenda. Quien los promueve se aprovecha de la llamada «Ley de Brandolini» (o «Principio de asimetría del disparate»), que postula con lógica arrolladora que la cantidad de energía necesaria para refutar sandeces es un orden de magnitud mayor que la necesaria para engendrarlas.

En julio de 2021 volvimos a sufrir un alud de titulares similares. Hubo uno que podríamos catalogar como flagrante vulneración de la ética y de la deontología periodísticas: «Las enebrinas, el ingrediente que hace saludable la ginebra».[415] Aunque la mayoría rezaba algo similar a «Un tercio al día, la nueva medida del consumo saludable de cerveza»[416] o «¿Cuántas cervezas se deben tomar al día? El CSIC revela la cantidad que es saludable».[417] CSIC son las siglas del Centro Superior de Investigaciones Científicas… que no tardó en responder, por alusiones. Dos días después de dicho titular, el 9 de julio de 2021, el CSIC publicó esto en su cuenta de Twitter:[418]

> El #alcohol es tóxico, nocivo y puede ser adictivo. Las entidades internacionales relacionadas con la salud, incluida la OMS, aconsejan no consumir alcohol, ni siquiera de forma moderada.

Ya lo dije en el capítulo 2: el consumo «moderado» de alcohol causa 103.100 cánceres anuales y consumir tan solo una bebida al día ocasionó 41.300 cánceres en 2020.[419] Así que lo único que respalda la evidencia disponible es que el consumo más *saludable* de cualquier bebida alcohólica es cero.

Lo mío no fue, como ya he dicho, un estudio profundo de los

titulares sobre el tema. Por eso cité en mi ponencia a Jürgen Rehm, uno de los mayores expertos mundiales en adicciones, quien afirma que hay muchos más reportes en prensa sobre el vínculo beneficioso entre alcohol y salud que sobre el perjudicial. Un disparate, porque la ciencia que demuestra los perjuicios del alcohol es infinitamente más sólida que los indicios que sugieren hipotéticos beneficios.[420] Nadie en su sano juicio alabaría los regalos que un maltratador haya podido hacer a su pareja. De igual manera, nadie debería alabar los supuestos beneficios que las bebidas alcohólicas ejercen en nuestra salud.

Una investigación de Benjamin E. J. Cooper y sus colaboradores (*Public understanding of science*) constató que entre el 68 y el 72 % de los consejos nutricionales de los periódicos más vendidos del Reino Unido no eran rigurosos.[421] En abril de 2020 (*PLoS One*), Montserrat Rabassa, Pablo Alonso-Coello y Gonzalo Casino concluían que la mitad de las declaraciones nutricionales que recibe la población pueden clasificarse como «inciertas».[422]

Algo particularmente sangrante es lo que ocurre en las revistas dirigidas al público femenino.[423] Te lo creas o no, estas revistas tienen un gran potencial para difundir mensajes acerca del papel de la alimentación en la salud. Pues bien, muchas de ellas nos encomiendan que adoremos a una trinidad poco santísima: insatisfacción corporal, ingesta compulsiva y restricción dietética. Son tres «dioses» a los que no conviene rezar por separado, y mucho menos cuando forman un único y supremo Misterio.

Analizaron este asunto, en octubre de 2014, Rosemary J. Spencer y sus colaboradoras, quienes revisaron a fondo dos importantes revistas británicas dirigidas a las mujeres jóvenes en un período de doce años.[424] Constataron que existe una «generalizada ausencia de publicidad de frutas y hortalizas» en este tipo de revistas, y que la publicidad de alimentos está dominada por alimentos insanos y por bebidas alcohólicas. Ninguna sorpresa.

Pero las investigadoras también observaron que en tales revistas había patrones estacionales y temporales en la publicidad de alimentos y en el contenido de sus artículos, que presentan una «naturaleza cíclica», es decir, fomentan la indulgencia y el exceso en Navidad, la restricción dietética después de dicha fecha, y una dieta severa o un régimen estricto en los meses cercanos al verano. Su análisis también revela un fomento de la insatisfacción corporal. Canela en rama.

Los mensajes para perder peso, además, se centraron en objetivos estéticos a corto plazo en lugar de beneficios para la salud a largo plazo. Seguramente es lo que quiere escuchar parte de la población, pero no es en absoluto lo que un medio responsable debería transmitir. La búsqueda del «peso ideal», promulgada frecuentemente por estos medios, se ha relacionado con baja autoestima, insatisfacción con el propio cuerpo, sentimientos de culpabilidad o vergüenza, aislamiento social, trastornos de comportamiento alimentario y depresión (que a su vez puede provocar aumento de peso).[425] Es más, tanto la publicidad como los artículos representaron la pérdida de peso como si fuera un proceso rápido y fácil. Y eso es algo que te aseguro que no es plausible (no es lógico perder exitosamente un montón de grasa que nuestro cuerpo ha ido acumulando durante años y años) ni es recomendable. El énfasis en la solución rápida o en las llamadas dietas de choque es, en sus palabras, trágico, porque se suele traducir en el conocido efecto yoyó: a corto plazo perdemos peso (que no grasa), y recuperamos posteriormente la pérdida, comprometiendo, además, nuestra salud.[426]

Existen muchísimos más estudios que vinculan esta clase de revistas con la insatisfacción corporal, con psicopatologías, con un mayor disgusto con la vida y con los trastornos alimentarios, dado que además de promover dietas, métodos y productos peligrosos, enaltecen la esbeltez y nos hacen creer que el ideal de belleza es una mujer joven y delgadísima o un hombre también joven, pero en este caso musculado. Resumo lo que uno podría encontrarse en las revistas para chicas, que bien podrían entenderse como «catálogos de la contradicción»:

Página 1: Acéptate como eres.
Página 2: Consejos antienvejecimiento.
Página 3: Huye de la gordofobia y de dietas milagro.
Página 4: Adelgaza para siempre con la dieta keto y el ayuno detox.
Página 5: 93 recetas de *cupcakes*.
Página 6: El alcohol no es saludable.
Página 7: Los 10 mejores vinos.

No he encontrado una investigación que haya revisado todas las revistas para chicos..., pero sí una centrada en hombres: *Men's Health*, la revista masculina más leída del mundo. El trabajo, de Toni M. Cook y sus colaboradores concluye esto:[427]

> El contenido, el formato y la base científica del contenido dietético de *Men's Health* dejan mucho que desear. Los consejos dietéticos proporcionados pueden no ser propicios para la salud pública.

Veo muy poco probable que el actual panorama mejore, así que con respecto a estas revistas aconsejaría a la población general lo mismo que aconsejamos los profesionales sanitarios cuando hablamos de bebidas alcohólicas: cuantas menos, mejor. Y a los medios de comunicación les daría cuatro consejos:[428]

1. Mejorar la calidad de la información que ofrecen y hacer una apuesta clara por el rigor, cotejando los datos con profesionales independientes de la nutrición y la salud, idealmente dietistas-nutricionistas.

2. Citar los estudios de base, de manera que los lectores puedan contrastar por sí mismos la información.
3. Mejorar la formación especializada del colectivo de periodistas para saber interpretar las evidencias científicas.
4. Desligar al máximo la información en materia de salud de las presiones e influencias políticas, pero sobre todo de las económicas.

5. Famosos ambiciosos

Ahora mismo tenemos fotos de jugadores de la selección masculina de fútbol de España, conocida con el pseudónimo «la Roja» en unas galletas de chocolate (que tienen un 30 % de azúcar). Nos dicen en su publicidad que «nos mueve la Roja».[429] En realidad les mueve la pasta, que invierten en un valor seguro: compran la imagen de famosos idolatrados por los niños para que su publicidad antiética campe a sus anchas, aunque dañe la salud infantil con un producto ultraprocesado y repleto de azúcar.

¿Los famosos contribuyen a nuestros malos hábitos alimentarios y a nuestras tasas de obesidad? Sin duda. Utilizan su reconocimiento público, a cambio de dinero, para invitarnos a que comamos a diario cosas que no deberíamos comer más que pocas veces al año. Y funciona. Si no lo hiciera, la *big food* no pagaría millones de dólares a diversas celebridades para promocionar productos malsanos, una inversión que va al alza. La gran mayoría de los anuncios por parte de famosos son de alimentos de muy mala calidad.[430]

¿Dirías que les hace falta venderse a las multinacionales de lo malsano para llegar a fin de mes a Beyoncé, Bruno Mars, Christina Aguilera, Eminem, Enrique Iglesias, Katy Perry, Lady Gaga, Mariah Carey, Maroon 5, One Direction, Rihanna o Shakira? Yo diría que no. Todos esos cantantes o grupos de música (ídolos de adolescentes fáciles de persuadir) promocionan o han promocionado productos que nadie consideraría saludables, como «refrescos», bebidas «energéticas», comida rápida o cereales azucarados. Ninguno de ellos ha rozado ni con la punta de los dedos frutas, hortalizas o granos integrales en sus anuncios, según la investigación que publicaron en 2016 Marie A. Bragg y sus colaboradores en la revista *Pediatrics*. Beyoncé, por ejempló, recibió por parte de Pepsi más de 44 millones de euros para promocionar dicha marca.[431]

¿Ha mejorado la cosa desde 2016? No. Porque antes, prestar la imagen propia a cambio de dinero a una compañía de la *big food* era algo casi exclusivamente restringido a cantantes, atletas, actores, cocineros famosos o similares. Pero hoy no hace falta cantar bien: basta con tener muchos seguidores en redes sociales para recibir pingües emolumentos por parte de la industria alimentaria.

Ahora sigo con las redes sociales, pero por si alguien piensa que aquí no se cuecen habas, debe saber que la lista de famosos españoles que han anunciado comidas o bebidas malsanas no es precisamente corta. Aquí algunos pocos ejemplos (la lista da para otro libro): Amaia (Cerveza Mahou), Arturo Valls (ColaCao), Auronplay (Fanta), David Bisbal (Nocilla), Dabiz Muñoz (Beefeater), Ibai (Pepsi), Jorge Lorenzo (Monster), Sara Carbonero (Chocolate Valor) o los hermanos Torres (Donuts). Un caso sonado fue el de la cantante y compositora española Aitana, que dio nombre a un menú de McDonald's en septiembre de 2021. Un menú que, además de ser indiscutiblemente malsano, contenía 1.510 kilocalorías. Una mujer que escoja dicho menú estará cubriendo solo con esa ingesta entre el 68 y el 83 % de sus necesidades calóricas diarias. Un despropósito.[432]

Vamos con las redes sociales. ¿Suponen una manera barata y efectiva para transmitir mensajes de salud[433] o para la educación sanitaria? Sin duda. Es más, tienen un tremendo potencial para fomentar hábitos saludables y prevenir enfermedades.[434] Pero también presentan un enorme potencial para la desinformación, la charlatanería y la negligencia.[435]

Cambiar el comportamiento requiere una visión científica y a la vez creíble de un experto comunicador cuyo mensaje sea no solo convincente, también inspirador.[436] Hacen faltan más personas que sepan promover una dieta sana, sobre todo en esta era de «hechos alternativos»,[437] pero antes conviene que se frene la promoción de productos malsanos por parte de *influencers*. Cuantos menos famosos puedan vender su imagen a la crema al cacao de turno, a la cerveza de este verano o al nuevo mejunje azucarado para beber, mejor. Entre otros motivos porque la capacidad de convicción de los famosos para que comamos mal es más alta que la que tienen para convencernos de que lo hagamos bien.[438]

Lo que más necesitan las redes sociales, desde el punto de vista de la salud pública, no son estrellas de rock o modelos o actores de cine que anuncien lechugas, sino más profesionales de la ciencia o de la sanidad con capacidad de divulgar bien sus conocimientos.[439] Un trabajo publicado en 2020 por Christina Sabbagh y colaboradores evaluó a las 9 personas más influyentes en cuestiones relacionadas con el control de peso en el Reino Unido. Su sorpresa empezó al descubrir que solo una de dichas personas era nutricionista. Y continuó cuando analizaron sus posts sobre alimentación y control de peso: la mayoría de sus consejos no tienen sostén científico, por lo que la población no debería darles credibilidad.[440] Lamentablemente, se la da.

Y lo que más necesita la población es madurar. Y madurar pasa por preferir a las personas reconocidas que a las conocidas, a las respetadas que a las temidas, a las amadas que a las envidiadas. Y por entender que la veracidad no es YouTube, la amistad no es Facebook, la belleza no es Instagram, la ciencia no es Twitter, el arte no es TikTok, el número de seguidores no es reputación y que la razón no se mide con el número de *likes*.

6. Baja alfabetización nutricional

Tener una baja alfabetización nutricional significa no tener suficiente capacidad como para procesar la información relacionada con la alimentación y poder tomar decisiones nutricionales libres. Significa no poder hacer frente a todos los obstáculos que he citado hasta ahora. Y se relaciona no solo con una mala dieta, también con enfermedades crónicas y con dificultades para perder peso, en caso de ser necesario.[441]

En nuestro artículo «Libertad parental como barrera frente a la publicidad de productos alimentarios malsanos dirigidos al público infantil»,[442] Francisco José Ojuelos y yo reconocimos que no haría falta poner límites a la publicidad si los adultos tuvieran unos conocimientos suficientes de nutrición. Así que la pregunta es obvia: ¿tiene la población tales conocimientos o más bien padece analfabetismo nutricional?

En este trabajo reflejamos que entre un público relativamente bien informado y en una estimación optimista, solo el 4 % es capaz de identificar los azúcares añadidos leyendo el etiquetado. ¿Es porque la población está formada por seres obtusos? No. Cuando el 96 % de los estudiantes aprueban en evaluaciones externas y objetivas, podemos felicitarles tanto a ellos como al equipo docente pero, sobre todo, constatar que el sistema funciona. Si el 96 % suspende, el sistema falla. También explicamos que incluso cuando el consumidor medio intenta hacer elecciones dietéticas saludables (aumentando, por ejemplo, el consumo de fibra y reduciendo ligeramente el de grasas saturadas) acaba escogiendo opciones que suponen una ingesta de sal y azúcares del doble de la recomendada. Revelamos que los consumidores, y también muchos profesionales sanitarios, carecen de conocimientos esenciales en relación con la sal (como qué significa «ingesta dietética recomendada», cuáles son las fuentes primarias de sal y qué relación hay entre la sal y el sodio). Y expusimos que más del 40 % de las personas con titulaciones universitarias de al menos cuatro años son incapaces de contestar correctamente cuatro preguntas relacionadas con el etiquetado nutricional.

No, la población no tiene suficientes habilidades ni conocimientos de nutrición como para ahorrarnos la aplicación de normas estrictas que protejan su salud de intereses espurios.

7. Legislación insuficiente (¡refuercen las políticas públicas!)

Las campañas de educación alimentaria me parecen imprescindibles, siempre que en ellas no participe la industria alimentaria. Es insensato dejar que nos eduquen sobre la importancia de una dieta equilibrada una serie de empresas cuyo objetivo principal no es defender la salud pública sino defender otra salud: la de su negocio. Pero tales campañas, incluso aunque se lleven a cabo sin «amistades peligrosas», no pueden ni deben sustituir un mayor control político del marketing de alimentos. Para empezar, porque regular es muchísimo más barato y eficaz que educar.[443] Cada euro invertido en medidas coste-efectivas de prevención de las enfermedades no transmisibles, como las que detallo en unas líneas, puede suponer un retorno a la sociedad de hasta 7 euros.[444]

Siempre que abordo este tema hay quien me sale con que deberíamos evitar «legalismos absurdos» y que nos tendríamos que centrar en «educar en el riesgo». Mi respuesta suele ser: ¿en qué sector de la industria alimentaria trabaja usted? Claro que es importante la educación alimentaria, faltaría. Pero seamos realistas, no es razonable esperar que dicha educación sea suficiente cuando en el entorno social, cultural y físico hay tantas fuerzas conspirando en contra. En cuanto a educar en el riesgo, ¿educamos a los ciclistas para esquivar motos circulando en dirección contraria por su carril bici, o más bien prohibimos a las motos que transiten por dicho carril? ¿De qué sirve educar e informar sobre qué es una dieta sana si mires donde mires hay un personaje famoso de dibujos animados *tutti colori* invitándote a engordar a base de comida malsana?[445] Para la Academia Estadounidense de Pediatría «los medios de comunicación desempeñan un papel importante en la actual epidemia de obesidad en niños y adolescentes», y «la exposición a los medios de comunicación supone un importante factor de riesgo para la obesidad».[446]

En el texto «La regulación de la publicidad de alimentos: un estriptís por entregas», que también elaboramos conjuntamente Francisco José Ojuelos y yo, puedes encontrar justificación para este jarro de agua fría:[447]

> [...] gran parte de la publicidad de alimentos que estamos acostumbrados a ver es de dudosa legalidad. A nuestro criterio, en muchos casos es manifiestamente ilegal.

Si ya es difícil luchar contra un gran oponente, imagínate que hiciera trampas constante y reiteradamente, y que la Administración lo tolerara. Si pretendemos afrontar con cierto éxito la enorme epidemia de enfermedades relacionadas con la alimentación que asola el planeta, la educación, muy necesaria (nadie dice lo contrario), debe ir de la mano de buenas políticas públicas.

Políticas públicas que reduzcan las desigualdades, que nos hacen comer peor, ganar peso, empeoran nuestra salud y disminuyen nuestra esperanza de vida. La desigualdad de ingresos nos enferma, pero también viceversa: lograr un estatus más igualitario en la población mejora su salud y su bienestar. Si queremos que la gente coma mejor, lo primero es limar las diferencias enormes que existen en el estatus socioeconómico de ricos y empobrecidos. Lo demostraron Kate Pickett y sus colaboradores en sendos estudios publicados en 2005[448] y 2015.[449]

Políticas públicas que compensen las asimetrías de poder

descritas en el apartado «Marketing depredador de la *big food* (el pez grande se come al chico)».

Políticas públicas que eviten los conflictos de interés[450] y las puertas giratorias. Miguel Ángel Royo-Bordonada puso este ejemplo en 2019: «El nombramiento en 2012, como directora de AESAN, de una persona que había ocupado durante 20 años un alto cargo en Coca-Cola Iberia, en un caso claro de puertas giratorias con conflicto de intereses».[451] AESAN son las siglas de la Agencia Española de Seguridad Alimentaria y Nutrición, el organismo autónomo del Gobierno de España, adscrito al Ministerio de Consumo, que en teoría garantiza la seguridad alimentaria y promueve la salud de los ciudadanos mediante una nutrición saludable.

Políticas públicas que impidan la llamada «captura corporativa de la salud pública», también conocida como «captura del regulador». Es esa contaminación que ocurre cuando domina una ideología de codicia personal que se traduce en la transferencia de servicios públicos a corporaciones privadas. O cuando el Gobierno cede al sector privado, ese que se debe a sus accionistas, su obligación de formular políticas. Capturar la salud pública también es bloquear o retrasar medidas de salud pública que beneficiarían a la población pero que perjudicarían a la industria de las bebidas azucaradas y los alimentos. Y eso está ocurriendo.[452]

Políticas públicas que eleven el precio del alcohol.[453] Bajar el precio al alcohol aumenta los accidentes de tráfico, la violencia, las enfermedades circulatorias y digestivas, el cáncer y las muertes prematuras.[454] Según la OMS, duplicar los impuestos sobre las bebidas alcohólicas evitaría 5.000 muertes anuales por cánceres relacionados con el alcohol en Europa.[455] Políticas que dificulten su disponibilidad (aumentar un 1 % la disponibilidad de alcohol incrementa más de un 3 % las muertes por causa hepática).[456] Es una locura que el alcohol nos rodee de tal manera que nos parezca incluso normal poder comprar alcohol en las gasolineras, sabiendo que cada año muere cerca de medio millón de personas en accidentes de tráfico relacionados con el consumo etílico.[457] Políticas que prohíban su publicidad directa, indirecta y encubierta y que eviten la injerencia del lobby del alcohol en investigación y en salud pública.[458] Políticas que eviten que aparezcan bebidas alcohólicas en el 41 % de las películas para niños.[459] Políticas que impidan dejar a los adolescentes gallegos en manos de una marca de ron: la Xunta de Galicia eligió en junio de 2021 a una fundación formada por dicha marca para dar charlas sobre el alcohol en los institutos.[460] Fabricantes de bebidas alcohólicas de alta graduación dando charlas a adolescentes. ¿Qué puede salir mal? Desde 1980, las bebidas espirituosas se han vuelto un 350 % más asequibles, el vino un 270 % y la cerveza un 170 %. A mediados de la década de 1990, como resultado directo de la presión de la industria, el alcohol es más barato y el gasto en publicidad de bebidas alcohólicas ha aumentado en dos tercios, desplazándose hacia los jóvenes y patrocinando festivales de música dirigidos a menores de edad. Como resultado, el consumo promedio de alcohol de los niños de 11 a 15 años ha aumentado en dos tercios.[461] Según Mary Madden y Jim McCambridge, el marketing del alcohol domina el pensamiento de la población sobre el alcohol porque los gobiernos lo permiten.[462]

Políticas públicas que incluyan advertencias sanitarias en el alcohol indicando claramente que embarazadas o menores de 18 años no deben consumirlo. Que no se debe conducir tras beber o tomar ciertos medicamentos. Que el alcohol puede aumentar la violencia.[463] Y que el alcohol produce cáncer independientemente del tipo de bebida alcohólica consumida y del patrón de consumo seguido.[464] Políticas públicas que eliminen la exención injustificada de las obligaciones de etiquetado generales (valor energético y lista de ingredientes) a las bebidas alcohólicas.

Políticas públicas que apoyen la lactancia materna en centros sanitarios, en el lugar de trabajo o en cualquier lugar público, que promuevan la formación de la población y de los profesionales sanitarios en lactancia materna, que implementen bajas maternales y paternales remuneradas y prolongadas. Y políticas, sobre todo, que impidan la violación del Código internacional de comercialización de sucedáneos de leche materna. La importancia de la aplicación de tales medidas cobra más relevancia si sabemos que los beneficios de los fabricantes de leches artificiales para bebés superarán los 65 mil millones de euros en 2019, una cifra comparable al gasto sanitario anual de las administraciones públicas en España.[465]

Políticas públicas que impidan que la inmensa mayoría de los productos destinados a niños en los supermercados sean malsanos.[466] Políticas que eviten que los menores sean objeto de prácticas comerciales inaceptables y que estén rodeados de anuncios que les convenzan para consumir ultraprocesados.[467] Políticas públicas que prohíban, tal y como proponen entidades de prestigio como el Fondo Mundial para la Investigación del Cáncer,[468] la publicidad de alimentos insanos dirigidos a menores, y que definan claramente cuáles son esos alimentos, sin participación de la industria alimentaria en la decisión. A los 3 añitos los niños ya son vulnerables a la persuasión publicitaria, esa que convence al receptor a través del lenguaje verbal y no mediante las imágenes. Es la publicidad que pensábamos que solo convencía a niños más mayores, porque utiliza una argumentación racional, mediante la exposición de las cualidades del objeto anunciado (p. ej.: «te ayuda a crecer») con gran verosimilitud y realismo, dotando al mensaje de autoridad. Por eso toma fuerza una palabra denominada «prohibir». Aunque los padres tengan buenas intenciones, la publicidad puede hacer estragos en la determinación de las preferencias alimentarias de los niños. Una investigación reveló que se podría haber evitado hasta uno de cada tres casos de obesidad infantil si se hubiera eliminado la publicidad de alimentos insanos en televisión.[469] Afortunadamente, el Ministerio de Consumo anunció en octubre de 2021 que redactará un decreto que prohibirá la publicidad de alimentos insanos dirigida a niños, tomando como referencia los perfiles nutricionales de la OMS.[470] Algo que desató la furia de los sectores implicados en la venta de tales alimentos. Que quede claro: la medida no tiene nada de polémica, se trata de proteger a los desprotegidos. Cruzo los dedos para que la industria alimentaria no meta mano en el redactado de dicho decreto.

Políticas públicas que no solo aumenten la educación sobre la salud y los recursos para mejorar la alfabetización en salud y fomentar el autocuidado, sino que también fortalezcan la capacidad de la comunidad para encontrar sus propias soluciones,[471] invitándola a participar creando redes, compartiendo conocimientos y experiencias y, en suma, empoderándola.[472]

Políticas públicas que dejen de confiar en los códigos de autorregulación de la industria alimentaria (códigos elaborados por ella misma para, por ejemplo, vigilar la mala praxis en los anuncios de comida dirigidos a niños). Además de ser extremadamente laxos, estos códigos no solo no funcionan, es que además no se cumplen (en España el nivel de incumplimiento de estos códigos llega al 88 %).[473]

Políticas públicas que restrinjan el respaldo de famosos o *influencers* que promueven los productos malsanos. El marketing de celebridades solo debería usarse para promover estilos de vida saludables.[474]

Políticas públicas que tomen medidas para disminuir de forma importante nuestro consumo de carne,[475] por motivos económicos, medioambientales y de salud.[476]

Políticas públicas que incluyan impuestos a productos que están perjudicando nuestra salud.[477] Así, implementar un impuesto del 10 % en las carnes procesadas podría prevenir solo en Estados Unidos 77.000 casos de cáncer colorrectal, 12.500 casos de cáncer de estómago, y ahorrar 2,7 mil millones de dólares en gastos sociosanitarios.[478] La introducción, en Cataluña, del impuesto especial a las bebidas azucaradas se tradujo en una reducción de un 39 % en su consumo, sobre todo en grupos vulnerables y con menos recursos, mientras que la ingesta de bebidas no gravadas se mantuvo estable. Una tercera parte de las personas que disminuyeron su consumo lo hicieron porque el impuesto les hizo ser conscientes del efecto de tales bebidas en la salud,[479] lo que demuestra que poner impuestos también es educar. Algo parecido ha ocurrido en Sudáfrica.[480] Muchas veces escucho a personas defender con fervor religioso que no se debería elevar el precio de los ultraprocesados, sino simplemente disminuir el de la comida sana y educar a la población. Me encantaría darles la razón, pero la cosa no es tan sencilla en el mundo real. Un estudio bien diseñado (de intervención, controlado y aleatorizado) dividió a 1.104 compradores en dos grupos: uno recibió educación alimentaria y el otro recibió cupones con un 12,5 % de descuento temporal en el precio de alimentos saludables. El descuento aumentó el volumen de compra de estos alimentos en un 11 % entre los consumidores de bajos ingresos. Sin embargo, la educación alimentaria y las sugerencias para sustituir alimentos más saludables por alimentos menos saludables no tuvieron efecto alguno. Pero lo interesante es que ni los descuentos en alimentos saludables ni la educación alimentaria redujeron las compras de alimentos no saludables.[481] Los enfoques voluntarios no funcionan: se precisa una regulación obligatoria combinada con fuertes mecanismos que vigilen su aplicación.[482]

Políticas públicas que obliguen a reducir de forma gradual los niveles de azúcar[483] y sal[484] de los alimentos procesados (y no digamos de los ultraprocesados).[485] Estas reducciones, si se realizan de forma gradual, pasan inadvertidas para los consumidores y sirven para prevenir enfermedades crónicas.[486]

Políticas públicas que disminuyan el precio de los alimentos que han demostrado mejorar la salud poblacional: frutas frescas, hortalizas, legumbres, frutos secos y granos integrales. Desde el punto de vista de la salud, es indigesto que sea más barato comer una palmera de chocolate *grasientoazucarada* que un puñado de plátanos. ¿Sabías que el costo relativo de las frutas y verduras ha aumentado en un 40 % desde la década de 1980, mientras que el precio relativo de los «refrescos» y de la comida rápida ha disminuido?[487]

Políticas públicas que, como sugiere una revisión Cochrane, se traduzcan en reducciones en el tamaño, la disponibilidad y el atractivo de las porciones o paquetes de alimentos (sean o no individuales).[488] Comemos mucho más si nos ofrecen porciones o paquetes de mayor tamaño. Y la industria alimentaria lo sabe.

Políticas públicas que etiqueten los productos alimentarios con información que ayude a identificar sin género de dudas qué alimentos son perjudiciales para la salud a largo plazo, con base en las (sencillísimas) recomendaciones de la Organización Mundial de la Salud[489] o de la Organización Panamericana de la Salud.[490] Digo «sin género de dudas» porque ahora mismo el Gobierno español se vanagloria de haber implantado un sistema llamado Nutriscore que ha puesto un color verde (que para el consumidor medio significa «adelante con él») a alimentos que tienen de sanos lo que yo de homeópata: Chocapic con un 25 % de azúcar; Weetabix, con 22 gramos de azúcar; Nesquik con un 75 % de azúcar; batido de Eroski con un 7,5 % de azúcar (en Cataluña se aplica un impuesto a bebidas con más de un 5 % de azúcar), o Nuggets Garden Gourmet con 1,3 % de sal (cuando el propio Ministerio reconoce que un alimento aporta mucha sal si tiene ≥ 1,25 % de sal). Imagina que unos científicos diseñan un algoritmo que cataloga las películas por edades y el Ministerio de Educación lo adopta. Pero el algoritmo clasifica como «para todos los públicos» una película pornográfica. ¿Qué pensarías de los científicos, del algoritmo y del Ministerio? Beatriz Robles, Juan Revenga o Francisco José Ojuelos son tres de las muchas personas que han justificado, cada uno desde su especialidad o punto de vista, las debilidades y carencias del sistema Nutriscore frente a otros sistemas de advertencias como el chileno, de octógonos. Para Beatriz «estamos ante un planteamiento fallido».[491] Juan considera que es «un sistema para blanquear ultraprocesados».[492] Y para Francisco José «la situación actual es de anomalía jurídica».[493] Por mi parte, te invito a contestar esta pregunta: el dichoso Nutriscore ¿a quién beneficia? Sobre todo sabiendo que existe la posibilidad de implementar en los productos procesados (no en alimentos sin procesar) los llamados «sellos negros». No dan puntos positivos a alimentos supuestamente saludables, sino solo nos advierten en mayúsculas si algo tiene un exceso de calorías, azúcares, grasas saturadas, grasas trans o sal. Su aplicación ha demostrado disminuir un 25 % la compra de bebidas azucaradas, un 17 % los postres envasados y un 14 % los cereales «de desayuno». La industria alimentaria, por su parte, ha respondido reduciendo en un 25 % la cantidad de azúcares en la composición de muchos de sus alimentos. O sea, es un etiquetado que beneficia la salud de los consumidores, alienta a la industria alimentaria a fabricar productos más saludables, contrarresta ciertas prácticas comerciales dañosas y mejora potencialmente la equidad en la salud.[494] Se han aplicado en países como Chile, Perú, Uruguay o México. Simón Barquera, director del Centro de Investigación en Nutrición y Salud del Instituto Nacional de Salud Pública de México explicó lo siguiente a la BBC: «En unas semanas [desde la aplicación de los sellos negros] logramos que las empresas hicieran lo que debían haber hecho hace diez años».[495]

Políticas públicas que frenen la discriminación, el estigma e incluso la deshumanización que sufren las personas con obesidad, sobre todo si son menores de edad.[496] La nutricionista Virginia García lo expuso con esta lucidez en su cuenta de Twitter, comentando el caso de alguien que vive en un hogar cuya despensa (por razones ajenas a su voluntad) está repleta de productos malsanos:[497] «La "fuerza de voluntad" no existe. Si tienes una despensa como esta, un Burger King abajo de casa y al lado un Domino's no tienes menos fuerza de voluntad que alguien que vive en un pueblo de 100 habitantes sin nada, lo que tienes es peor contexto». Por desgracia, el crecimiento de las cifras de obesidad no se acompaña de una aceptación de esta condición, por parte de la sociedad, como un trastorno en el que el individuo es la víctima y no el culpable.[498]

Políticas públicas que favorezcan, más allá de buenas intenciones y sabias palabras, el acceso a una atención sanitaria eficaz contra la obesidad y que eviten, sobre todo en menores, las complicaciones a largo plazo de la obesidad no tratada.[499]

Políticas públicas que incorporen, de una vez por todas, los servicios de dietistas-nutricionistas en el Sistema Nacional de Salud. Acaba de ocurrir en Catalunya, de forma algo tímida,[500] pero debería extenderse a todo el territorio español. ¿Por qué? Por una parte, porque la profesión médica no ha sido formada para asesorar a sus pacientes sobre una alimentación saludable, según la revisión sistemática de Jennifer Abbasi en *JAMA*.[501] Por otra parte, porque, tal y como justificamos en un documento presentado al Senado en 2009,[502] «en la mayor parte de las ocasiones los dietistas-nutricionistas solo están disponibles en consulta particular de pago para un sector de élite de la sociedad», cuando sus servicios son precisamente más necesarios en los grupos de menos ingresos. También, desde luego, para mejorar la esperanza y calidad de vida de la población, para disminuir las bajas laborales y para reducir la utilización de fármacos. Y, por último, para disminuir el gasto sanitario.[503] Según el Consejo General de Colegios Oficiales de Dietistas-Nutricionistas (CGCODN), incorporar a estos profesionales en Atención Primaria puede ahorrar al sistema de salud de 5,8 a 105 euros en tratamientos posteriores por cada euro invertido.[504] Si solo revisamos el tratamiento de la obesidad por parte de dietistas-nutricionistas (no es la única patología que abordan) veremos que por cada euro invertido la sociedad recibe a cambio entre 14 y 63 euros. En concreto recibe 56 euros en términos de mejora de la salud (años de vida ganados ajustados por calidad), 3 euros en forma de ahorros en costes sanitarios (ahorros en medicación e ingresos hospitalarios) y 4 euros en ganancias de productividad (un menor absentismo laboral y mejora de la productividad).[505]

Políticas públicas que sean integrales y que tengan en cuenta todas las intervenciones que recomiendan a los responsables políticos la Organización Mundial de la Salud[506] o el Instituto de Investigación International de Política Alimentaria,[507] por sus relevantes beneficios para la salud pública. No sirve de nada poner un parche en un agujero de una piscina de plástico que tiene decenas de agujeros. Las políticas integrales (que combinen aspectos ya citados, como la prohibición de cierto marketing, los impuestos a lo malsano, el etiquetado frontal riguroso, etc.) son efectivas cuando se aplican a la vez. Una política integral es la mejor medida sanitaria para salvaguardar a la población del marketing de comida basura que nos empapa como lo haría un diluvio bíblico. Por eso la industria se resiste con uñas y dientes a su implementación.[508] En palabras de Margaret Chan, citada anteriormente: «Tal y como me han dicho una y otra vez los gobiernos, la presión de los lobbies alimentarios ha minado sus acciones destinadas a reducir la obesidad».[509]

Políticas públicas, en suma, que pongan a dieta a los gobiernos y que hagan que sea más fácil comer saludablemente que consumir productos insanos, y realizar actividad física que ser sedentarios. Y con urgencia, que para luego es tarde. Es un asunto complicado, nadie lo niega, por lo que conviene tener a mano esta reflexión de Ferdinand Foch: «No me diga que el problema es difícil. Si no fuera difícil, no sería un problema».

8. Para no olvidar

Dentro de las características del marketing depredador debemos destacar las políticas de precios anticompetitivas (les permiten mantener el dominio del mercado sobre rivales más pequeños); el acceso al *Big Data*, que permite un marketing intenso dirigido de forma segmentada a nichos de mercado; o la compra de rivales. Todo ello es flagrante para los derechos de los consumidores y su alimentación.

Comer de todo (algo que repite hasta la saciedad la industria alimentaria) no solo no es comer sano, sino que se relaciona con riesgos para nuestra salud. A mayor variedad, más consumo de productos superfluos.

En mayo de 2021 la multinacional Nestlé reconoció en un documento interno que más del 60 % de sus productos no son saludables.

Sí hay alimentos buenos y malos.

El desayuno no es la comida más importante del día. Pero sí es en la que debemos tener más cuidado de no caer en las garras de quien quiere colarnos productos malsanos con la torticera excusa de que nuestro cerebro o nuestros músculos necesitan glucosa. La industria alimentaria promueve productos no saludables para el desayuno, especialmente los dirigidos a los niños, con un muy alto contenido de azúcar.

Además de ultraprocesados, hay productos ultraperpetrados. Opino que los crean para que no nos sintamos tan mal comiendo el resto de ultraprocesados, y así mantener o aumentar su consumo.

Es difícil, pero no imposible, quitarles el antifaz a los charlatanes y cuñadietistas. Tienes una serie de pistas para lograrlo en las páginas 211-212.

La mejor manera de hacer frente a los sanitarios negligentes y a la agnogénesis nutricional (generación del desconocimiento en nutrición) es ser críticos y adquirir criterio.

La mayoría de los consejos nutricionales de los periódicos o de otros medios no tienen una buena base científica. Los medios irresponsables (sobre todo las revistas dirigidas «a chicas» o «a chicos») pueden desempeñar, por desconocimiento, por conflictos de interés o por negligencia, un papel trascendental como cadena de transmisión de la agnogénesis nutricional.

Muchísimos famosos contribuyen a nuestros malos hábitos alimentarios y a nuestras tasas de obesidad, promocionando productos malsanos. La gran mayoría de los anuncios por parte de famosos son de alimentos de muy mala calidad. La capacidad de convicción de los famosos para que comamos mal es más alta que la que tienen para convencernos de que lo hagamos bien.

Las redes sociales son una manera barata y efectiva de transmitir mensajes de salud e incluso pueden contribuir a la educación sanitaria, pero también tienen un enorme potencial para la desinformación, la charlatanería y la negligencia. Cuando alguien promocione productos, materiales, sustancias, energías o métodos con pretendida finalidad sanitaria, lo primero que debes preguntarte es: ¿cobra por ello?

La población tiene una baja alfabetización nutricional, es decir, no tiene suficiente capacidad como para procesar la información relacionada con la alimentación y tomar decisiones nutricionales libres.

Es imprescindible implementar políticas públicas que sean integrales y que tengan en cuenta todas las intervenciones que recomiendan a los responsables políticos las entidades de referencia. Deben abordar, entre otros, aspectos como las asimetrías de poder, los conflictos de interés, la captura corporativa, el precio, la disponibilidad y la publicidad de los productos malsanos (sobre todo el alcohol y los alimentos infantiles), la lactancia materna, la alfabetización nutricional, el fomento del autocuidado, la disminución en el consumo de carne, los impuestos a productos malsanos, la reducción en los niveles de azúcar y sal, etcétera (ver las páginas 232-242).

Capítulo 8
NO COMAS MEJOR, DEJA DE COMER PEOR

Ser sabio es el arte de saber qué pasar por alto.

WILLIAM JAMES

Casi no se nota, aunque yo sé perfectamente dónde me hice la herida. Creo que fue en 1990, así que es normal que esté más que cicatrizada. Apagué con la mano un despertador antiguo, metálico y oxidado, y me llevé de regalo un corte bastante feo. Pese a que limpié y desinfecté la herida, al cabo de unos días estaba hinchadísima, llena de pus y me dolía cosa mala. Así que acudí al médico, quien me dijo que me fuera inmediatamente al hospital. «¿Es posible que tengas dentro un trozo de metal?», me preguntó una amable sanitaria en el hospital Valle Hebrón de Barcelona. «Es posible», contesté tímidamente, imaginándome lo peor. «Puede que la anestesia local haga poco efecto a causa de la infección», dijo entonces ella, confirmando mis peores presagios. Tras diez minutos hurgando, decidió acabar con la tortura, coser la herida y mandarme para casa al grito de: «Ten más *cuidao*, hombre». Al salir, todavía me temblaba todo el cuerpo a causa del dolor. Diez minutos después, a las mismas puertas del hospital, me desmayé. Cuando desperté, tumbado en una camilla, me vi explicando a dos enfermeras lo ocurrido. Entonces, una de ellas me preguntó: «¿Qué has desayunado hoy?». «Dos Coca-Colas», respondí. «¿¡Cómo!?», preguntaron ambas con estupor. Y añadieron: «Eso no es comida, hombre». Ese era yo con 18 años: una víctima más del marketing avaricioso, de una legislación más que laxa, de la intolerable ausencia de educación alimentaria. ¿Quién me iba a decir entonces que años después trabajaría de nutricionista? Por eso, entre otros motivos, nunca critico y mucho menos culpabilizo al que come mal, sino al que nos hace comer mal.

El objetivo de los (buenos) nutricionistas no es culpar, sino simplemente aportar información para que la población pueda tomar decisiones informadas, que son las únicas que se toman libremente. Y el objetivo de este libro no es hacer infeliz al lector («¡Ya no puedo comer nada!»), sino intentar contrarrestar peligrosos mensajes del estilo «por un día no pasa nada», «hay que comer de todo», «esto es sano porque le hemos añadido hierro», «el vino es salud», «el desayuno es la comida más importante del día», etc.

Estos mensajes, como hemos visto, los magnifica sin rubor la industria alimentaria. La población, por ejemplo, sabe que los «refrescos» no son sanos. Pero hay factores que camuflan la percepción de los riesgos de tales bebidas, y eso es algo que no se escapa a las fauces de los expertos en el marketing. Si se consigue colar al consumidor que un «refresco» es «más natural» o que le han añadido nutrientes, este acaba conceptualizándolo como saludable. Es lo que observaron Aimee L. Brownbill y sus colaboradores en julio de 2020 en la revista científica *Appetite*.[510] Incluso constataron que muchas personas dan más valor a las bebidas azucaradas que al agua, si las primeras han sido «enriquecidas» con ciertos nutrientes o si les encasquetan la torticera declaración de salud «bebida deportiva». Tiene tanto sentido como preferir un puñetazo a una caricia si quien nos dio el puñetazo lleva zapatos de marca.

Por eso comienzo este último capítulo dando sugerencias para contrarrestar los aniquiladores efectos del seductor marketing alimentario.

1. Las cuatro pes contra el marketing

¿Recuerdas las cuatro pes del marketing? Eran estas:

- publicidad (en televisión, Internet, tiendas, películas, series, juegos de ordenador o de teléfonos móviles, etc.)
- producto (composición, sabor, aroma, textura, densidad de calorías, tamaño de la porción, etc.)
- punto de venta (no solo en supermercados —en los que la ubicación del producto es pura ingeniería—, también encontramos productos malsanos listos para comer en bares, restaurantes, supermercados, gasolineras, quioscos, escuelas e incluso hospitales)
- precio (¡qué barato es comer insano!)

Pues bien, a continuación, propongo cuatro pes contra el marketing. Lo hago sin ánimo de sentar cátedra, dado que no están sustentadas en pruebas científicas y siendo consciente de que el mejor contraveneno contra el marketing depredador es una buena política pública. Son simples sugerencias que creo que pueden ayudarnos a frenar la actual epidemia de enfermedades relacionadas con la nutrición. Son estas: pensar, planificar, perseverar y prescindir.

Pensar

Debemos pensar en lo que comemos antes, durante y después de hacerlo. La distracción desempeña un importante papel en la calidad y el volumen de lo que ingerimos. Afecta a la capacidad de autocontrol, disminuye la atención prestada a la comida, reduce la saciedad, influye en la percepción del gusto, afecta a la memoria del consumo pasado (nos olvidamos de que ya hemos comido) y puede conducir lógicamente a un mayor consumo de calorías.[511]

Y debemos también pensar cuando hacemos la compra o pedimos un menú. Buena parte de la población no busca salud en la comida, sino sabor, variedad y comodidad. Y si su precio es bajo, pues mejor. Por ello, es preciso insistir en que una mala alimentación determina en buena medida nuestro riesgo de enfermar. Para la OMS, la nutrición es «uno de los pilares de la salud». Es imperativo pensar lo que comemos, de igual manera que deberíamos pensar lo que escuchamos o lo que hablamos.

Planificar

Planificamos nuestro currículum académico, nuestra jornada laboral, nuestras vacaciones... pero nos cuesta planificar qué comeremos esta tarde, mañana, esta semana. Es difícil, soy consciente. Pero también sé que, como dijo Gemma del Caño en una entrevista, «la culpa de lo que metemos en nuestra cesta de la compra es el 75 % de la industria alimentaria y el 25 % del consumidor».[512] Aunque su cálculo es, por supuesto, aproximado, sirve para entender que tenemos cierto margen de maniobra. Por eso me atrevo a plantear que deberíamos hacer la compra con una lista cerrada en la que aparezca escrito a fuego lo que de verdad necesitamos. Ir directos a lo que queremos comprar y no mirar los demás estantes, solo buscar lo que teníamos pensado.

Y si podemos hacer las compras al mediodía, justo después de comer, pues mejor: como no hay gusanillo que matar, el atractivo de esos largos pasillos repletos de tentaciones queda inactivado.

Tampoco planificamos el cuidado de nuestro cuerpo o nuestros hábitos. Sin embargo, no hacerlo es un peligro. Es casi una garantía de acabar sedentarios, con nuestros estómagos repletos de productos superfluos y malsanos, y con nuestro organismo expuesto a enfermedades crónicas y debilitantes. Modificar nuestro estilo de vida es la piedra angular en la promoción de la salud.[513]

Planificar pasa por tomar lo más pronto posible el timón de un buen estilo de vida. ¿Buscas una pastilla para el estreñimiento, el colesterol o la glucemia? Hay una que disminuye tu estreñimiento, pero también tu riesgo de cáncer de colon; disminuye tu colesterol o tu glucemia, pero también tu riesgo cardiovascular. Esa «pastilla» se denomina «estilo de vida». Sus ingredientes son evitar el sedentarismo, reducir al máximo el consumo de alcohol (o, mejor, no consumirlo, dado que cualquier dosis aumenta el riesgo de cáncer), pedir ayuda sanitaria para dejar de fumar, acudir a un nutricionista colegiado si padecemos obesidad y basar la alimentación en alimentos de origen vegetal poco procesados. Ayudarnos con libros de recetas saludables (basadas en alimentos vegetales, por ejemplo) es un buen sistema para ganar en variedad. Si tenemos hijos debemos hacer todo lo posible para darles el pecho (es muy aconsejable acudir a un grupo de apoyo a la lactancia), predicar con el ejemplo y mejorar la disponibilidad alimentaria en el hogar.[514]

Perseverar

Tomamos tantos ultraprocesados que resulta difícil para muchas personas disfrutar del sabor de frutas, hortalizas, legumbres y otros alimentos saludables, que deben competir con productos diseñados por expertos en el *bliss point* del que ya hemos hablado. En comparación, los alimentos no procesados «no saben a nada», según tales personas, dado que su paladar se ha acostumbrado al potente sabor de lo malsano. Reeducar nuestro paladar pasa necesariamente por algo de paciencia y perseverancia. Creo que de igual manera que nos aclimatamos al frío y al calor, también «aclimatamos» nuestro paladar a la comida sana o a la malsana.

Mi amiga Griselda Herrero, doctora en Bioquímica, dietista-nutricionista y experta en trastornos de la conducta alimentaria y obesidad, emitió estos sabios consejos en Radio Nacional de España, que complementan perfectamente esta paciencia de la que hablo:[515]

- Identificar las emociones que nos llevan a comer por ansiedad.
- Preguntarnos si es hambre fisiológica.
- Buscar ocupaciones que nos eviten pensar en comer. Sin obsesionarnos o abrumarnos.
- Tratar de seguir una dieta saludable.
- Seguir unos horarios de comidas.
- Organizarnos y planificarnos.
- Que los alimentos visibles sean los saludables. Alejar los menos saludables.
- Si se recurre a la comida como respuesta emocional, evitar la sensación de culpabilidad.
- Si no somos capaces de controlarlo: acudir a un profesional experto en nutrición y psicología.

Tienes más información en su libro *Psiconutrición*, firmado junto a Cristina Andradres.[516]

«No lo compres, que te lo comes». Es el título de un texto que publiqué en *El País*, en un intento de dar sustento científico al conocido refrán «Ojos que no ven, corazón que no siente».[517] ¿Propongo prescindir absolutamente y para siempre de los productos superfluos? Te contesto con una anécdota. La semana pasada apareció este comentario en mi cuenta de Facebook: «Pues el día de tu cumpleaños te vi comiendo un pastel». No contesté, pero si lo hiciera le diría ver una película en Netflix no tiene nada de malo, pero si te pasas el día sentado tragándote series de Netflix, la cosa cambia (el sedentarismo es un grave riesgo para la salud). Pues lo mismo sucede con nuestra alimentación, aunque sustituyendo «series de Netflix» por «comida malsana». Lo que no se tiene en la despensa (o a mano) no se ingiere, así que planteate que la primera batalla diaria hay que ganarla en el momento de hacer la compra.

Mi consejo, tanto para adultos como para niños, sería el mismo que recomienda la Asociación India de Pediatría en menores de edad: no consumir más de una ración de productos ultraprocesados a la semana.[518] Para detectarlos creo que no hace falta ser un catedrático de Nutrición. Son baratos, se publicitan por tierra, mar y aire, vienen repletos de calorías, azúcar y sal, y además son sabrosos, así que es normal que nos rodeen y que nos aporten buena parte de la energía que consumimos. Comenzaría por prescindir, sin duda, de las bebidas azucaradas. Hacerlo es, en mi opinión, una prioridad mundial.[519] En todo caso, por si todavía tienes dudas, propongo alejar al máximo de nuestra alimentación los mismos alimentos que, según los pediatras Carlos Casabona y Pepe Serrano, conviene «desterrar» de la dieta de los niños:[520]

- Bebidas azucaradas, por ser en buena medida responsables de la epidemia mundial de obesidad.

- Cereales del desayuno, por su alto contenido en azúcar y su bajo aporte en fibra.
- Bebidas «energéticas», por su poder excitante y la gran cantidad de azúcar que aportan.
- Golosinas, por representar calorías vacías.
- Bollería industrial, por la gran cantidad de grasas de mala calidad que contienen.
- Alimentos precocinados, por su alto contenido en sal, azúcar y grasas saturadas.
- Sustitutos de la fruta, que pueden dar la falsa idea de que estamos tomando fruta cuando lo que ingerimos es poco más que una golosina.
- Patatas prefritas, por su alto contenido en sal y en grasas trans.
- *Fast food*, por ser habitualmente hipercalórica y contener elevados porcentajes de grasas, azúcar y sal.

Aunque también podemos prescindir de ciertos cantos de sirena.

2. Come comida, no cantos de sirena

Cantos de sirena ecológicos

La sostenibilidad medioambiental es un asunto de gran urgencia. Vamos de cabeza a exceder el límite de calentamiento global de 2 grados Celsius, a partir del cual los sistemas del planeta se desestabilizarán de modo severo y de forma potencialmente irreversible.[521] Así que a todos nos debería preocupar el medio ambiente, sobre todo sabiendo que del 20 al 30 % de las emisiones de gases de efecto invernadero provienen de la agricultura.[522] ¿Debemos, entonces, buscar la etiqueta «Eco» u «Orgánico» en un producto envasado? Más bien debemos centrarnos en reducir, sobre todo, el consumo de carne y derivados cárnicos. Ese sería el resumen de un profundo análisis sobre salud, medio ambiente y nutrición, el publicado en 2019 por Michael A. Clark y colaboradores en la revista *Proceedings of the National Academy of Sciences.*[523] Constataron que los alimentos que mejoran tanto la salud como el medio ambiente son los siguientes: granos integrales, frutas frescas, verduras, legumbres, frutos secos, aceites vegetales ricos en grasas insaturadas (como el aceite de oliva).

De su estudio se desprende que los productos alimenticios que ejercen los mayores impactos ambientales negativos (como la polución de las aguas o las emisiones de gases de efecto invernadero) son las carnes rojas tanto procesadas como no procesadas, que además se asocian de manera consistente con más riesgo de enfermar y morir prematuramente.

La periodista Agathe Cortés entrevistó a Michael Clark para su texto «Los alimentos que dañan el medio ambiente son también los peores para la salud»,[524] quien explicó que el consumidor «es el primero que debe reaccionar. Si pide alimentos sanos, los restaurantes y la industria tendrán que adaptarse a su nueva dieta. Las empresas no ofrecen si no compramos». Estoy bastante de acuerdo con él..., pero no del todo. No creo que haya que delegar toda la responsabilidad en el consumidor. Creo, como he intentado justificar a lo largo de este libro, que no podemos esperar que la población reaccione cuando no tiene suficiente información y esta parece cambiar cada día. ¿Cómo educar cuando la industria alimentaria invierte un dineral en deseducar? ¿De qué sirve dar una clase de nutrición a un niño si al salir tiene acceso a una máquina expendedora y a las redes sociales que le venden toda la mala comida habida y por haber?

Tan riguroso como el estudio recién citado es el informe coordinado por la revista científica *The Lancet* y publicado también en 2019. Se trata de un consenso que aunó las fuerzas de 37 autoridades mundiales en diversos campos de la salud humana, la agricultura, las ciencias políticas y la sostenibilidad ambiental.[525] En el resumen del informe encontramos una de sus conclusiones más relevantes:[526]

> La transformación a dietas saludables para el 2050 requerirá cambios sustanciales en la dieta. El consumo mundial de frutas, vegetales, frutos secos, semillas y legumbres deberá duplicarse, y el consumo de alimentos como la carne roja y el azúcar deberá reducirse en más del 50 %. Una dieta rica en alimentos de origen vegetal y con menos alimentos de origen animal confiere una buena salud y beneficios ambientales.

Investigaciones más recientes, como la coordinada por Walter Willett en abril de 2021 (*American Journal of Clinical Nutrition*), justifican que las emisiones de gases de efecto invernadero por ración de carne de res son aproximadamente ciento cincuenta veces mayores que las de las fuentes de proteínas vegetales como frutos secos o legumbres. Las emisiones de productos lácteos y carne de cerdo son entre treinta y cuarenta veces más elevadas. Un patrón con mayor presencia de alimentos de origen vegetal poco procesados puede reducir como mínimo en un 30 % las emisiones de gases de efecto invernadero, además de tener el potencial de prevenir entre el 19 y el 24 % de las muertes prematuras a nivel mundial.[527]

Con datos del proyecto Our World in Data[528] el nutricionista José María Capitán, que trabaja en el Observatorio de Salud del Servicio de la Salud del Ayuntamiento de Sevilla, expuso lo siguiente en su cuenta de Twitter:[529]

> El ganado usa el 77 % de la tierra agrícola mundial, si bien solo produce el 18 % de las calorías y el 37 % de la proteína total. Es vital disminuir el consumo de carne para combatir el cambio climático. Literalmente nos estamos almorzando el planeta.

También de Our World in Data es el siguiente dato: «¿Quiere reducir la huella de carbono de sus alimentos? Concéntrese en lo que come, no en si su comida es local».[530] Se justifica que si bien es cierto que el transporte genera emisiones, comer localmente solo tendría un impacto significativo si el transporte fuera responsable de una gran parte de la huella de carbono final de los alimentos. Añaden esto:

> Las emisiones de gases de efecto invernadero del transporte representan una cantidad muy pequeña de las emisiones de los alimentos y lo que come es mucho más importante que el lugar desde donde viajan sus alimentos.

Our World in Data también ha demostrado que no es cierta la falsa creencia de que el consumo de soja o sus derivados por el ser humano sea responsable de todos los males que asolan el planeta, desde la deforestación a la caspa. Entre otros motivos, porque el 77 % de la soja se destina a alimentación animal. En concreto, el 76,5 % alimenta a los animales que nos comemos y el 0,5 % restante es para alimentar mascotas.[531] Tiene mucho más sentido dejar de comer tanto animal que eliminar nuestra ingesta de soja. O, en sus palabras, «reducir el consumo de carne es una forma eficaz de marcar la diferencia». También deben, sin duda, implementarse políticas de deforestación cero.

En julio de 2021, el ministro de Consumo español, Alberto Garzón, nos pidió a los españoles que comamos menos carne, y activó el eslogan: «Menos carne, más vida». Justificó, con sorprendente valentía, la imperiosa necesidad de reducir nuestro consumo de carne.[532] Como era de esperar, hubo un alud de críticas, sobre todo por parte de la industria cárnica, que no es pequeña ni cobarde. Pero también hubo respuestas en defensa del ministro. La que más me gustó fue la de un documento capitaneado por Eduard Baladia y titulado «Postura de la Academia Española de Nutrición y Dietética y del Consejo General de Colegios Oficiales de Dietistas-Nutricionistas ante la controversia en torno al consumo de carne, salud y sostenibilidad».[533] En él leemos que la población española debe:

> Limitar el consumo de alimentos de origen animal en general y promover la reducción del consumo de carnes en particular, especialmente carnes rojas y procesadas.

¿Y los ultraprocesados? Ejercen un importante impacto ambiental, sin duda. En la guía de la Generalitat de Catalunya «Pequeños cambios para comer mejor» nos explican que la elaboración de productos ultraprocesados consume muchos recursos y genera muchos residuos (embalajes, botellas y latas, etc.).[534] Pero su impacto no es tan alto como el que ocurre con el actual consumo de carnes rojas y procesadas. «Dañan la salud, pero pueden tener impactos ambientales relativamente bajos», explican Michael Clarck y su equipo en el trabajo que he citado en el primer párrafo de este apartado. El impacto solo será bajo, en sus palabras, «si contienen poca o ninguna cantidad de alimentos de origen animal». Algo similar justificaron Joseph Poore y Thomas Nemecek en la prestigiosa revista *Science*: «Los impactos [medioambientales] de los productos animales de menor impacto suelen superar los de los sustitutos vegetales».[535]

Explico todo esto porque comprar procesados con reclamos «eco» puede distraernos de disminuir los productos de origen animal de nuestra mesa, algo vital para la sostenibilidad del medio ambiente, además de ser tan importante para la salud como reducir el consumo de ultraprocesados. Y también puede hacernos creer, erróneamente, que estamos delante de un producto saludable. Hay infinidad de productos con el sello ecológico que ni son sanos ni son sostenibles. Si bien no están nada claros los supuestos beneficios para la salud de los alimentos orgánicos o ecológicos, sí está claro que como los consumidores lo piensan, muchos fabricantes se aprovecharán para colarnos un gol en cuanto nos despistemos. Un ejemplo son unos cereales *bio* de espelta con miel que presumen de tener un «sabor natural», de ser «fuente de fibra» y, también, de provenir de «agricultura ecológica». ¿Sabes cuánto azúcar tienen? Casi la mitad de su peso: un 42 %.[536] Pero la medalla de oro en la competición de caraduras se la lleva cierta marca de ron en cuya etiqueta leemos «Organic». José Miguel Mulet, antes citado, compartió la foto del envase en su cuenta de Instagram y añadió «40 grados de alcohol ecológico. Neurotoxicidad, adicción y cáncer de la forma más natural y concienciada».[537]

Que quede claro: el chocolate bio sigue siendo un producto azucarado, el vino artesano sigue siendo una bebida alcohólica, el jamón de bellota sigue siendo carne procesada, las galletas de comercio justo siguen siendo bollería y las patatas chips «receta tradicional» siguen siendo algo insano. Cuando un producto alimenticio presume de algo que tiene, suele ser para que no pensemos en lo que no tiene. Y viceversa: cuando alardea de carecer de algo, suele ser para desviar nuestra atención de otro algo que tiene en exceso.

Estarás pensando: «Los vegetales ecológicos son más nutritivos y saludables que los no ecológicos, ¿no?». Pues no. En 2019, el portal Nutrimedia analizó pormenorizadamente esta cuestión en su documento «¿Son más saludables los alimentos ecológicos que los convencionales?».[538] En las primeras páginas se explica que «el auge del consumo de estos productos está motivado, en parte, por una *supuesta* sostenibilidad ambiental y la promoción de los productores de proximidad [...]». Dejo la frase a medias para explicar por qué he puesto en cursiva la palabra «supuesta». Debemos fijarnos en el origen de lo que compramos, entre otros motivos porque la producción de proximidad es beneficiosa para la economía y el medio ambiente, está claro.[539] Pero no está tan clara la sostenibilidad de lo ecológico. Los productos orgánicos tienden a requerir, por sus propias características, más terreno (lo que contribuye a la deforestación) y su productividad es menor, algo que se asocia a un mayor impacto ambiental. Lo constataron Timothy D. Searchinger y colaboradores en 2018 en la revista *Nature*,[540] y suele reforzar esta idea en sus investigaciones, libros y redes sociales José Miguel Mulet,[541] catedrático del Departamento de Biotecnología en la Universidad Politécnica de Valencia. Y no quieras saber el impacto ambiental (huella de carbono) que ejercen los productos «eco» si han tenido que recorrer miles de kilómetros hasta llegar a nuestro plato, algo muy frecuente.

Ahora sí, sigo con la frase de Nutrimedia que había dejado a medias: «Con todo, la principal razón [del auge de lo eco] es probablemente la creencia de que los productos ecológicos aportan algún beneficio para la salud». Su conclusión, tras revisar la literatura científica disponible, es la siguiente: «El mensaje "El consumo de alimentos ecológicos es beneficioso para la salud" es incierto».

Así que no tenemos pruebas de que lo eco sea más sostenible, más nutritivo y más saludable. Entonces ¿no son peligrosos los plaguicidas, fertilizantes, transgénicos y demás «agrotóxicos»? ¿No son acaso más seguros los ecológicos? Veamos.

Cantos de sirena quimiofóbicos

En los libros que critican los ultraprocesados es común leer consejos para que huyamos de alimentos «cultivados en huertos que emplean agrotóxicos». También nos hablan de productos químicos sintéticos. La Autoridad Europea de Seguridad Alimentaria no opina lo mismo. Sus análisis periódicos sobre esta cuestión repiten una y otra vez que los niveles de residuos hallados en los productos alimenticios no plantean preocupación alguna para la salud del consumidor.[542]

Pero estos errores no solo aparecen en libros de dieta ficción. En julio de 2019, Antena 3 Noticias soltó esta perla: «Las frutas y las verduras contienen un mayor porcentaje de pesticidas que los alimentos procesados».[543] Desde mi cuenta de Twitter contesté a Antena 3 lo que sigue:

> Pesticidas que están dentro de los márgenes de seguridad y que evitan plagas que pueden matarnos. Hablando de matar: la ingesta de ultraprocesados aumenta el riesgo de mortalidad. Lo contrario que ocurre al consumir frutas y hortalizas... aunque tengan (poquísimos) pesticidas.

Ahora añadiría el resultado de una investigación de Helena Sandoval-Insausti y su equipo: «La exposición a los plaguicidas a través de la ingesta de frutas y hortalizas no está relacionada con el riesgo de cáncer».[544] Cuando la compartí en mis redes me espetaron: «Seguro que paga el estudio una empresa de transgénicos [*sic*]». No contesté: basta revisar dicha investigación (es de acceso gratuito) para leer que «los autores declaran que no tienen intereses económicos o relaciones personales en competencia que puedan haber influido en el trabajo informado en este documento».

Si alguien entra en el texto de Antena 3 y no se queda solo con ese titular sensacionalista, encontrará estas declaraciones de la Organización de Consumidores y Usuarios: «Nuestra salud no corre ningún tipo de riesgo». Pero el daño ya está hecho. Daño por crear miedos injustificados, daño por fomentar la quimiofobia (generar fobia hacia los productos químicos) y daño por transmitir la idea de que es mejor comer procesados que frutas y hortalizas.

Por suerte, hay otros titulares que le devuelven a uno la esperanza en la humanidad (y en la divulgación científica). El primer titular que quiero compartir es este aparecido en *La Voz de Galicia*: «Es más dañina la quimiofobia que los restos de pesticida de un tomate». En el artículo aparecen estas acertadas declaraciones de Patricia Beiro, experta en seguridad alimentaria:

> Los alimentos que llegan a nuestras manos son totalmente fiables. Precisamente, lo peligroso es esta quimiofobia que estamos viendo últimamente y que solo interesa a la agricultura ecológica y el marketing que la rodea [...]. No podemos dejar de comer tomates por unos riesgos prácticamente inexistentes.[545]

Y el segundo titular es este de *El País*: «Lo orgánico no es ni más seguro ni más nutritivo». La frase no es de Nuño Domínguez, el periodista responsable del artículo, sino de la persona a la que entrevistó para realizarlo, Bernhard Url, el actual director de la Agencia Europea de Seguridad Alimentaria. En el texto se justifica que la mayoría de los europeos cree que el principal riesgo de sus alimentos son los residuos de pesticidas y las sustancias químicas. Pero es una creencia errónea. Url explica que el mayor problema alimentario que afronta Europa es que comemos demasiado, que comemos demasiado mal y, desde luego, la epidemia de obesidad. ¿Qué recomienda este experto desde el punto de vista de la nutrición humana? A estas alturas espero que no te sorprenda su respuesta:

> No podemos seguir consumiendo tantas proteínas animales. La producción ganadera consume demasiada energía, extensión de tierra y agua y produce demasiadas emisiones. Mi consejo es: come menos animales y más plantas. Esto sería saludable para la gente, para el planeta y para los 800 millones de personas que se van a la cama con hambre porque no tienen qué comer.

Pero ¿y los alimentos transgénicos? Pues los actualmente comercializados, de nuevo según la Autoridad Europea de Seguridad Alimentaria, son seguros para la salud humana, la salud de los animales y el medio ambiente.[546] Es más, pueden ser beneficiosos para luchar contra el hambre y la desnutrición, para el aumento en la productividad y en la calidad de los cultivos, y para la resistencia a plagas y a condiciones ambientales adversas, según justifica en su libro *Transgénicos sin miedo* José Miguel Mulet.[547] Ojo, no estoy diciendo que las grandes multinacionales dueñas de las patentes de los transgénicos sean arcángeles tutelares, porque su fin es exactamente el mismo que el de cualquier otra industria alimentaria: lucrarse. Lo dicho en el apartado «Legislación insuficiente» también vale para estas industrias. Solo detallo que no hay razón para creer que los transgénicos sean la causa de nuestras humanas imperfecciones.

Como a veces se acusa a los transgénicos de producir cáncer, tienes que saber que no hay pruebas de tal cosa.[548] Tampoco las hay para otros miedos injustificados como la presencia de pesticidas, aditivos u hormonas en los alimentos. En un documento en que analiza estas cuestiones, el Fondo Mundial para la Investigación del Cáncer despeja estos temores, y va al grano: «No fumar, seguido de mantener un peso saludable mediante una dieta saludable y mantenerse activo son las formas más efectivas de reducir el riesgo de cáncer». Lo remataría con esta frase de mi amigo el nutricionista Daniel Ursúa:

> Echarle la culpa a los aditivos de lo insano de un procesado es como echarle la culpa de una borrachera a los hielos de una bebida con alcohol.

Solo añadiría a sus palabras estos otros cantos de sirena que no deben atrapar tu atención y atraerte a una dieta malsana. NO es sinónimo de sano:

- sin conservantes
- sin colorantes
- sin aditivos
- sin transgénicos
- sin agrotóxicos
- sin pesticidas
- sin fertilizantes
- ecológico
- vegano

Cantos de sirena veganos

Aunque hay a quien le explota la cabeza al escucharlo, una dieta vegana (exenta de carne, pescado, lácteos o huevos) es perfectamente compatible con la salud e incluso podría prevenir algunas enfermedades crónicas.[549] ¿Por qué, entonces, hablo aquí de cantos de sirena veganos? Porque a los marketinianos de pro no se les escapa que la comunidad científica, que antes solo veía riesgos en las dietas vegetarianas, ahora reconoce que tales riesgos son pequeños y los posibles beneficios, reales. Y huelen, como león en la vasta sabana africana, a esa presa que pace absorta y ajena al peligro que le acecha. Olfatean la oportunidad comercial, y de ahí el ascenso meteórico de los productos ultraprocesados 100 % de origen vegetal a cuyo hipnótico halo de salud no podremos resistirnos.

Nestlé, por ejemplo, ya ha lanzado su KitKat «vegano certificado y elaborado con cacao 100 % sostenible». La empresa no nos dice que sea saludable, pero sabe que para muchísimas personas «vegano» significa «sano». En su página web nos explican que «Nestlé está ayudando a las personas a adoptar una dieta más basada en plantas [*plant-based diets*], con opciones en su amplia gama de alimentos y bebidas».[550] Menuda ayuda. Lo que pudiera tener de bueno se ha diluido en un perfil nutricional insalvable: calorías (y muchas) vacías. Yo mismo he hablado decenas de veces de los beneficios de las llamadas «*plant-based diets*», porque hay una cantidad casi interminable de investigaciones que subrayan sus beneficios para la economía, para el medio ambiente y para la salud pública,[551] así que ver ese concepto en manos de alguien que empuña un KitKat repleto de azúcar me sume en el más hondo pesimismo.

El «boom vegano» es responsable de que Beyond Meat tenga un valor de mercado de 8.700 millones de dólares. Se trata de un fabricante de sucedáneos de la carne que debemos clasificar como productos ultraprocesados, entre otros motivos, por las considerables cantidades de sal que contienen.[552] Puedes encontrarlos no solo en tu supermercado, también en locales de *fast food* como McDonald's, Pizza Hut, KFC y Taco Bell.[553] Así que no debe extrañarnos que haya investigaciones, como la publicada por Joséphine Gehring y sus colaboradores en enero de 2021, que constaten que las personas tanto vegetarianas como veganas están empezando a comer tantos ultraprocesados como las personas que comen carne.[554] Ni debe sorprendernos que los postres veganos o vegetarianos de las 96 cadenas más importantes de restauración presenten bastante más sal (sí, sal) que el resto de los postres.[555]

Lo vegano es un nicho de mercado espléndido para las multinacionales de lo malsano, que saben que comemos más cantidad si pensamos que lo que tenemos delante dice ser (o creemos que es) saludable.[556] La industria alimentaria no dejará pasar así como así una fuente de ingresos tan apetitosa. ¡Hala, a disfrazar de verde lo ultraprocesado se ha dicho!

Lo explico con frases breves, a ver si así se entiende mejor:

- El azúcar es vegano.
- La sal es vegana.

- El alcohol es vegano.
- La Coca-Cola es vegana.
- Las patatas fritas de bolsa son veganas.
- El whisky es vegano.
- Los precocinados veganos siguen siendo precocinados.
- La bollería vegana sigue siendo bollería.
- Aunque la mona se vista de seda...

Tienes más información en el texto de Beatriz Robles «"Vegano": el nuevo reclamo para vender productos insanos», cuyo enlace dejo en la bibliografía.[557]

No me gustaría cerrar este apartado sin antes reconocer que una alimentación vegetariana evita el sufrimiento y la muerte de muchos, muchísimos animales. Solo en Estados Unidos mueren un millón de animales cada hora para ser convertidos en comida.[558] Sabiendo, como sabemos, que una dieta vegetariana o vegana es del todo compatible con la salud, vale la pena pensárselo. Si te interesa el tema, no dejes de leer estos dos libros de la nutricionista, y amiga, Lucía Martínez: *Vegetarianos con ciencia*[559] y *Vegetarianos concienciados.*[560]

Cantos de sirena submarinos (pescado y omega-3)

No, no digo que el pescado sea malsano. Pero sí que puede esconder un canto de sirena: gran parte de la población cree que la base de una dieta sana es comer pescado o hartarse a pastillas de omega-3, y eso puede suponer un coste de oportunidad y alejarle de la decisión de basar su dieta en alimentos de origen vegetal poco procesados. Y también puede suponer comer demasiado pescado y por tanto ingerir demasiados contaminantes medioambientales. Me explico.

Hay muchos estudios que (ojo a la palabra) *observan* que

comer pescado se relaciona con un menor riesgo de mortalidad. Pero, como he explicado al hablar del desayuno, correlación no es causalidad. Trató esta cuestión en 2021 una investigación publicada por Ahmad Jayedi y colaboradores en *Critical Reviews in Food Science and Nutrition.*[561] Subrayó una explicación que detallamos en 2016 Juanjo Cáceres y yo en nuestro libro *Más vegetales, menos animales*. Allí indicamos lo siguiente:

> Volvemos a ver algo que muchos profesionales sanitarios y no pocos medios de comunicación pasan por alto: el efecto saludable que algunos estudios atribuyen al consumo de pescado es probable que se deba a un factor que sucede a la vez: su consumo desplaza productos menos saludables.

Y Jayedi y su equipo, en su metaanálisis dosis-respuesta concluyen lo siguiente:

> Aunque los resultados mostraron que un mayor consumo de pescado puede reducir el riesgo de mortalidad en pacientes con diabetes tipo 2, el análisis de subgrupos de acuerdo con el ajuste para la ingesta de energía indicó una asociación no significativa en el subgrupo de estudios que controlaron la ingesta de energía. Esta observación puede sugerir que la asociación inversa observada entre el consumo de pescado y el riesgo de mortalidad por todas las causas no fue un efecto de adición, sino un efecto de sustitución de otros alimentos como la carne roja y procesada por pescado.

En otras palabras, no es que consumir pescado (ojo, no más de tres raciones a la semana, según este estudio) sea beneficioso gracias a las supuestas propiedades del pescado, sino gracias a que las personas que lo consumen no están tomando otros alimentos cuya ingesta se relaciona con un mayor riesgo de mortalidad, como carnes rojas y procesadas. Es decir, el pescado desplaza el consumo de tales alimentos. Pero repetir día y noche que el pescado es saludable puede evitar que la población consuma una suficiente cantidad de otros alimentos que sí han mostrado ventajas para la salud: los de origen vegetal poco procesados.[562]

Una revisión Cochrane publicada en febrero de 2020 coincide con Jayedi y colaboradores: «Hay poca evidencia con respecto a los efectos del consumo de pescado [en las enfermedades cardiovasculares]».[563] En cuanto a los archinombrados omega-3, Nutrimedia y Cochrane Iberoamérica sumaron esto a lo dicho sobre el pescado:[564]

> El mensaje «Aumentar el consumo de alimentos ricos en omega 3 ayuda a prevenir las enfermedades cardiovasculares» es probablemente falso. [...] El aumento del consumo de alimentos que contienen omega 3, ya sea de origen animal o vegetal, es probable que produzca poca o ninguna diferencia en el riesgo de mortalidad o de enfermedad cardiovascular.

Como tarde o temprano alguien te sugerirá que el pescado o las pastillas con omega-3 son imprescindibles para el cerebro, contéstale que es verdad que un tipo de ácido graso omega-3 abundante en el cerebro, denominado DHA (ácido docosahexaenoico), contribuye al mantenimiento de las funciones cerebrales. Pero añade acto seguido lo siguiente: que el DHA sea necesario para la correcta función de las neuronas no equivale a decir que «a más, mejor», como tampoco poner más gasolina en el coche se traduce en que vaya más rápido. Además, no existen deficiencias de omega-3 en la población que resulten preocupantes para el rendimiento intelectual. Otro ácido graso omega-3 implicado en la salud mental es el EPA (ácido eicosapentaenoico), del que la Autoridad Europea de Seguridad Alimentaria opina lo siguiente:[565]

- no apoya la capacidad de concentración
- no mejora la capacidad de aprendizaje
- no ayuda a calmarse
- no mejora la atención
- no ofrece «descanso para la mente y el cuerpo»

Según el sistema nacional de salud del Reino Unido, «existe poca evidencia sólida de que los alimentos ricos en ácidos grasos omega-3 mejoren la función cognitiva o protejan contra afecciones como la demencia».[566] Eso en cuanto a los alimentos. ¿Y en cuanto a los suplementos? Tres cuartos de lo mismo: los estudios bien diseñados no demuestran evidencias de beneficios para la función cognitiva en niños[567] o en personas mayores.[568] En un estudio se suplementó con omega-3 a 4.000 personas mayores y su conclusión fue la esperada: «Los suplementos de omega-3 no retardaron el deterioro cognitivo en las personas mayores».[569]

Además, el pescado acumula contaminantes medioambientales, como arsénico, cadmio, mercurio, plomo, dioxinas y furanos.[570] En el caso del arsénico, existen sospechas razonables de que un elevado consumo podría incrementar el riesgo de algunos tipos de cáncer en la población, según mostraron Ángel Rodríguez Hernández y sus colaboradores en la revista *The Science of the Total Environment.*[571]

No debemos olvidar los motivos relacionados con la sostenibilidad para sopesar la promoción de un mayor consumo de pescado o de pastillas con omega-3. Para el Foro Económico Mundial, «casi el 90 % de las poblaciones de peces del mundo están totalmente explotadas o sobreexplotadas, y algunos científicos estiman que en treinta años puede haber poca o ninguna disponibilidad de mariscos».[572]

3. Pequeños cambios para comer mejor

Entonces ¿qué hacemos? Estamos bastante seguros de que hay algo que podemos hacer, aunque opino (en breve lo justifico, palabra) que lo más importante es lo que no hacemos. En todo caso, y quizá porque es la primera vez que encuentro una guía alimentaria que se atreve de forma explícita y evidente a combinar consejos en positivo (haz esto) con consejos en negativo (deja de hacer esto), me gusta mucho la guía «Pequeños cambios para comer mejor» de la Agència de Salut Pública de Catalunya, coordinada por las nutricionistas Maria Manera y Gemma Salvador.[573] Puedes localizar un tríptico de esta guía en ocho idiomas (árabe, aranés, castellano, catalán, chino, francés, inglés y rumano) o en el apartado de bibliografía de este capítulo.[574]

¡No es una pirámide!

Si alguien tiene miedo a que aparezca una «pirámide de la alimentación» en la guía está de suerte: no hay pirámide que valga. Lo que hay son tres simples columnas:

Más	Cambia a	Menos
Frutas frescas, hortalizas, legumbres, frutos secos y vida activa y social.	Agua, alimentos integrales, aceite de oliva y alimentos de temporada y proximidad.	Sal, azúcares, carnes rojas, carnes procesadas y alimentos ultraprocesados.

Como ves, nos encontramos con tres mensajes clave:

1. Aumentar el consumo de los productos cuya ingesta está claramente por debajo de las recomendaciones (y aumentar la práctica de ejercicio físico, que también está por debajo de lo recomendado).

2. Cambiar a opciones saludables, de tal manera que podamos escoger, de entre dos posibilidades, la más aconsejable.
3. Reducir el consumo de productos vinculados de manera clara a un mayor riesgo de sufrir enfermedades crónicas y que además ejercen un mayor impacto medioambiental.

Para basar las anteriores recomendaciones se revisaron los datos de consumo comunitarios y nacionales, además de la literatura científica y otras guías de referencia. Se consideraron, asimismo, las aportaciones y opiniones de 47 profesionales, entre los que me cuento (un honor), lo que ha significado la participación de seis departamentos, siete universidades, seis sociedades científicas y colegios profesionales y diez entidades, fundaciones, asociaciones de consumidores, varias ONG, etc.

La guía me gusta porque es clara (o, mejor, porque no es ambigua); me gusta porque es simple y fácil de entender; me gusta porque no se recomienda el vino o la cerveza como sí se hace, erróneamente, en otras guías (de hecho, esta guía indica: «para su salud, lo mejor es no tomar bebidas con alcohol»); me gusta porque se tiene en cuenta el impacto medioambiental de nuestras decisiones alimentarias; y me gusta porque sus mensajes no se basan en opiniones subjetivas, sino en lo que revela la literatura científica más reciente y fiable centrada en alimentación y salud. Te invito a leer la guía con calma, porque encontrarás muchos consejos útiles, como este:

> Disfruta con la preparación de los alimentos, recupera las posibilidades gastronómicas de nuestro entorno, innova con las recetas y la cocina actuales. Cocinar es un acto gratificante y no ha de requerir necesariamente demasiado tiempo ni habilidades.

Unas lentejas con verduras, hechas en casa, cuestan solo unos minutos de preparación y media hora de cocción, y en vez de los

60 ingredientes que encontramos en una pizza precocinada, llevará tan solo 10 y en ellas no habrá grasas trans, azúcar o potenciadores del sabor. Además, tendrán menos sal, son más baratas, estarán más buenas, sabremos qué estamos comiendo sin necesidad de mirar una etiqueta y disfrutaremos del placer de consumir (o compartir) algo que hemos hecho con nuestras propias manos. Atrévete a cocinar. No es tan complicado como nos hacen creer ciertos programas de televisión y no precisa medir milimétricamente las temperaturas, gramajes y tiempos. Es cuestión de mezclar y jugártela. Ensayo y error, como cualquier habilidad. Y para que nadie diga que jamás comparto una receta, ahí va la de las lentejas que hacemos en casa (salen un poco más de cuatro raciones):

1. Cortamos a trozos gruesos una patata mediana, un cuarto de calabacín, una zanahoria mediana, medio pimiento verde y un tomate maduro mediano.
2. Sofreímos los anteriores ingredientes en una olla exprés, con un par de cucharadas de aceite de oliva, y añadimos una hoja de laurel.
3. Al cabo de unos pocos minutos incorporamos 2 litros de caldo vegetal (o, en su defecto, agua del grifo) y 200 gramos de lenteja pardina.
4. Agregamos una pizca de pimentón dulce y cerramos la olla exprés, para que se cocine la mezcla durante una media hora.
5. Tras la cocción, añadimos una pizca de sal yodada, y a disfrutar.

Lo que no aparece en las tres columnas de la guía

«¿Podéis revisar, por favor, las tres columnas de la guía de la Generalitat, y buscar en ellas qué grupos de alimentos no aparecen?». Es una pregunta que suelo formular a mis alumnos o a quienes asisten a mis conferencias. Expongo la imagen en tamaño grande en la clase o en el auditorio, y espero el tiempo suficiente para que alguien se atreva a contestar. A veces pasan un par de minutos, y la tensión parece mascarse en el ambiente, pero no me importa, sé que tarde o temprano alguien levantará la mano. Me he encontrado respuestas de todo tipo, pero una muy frecuente es «No hay carbohidratos». «¿Seguro?», contesto con expresión de quien en realidad quiere decir, «Míratelo bien». Tantas y tantas personas creen que los nutricionistas odiamos los carbohidratos, que muchas no caen en la cuenta de que 1) los carbohidratos no son un grupo de alimentos, sino un nutriente; 2) en las columnas aparecen frutas, hortalizas, legumbres, frutos secos y, sobre todo, alimentos integrales, todos ellos fuente de carbohidratos.

Los grupos de alimentos que no aparecen (con paciencia siempre acaban saliendo de boca de los asistentes) son el pescado, los huevos, las carnes blancas y los lácteos. ¿Se les han olvidado a las autoras y a los revisores de la guía? No, lo que ocurre es que tras analizar los datos de consumo comunitarios de dichos productos y las pruebas científicas de sus efectos en la salud se consideró, con buen criterio, que no es preciso aconsejar a la población «coma más» o «coma menos» de ellos. Entre otros motivos porque hacerlo distrae del mensaje principal: prioriza en tu dieta los alimentos de origen vegetal poco procesados. Como explica Nassim Nicholas Taleb en su libro *Antifrágil*:[575]

> Tener más datos (prestar atención al color de los ojos de las personas que nos rodean cuando estamos cruzando una calle, por ejemplo) puede impedirnos ver el camión enorme que se nos viene encima.

4. No comas mejor, deja de comer peor

Me queda poco que añadir a lo dicho hasta ahora, salvo intentar apuntalar el subtítulo de este libro: no comas mejor, deja de comer peor. O, en palabras de Alejandro Palomas: «Somos, sobre todo, la suma de nuestras renuncias».[576] Pero antes, espero que hayas entendido que de nada sirve dar consejos a la población, como pretende este humilde divulgador, si no se aplican políticas públicas como las que he mencionado antes. Incluso aunque este libro se convirtiera, algo altamente improbable, en un best seller, el número de personas que lo leerían y que más tarde aplicarían sus consideraciones sería ridículo en comparación con el alcance del marketing de la industria alimentaria. Pero como nuestros responsables gubernamentales están, pareciera, atados de pies y manos por las fuertes cuerdas que manejan grandes corporaciones,[577] sigo adelante con la esperanza de no estar predicando en el desierto.

¿Por qué promulgo dejar de comer mal en vez de centrarme en promover los alimentos que deberíamos tener en la despensa? Es algo con muy mala prensa, como puede acreditar cualquier nutricionista que se exponga a las redes sociales. Hace cosa de un mes, un enfadado usuario me soltó en Instagram esta protesta: «¿Y qué comemos? ¿Solo pasto? ¿Y solo tomamos agua de los glaciares polares? Lo único que leo y leo son limitaciones: no hagas esto, no hagas lo otro». Forma parte de esa clase de personas que suelen creer que es imposible sentir placer sin fumar, divertirse en una fiesta sin alcohol, disfrutar de la comida sin productos malsanos, educar a tus hijos sin gritar, conversar sin interrumpir a tu interlocutor o disfrutar de la conducción sin ser temerario.

¿Cómo explicar a esta parte de la población que en salud pública la prevención es más importante que la intervención? ¿Cómo contarles que es mejor dejar de hacer algo dañino (o incluso, a veces, no hacer nada) que hacer algo que puede ser contraproducente? ¿Cómo convencerles de que añadir manzanas, aguacates o frutas del bosque a una dieta inadecuada no la convierte en saludable, de igual manera que dar un beso al día a un niño al que tratamos a gritos no lo convierte en un niño feliz? En nutrición echo en falta la iniciativa «No Hacer» como la que propugna, en España, la Sociedad Española de Medicina de Familia y Comunitaria (semFYC). Esta entidad elabora desde hace unos años unas guías denominadas «No Hacer», utilísimas para promover el uso eficaz de los recursos de atención a la salud y para evitar las intervenciones que no han demostrado eficacia o que tienen escasa o dudosa efectividad.[578]

Taleb, en el ya citado libro *Antifrágil*, lo explica mejor que nadie en el capítulo «Vía negativa»:

> Sabemos mucho más sobre lo que está mal que sobre lo que está bien, o, por expresarlo en términos acordes con la clasificación frágil-robusto, el conocimiento negativo (lo que está equivocado, lo que no funciona) es más robusto frente al error que el conocimiento positivo (lo que es correcto, lo que funciona). Por lo tanto, el conocimiento crece por sustracción mucho más que por adición.

Está claro que es beneficioso dormir, charlar con un amigo, respirar aire limpio, hacer ejercicio o beber agua potable. Pero está más claro que es perjudicial no dormir, discutir a gritos, ser sedentarios o fumar. Y así sucede con la alimentación. Las pruebas científicas sobre los riesgos poblacionales de consumir demasiada cantidad de carnes rojas (algo que está ocurriendo),[579] carnes procesadas, alcohol, bebidas azucaradas y otros productos ultraprocesados[580] son mucho más sólidas que las que observan beneficios atribuibles a, por ejemplo, frutas y hortalizas.[581]

Porque sí, comer frutas y verduras es beneficioso, pero ¿y si parte de dichos beneficios ocurren porque quien las consume está desplazando la ingesta de otros alimentos que suponen un riesgo? ¿Y si la mejor salud de los vegetarianos se explica no solo por la dieta, sino porque fuman y beben menos o son menos sedentarios? Hemos visto al hablar del pescado que quien lo come tiene mejor salud, aunque no gracias al pescado, sino porque no está comiendo tanta carne roja y procesada. Un consenso de la Asociación Estadounidense del Corazón publicado en 2018 subrayó que los beneficios atribuibles al pescado se constatan «especialmente cuando el pescado reemplaza la ingesta de alimentos menos saludables».[582]

Y es que pensar en añadir alimentos sanos para mejorar la salud no está exento de peligrosos malentendidos. ¿Verdad que añadir un chorro de agua limpia a un charco sucio no lo vuelve transparente? Por desgracia, casi todos los comités de nutrición humana aconsejan exclusivamente aumentar el consumo de alimentos de origen vegetal para conseguir que la dieta sea más saludable. Estos consejos parten de la suposición de que si la población toma más frutas y verduras, reducirá el consumo de alimentos superfluos. Pero ¿esto es así? Las personas que incrementan el consumo de alimentos saludables, ¿de verdad disminuyen su consumo de calorías a partir de comida menos sana? Hemos visto en la página 238 que no es así. Pero hay más.

Una inteligente investigación de Alexander Chernev y David Gal dividió al azar a dos grupos de voluntarios y se les pidió que estimaran el contenido calórico de una hamburguesa. Antes, para que tuvieran un punto de referencia, les mostraron una hamburguesa similar, pero más pequeña, y se les dijo que tenía 500 kilocalorías. Su estimación calórica media dio como resultado un promedio de 761 kilocalorías. Hasta aquí ninguna sorpresa. Pero a continuación se pidió al mismo grupo que evaluara las calorías de esa misma hamburguesa junto con una ensalada de brócoli. Y el resultado dejó perplejos a los investigadores: 665 kilocalorías. O sea, agregar una ensalada a la hamburguesa nos hace creer que el conjunto tiene casi 100 kilocalorías menos que la hamburguesa a secas. Expongo el resultado en la gráfica 14 para que sea más visual. ¿Acaso creían las personas encuestadas que la ensalada tiene «calorías negativas»? Para saber si era así, Chernev y Gal pidieron a los voluntarios que estimaran el contenido calórico de la ensalada de brócoli, y el resultado fue mayor que cero: 67 kilocalorías. La explicación de los científicos es que la población considera, inconscientemente, que «agregar una virtud a un vicio puede disminuir el contenido calórico de la comida combinada».[583]

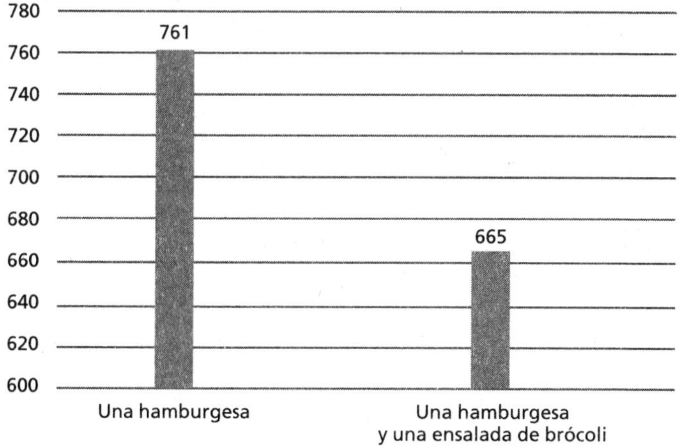

Gráfica 14. Percepción de la población del contenido calórico de un «vicio» a solas o un «vicio» con una «virtud». Elaboración propia a partir de Chernev A., Gal D. *Categorization effects in value judgments: averaging bias in evaluating combinations of vices and virtues.* J Market Res. 2010;47:738–747.

Como ves, añadir algo sano a lo insano no parece una estrategia muy recomendable. El cerebro parece gritarnos «el brócoli le quita calorías (y culpa) a la hamburguesa». Esta ilusión es particularmente fuerte entre las personas que más se preocupan por su alimentación,[584] que caen en una trampa magnificada por la industria alimentaria y que se resume en la palabra «compensar». Pero si las cosas no funcionan así en otros aspectos de la vida,

¿por qué iban a hacerlo con la alimentación? Una camisa sucia no se compensa con un pantalón nuevo. Seis días de sedentarismo no se compensan con una carrera el domingo. El perjuicio del tabaco o del alcohol no lo compensan fármacos, vitaminas o plantas medicinales. A un insulto no lo compensa un piropo.[585] Y una dieta malsana no se compensa cepillándote los dientes o tomando una ensalada de brócoli.

Taleb propone que nos concentremos en quitarnos la piedra del zapato, y me parece un consejo mucho más razonable que ponernos otro par de calcetines encima de los anteriores, caminar menos, o dejar de caminar, pegarnos una tirita en la herida que nos ocasiona la piedra o acudir al médico para que nos cure. En el apartado «¿Dónde está el charlatán?» de su libro, Taleb también tiene respuesta para quienes esperen que salga de mi boca únicamente un listado de consejos en positivo:

> Se reconoce a los charlatanes porque son quienes nos dan consejos en positivo (y solo en positivo), tratando con ello de aprovecharse de nuestra credulidad y nuestra debilidad (de tontos) por aquellas recetas que nos impactan por obvias, pero que luego se evaporan con la misma facilidad con que las olvidamos [...]. En la práctica, sin embargo, es en negativo como actúan los verdaderos profesionales [...]. El aprendizaje de la vida consiste en saber qué evitar.

Un digno ejemplo de la eficacia de educar «en negativo» lo proporcionaron en 2017 Matthew M. Graziose y sus colaboradores en la revista *Journal of Nutrition Education and Behavior*.[586] Su investigación no consistió en explicar a los niños (en este caso, alumnos de 20 escuelas de Nueva York) qué son las grasas omega-3, las vitaminas hidrosolubles o los antioxidantes polifenólicos. Los investigadores tampoco pretendieron (seguramente porque no financiaba la intervención la industria alimentaria) que los alumnos aprendieran la supuesta importancia del desayuno, que se creyeran ese constructo falaz de que hay que comer de todo, que fueran obedientes y se acabasen siempre lo que tienen en el plato, o que tomasen por dogma de fe que no hay alimentos buenos o malos. Lo que sí intentaron es que comprendieran la importancia que tienen los siguientes seis consejos, todos relacionados directa o indirectamente con la nutrición:

- reducir el consumo de bebidas azucaradas
- reducir el consumo de *fast food* (comida rápida)
- reducir el consumo de aperitivos procesados y envasados
- reducir el número de horas ante las pantallas
- aumentar la actividad física
- aumentar el consumo de frutas y hortalizas

¡Cuatro consejos en negativo y solo dos en positivo! ¿Qué ocurrió? Que su planteamiento se convirtió, en sus palabras, en «una estrategia efectiva y rentable para reducir la obesidad infantil». Añadiría que también puede prevenir muchas otras patologías crónicas. Graziose y sus colaboradores no se olvidan de insistir en que los gobiernos deben implementar otras medidas de prevención de la obesidad como subir los impuestos a las bebidas azucaradas o las prohibiciones publicitarias.

Estoy bastante seguro de que el estudio no habría arrojado resultados muy distintos si no hubieran dado a los menores los dos mensajes en positivo. Explicar a los niños que las frutas y verduras son sanas no aumenta de forma relevante su consumo.[587] En una investigación rigurosa (ensayo controlado y aleatorizado) de Anna E. Coates y sus colaboradores se constató que, mientras que el marketing de «alimentos» malsanos con *influencers* aumentó el consumo de estos productos en niños, el marketing de alimentos saludables con *influencers* no tuvo efecto alguno.[588]

Pero creemos en los consejos en positivo. Casi la mitad de los norteamericanos que quiere adelgazar intenta beber más agua y comer más frutas y hortalizas, algo que, en palabras de Ted Kyle no es más que un «pensamiento mágico persistente».[589] En el ámbito de la alimentación saludable debería acabar sucediendo lo que ocurre en el campo de la lactancia materna: la Comisión Europea no señala tanto los beneficios de amamantar, sino más bien los potenciales riesgos de la lactancia artificial.[590] ¿Por qué? Porque durante muchos años la lactancia materna se ha promocionado, sin éxito, enumerando sus efectos beneficiosos. Al comprobar que dicha promoción no se traducía en un mayor número de madres dando el pecho, se diseñaron campañas centradas en mostrar los riesgos de no amamantar, cuyo éxito es mayor.

Propongo, por tanto, instaurar una nueva tendencia en el campo de la dietética: dirigir las recomendaciones, de manera explícita, a disminuir los alimentos con baja calidad nutricional sin poner tanto énfasis en el aumento de la ingesta de alimentos saludables. Bueno, la tendencia no es exactamente nueva ni tampoco soy yo el primero en proponerla. En marzo de 2013, el American Institute for Cancer Research (AICR) publicó esta reflexión en su cuenta de Twitter, que a muchos pareció muy impactante:

> Para reducir tu ingesta de calorías, no añadas hortalizas, frutas o cereales integrales. Escógelos en lugar de alimentos ricos en grasas o azúcares.

En vez de «añadir» alimentos sanos, creen que es más conveniente dejar de tomar productos con baja calidad nutricional. Una vez eliminadas las calorías que nos aportan tales productos («refrescos», bollería, repostería, helados, aperitivos salados, postres lácteos, salsas, bebidas alcohólicas, etc.), será el momento de añadir frutas, hortalizas, cereales integrales, legumbres o frutos secos.

Tres años antes, Cohen y colaboradores publicaron, en la revista *Public Health Reports* una investigación con un elocuente título: «¿Tomamos pocas frutas y hortalizas o tomamos demasiada cantidad de galletas, dulces, aperitivos salados y refrescos?».[591] En su trabajo observaron que el «consumo excesivo» de calorías a partir de alimentos superfluos era mucho mayor que el «consumo insuficiente» de frutas y verduras, si tenemos como referencia las recomendaciones de las guías de alimentación. Concluyeron, por tanto, que las políticas alimentarias deberían promover mucho más una disminución en el actual consumo (excesivo) de productos superfluos en vez de incitar con tanto énfasis (y casi exclusivamente) a una mayor ingesta de frutas y hortalizas.

Diversos estudios publicados tras la aparición de la investigación de Cohen y colaboradores corroboran este punto de vista. Así, un trabajo llevado a cabo por la Universidad de Tennessee y aparecido en abril de 2012 reveló que promover la ingesta de frutas y hortalizas no se asocia a una reducción ni en la ingesta de energía ni a una disminución en la cantidad de alimentos con baja calidad nutricional.[592] Cinco meses después, Houchins y colaboradores (Universidad de Purdue) observaron que añadir frutas y hortalizas en adultos con sobrepeso u obesidad puede contribuir a la ganancia de peso, debido a que las calorías añadidas no se compensan con una disminución en el consumo de otros alimentos no saludables.[593] El mismo equipo obtuvo resultados similares en una investigación publicada en noviembre de 2012 en la revista *International Journal of Obesity*.[594] Tras su publicación, diversos expertos coincidieron en que se debe evitar transmitir exclusivamente a la población que «añada» alimentos sanos a su dieta habitual, ya que ello podría traducirse en una ganancia de peso, algo no recomendable. Barbara Rolls, presidenta de Ciencias de la Nutrición en la Universidad Estatal de Pensilvania, indicó a Reuters que «si le decimos a la gente que añada algo a su dieta, es posible que no pierda peso, e incluso puede que lo gane, aunque eso que añada sean frutas y hortalizas».[595]

Pero no hace falta ir a Pensilvania: en una investigación publicada en la revista *European Journal of Clinical Nutrition* y cuya primera firmante es la dietista-nutricionista Silvia Bel-Serrat, de la Universidad de Zaragoza, se constató que tomar una baja cantidad de bebidas azucaradas sería más importante que seguir una dieta rica en frutas y hortalizas a la hora de prevenir el riesgo cardiovascular en niños.[596]

El último estudio que quiero comentar es el de Romain Cadario y Pierre Chandon.[597] Es un metaanálisis de 2017 que confirmó que las intervenciones dirigidas a realizar cambios alimentarios son más efectivas si van dirigidas a reducir la ingesta de productos malsanos que a aumentar el consumo de alimentos saludables.

Por todo lo anterior soy partidario de empuñar el refrán «No es más limpio el que más limpia, sino el que menos ensucia». En concreto, esta versión nutricional del mismo: no comas mejor, deja de comer peor. Comer mejor va a significar para muchas personas obsesionarse en seguir una dieta sana o creer que necesitan profundos conocimientos de nutrición, cuando no es así. No hace falta pensar en cada momento en sujeto y predicado para hablar (yo no lo hago mientras escribo estas líneas) y tampoco hace falta saberse los aminoácidos esenciales para comer. Sí conviene no cometer constantemente garrafales faltas gramaticales, y conviene también no tomar como norma seguir una dieta malsana.

¿Y si el ejercicio es bueno porque el sedentarismo es peligroso?[598] ¿Y si la leche materna es buena porque no es leche de fórmula? ¿Y si las frutas, las verduras, los frutos secos, las legumbres o los granos integrales son buenos porque no son ultraprocesados? ¿Y si no es lo que haces, sino lo que no haces?

Espero que este libro, cuyo objetivo era más empoderar que

realizar una crítica estéril, te haya servido para conocer la realidad nutricional que nos rodea y entender por qué muchos perseguimos cambiarla. Espero que te haya servido para comprender que los ultraprocesados son baratos para el bolsillo y seductores para el paladar, pero son caros para el medio ambiente, arriesgados para la salud individual y demoledores para la salud poblacional. Y espero, sobre todo, que te haya servido para desobedecer el imperativo «¡Come mierda!» que parece flotar en el ambiente como lo hace el mal olor en un inmenso vertedero.

Sé que aunque muchos desobedezcamos ese imperativo, la máquina de esta encerrona nutricional apenas retrocederá un diente de su poderoso engranaje, pero creo que vale la pena intentarlo por el bien de la salud pública.

5. Para no olvidar

Propongo, para hacer frente a las cuatro pes del marketing (publicidad, producto, punto de venta y precio), otras cuatro pes: pensar, planificar, perseverar y prescindir.

Debemos pensar lo que comemos, de igual manera que deberíamos pensar lo que escuchamos o lo que hablamos.

También debemos planificar nuestro estilo de vida, así como planificamos nuestro currículum o nuestras vacaciones.

Reeducar nuestro paladar pasa por algo de paciencia y perseverancia. ¿Verdad que nos aclimatamos al frío y al calor? Pues también podemos «aclimatar» nuestro paladar a la comida sana.

Lo ideal es no consumir más de una ración de productos ultraprocesados a la semana.

Debemos comer comida, no cantos de sirena. Eso incluye cantos de sirena ecológicos (no son más sanos ni está claro que sean más sostenibles), quimiofóbicos (los niveles de pesticidas en alimentos no son preocupantes), veganos (la dieta vegana es compatible con la salud, pero hay cada vez más productos veganos ultraprocesados malsanos), submarinos (consumir pescado es compatible con la salud, pero no debemos basar la dieta en pescado).

La clave de una dieta sana es realizar «pequeños cambios para comer mejor»: comer más frutas frescas, hortalizas, legumbres y frutos secos; hidratarnos con agua, consumir integrales en vez de refinados y escoger aceite de oliva en vez de otras grasas; y tomar menos ultraprocesados, carnes rojas y procesadas, así como sal, azúcar o alimentos salados o azucarados.

La ciencia no confirma la suposición de que añadir productos saludables a la dieta se traducirá en una reducción del consumo de productos malsanos. Las intervenciones dirigidas a realizar cambios alimentarios son más efectivas si van dirigidas a reducir la ingesta de productos malsanos que a aumentar el consumo de alimentos saludables. Lo que no conforma una dieta saludable es seguramente lo que la define de forma más ajustada. De ahí la importancia de recordar el mensaje final de este libro: «No comas mejor, deja de comer peor».

EPÍLOGO

> El Derecho administrativo es el que soporta más fuerte, directa e inmediatamente, los embates de los grupos de presión. El Derecho de la Administración económica es en su mayor parte una solución del compromiso entre las perspectivas de lo que los gobernantes consideran legítimo y lo que es considerado como útil a sus propios fines por los grupos de presión: este permanente dualismo produce la naturaleza del Derecho de conflicto. [...] Los grupos de presión no actúan con tanta fuerza e inmediación en el Derecho civil, penal o procesal. [...] La realidad muestra cómo en la Administración económica es cierta la vieja afirmación [...]: «Nada del Estado es poder político... solo existe el pluralismo oligárquico de los grupos de presión».
>
> JOSÉ LUIS VILLAR PALASÍ,
> *Consideraciones sobre el sistema jurídico*

Dentro del derecho administrativo, el alimentario conforma el conjunto de normas y principios cuyo objeto es minimizar, hasta lo técnica y operativamente factible, la incidencia de enfermedades de transmisión alimentaria asociadas a procesos de contaminación de alimentos y piensos, garantizando la inocuidad de los productos alimentarios a excepción de la que se manifiesta a largo plazo y se produce por la alta presencia de grasas, ácidos grasos saturados, ácidos grasos trans, azúcares y sal o sodio que, en su conjunto, otorguen al producto un perfil nutricional que permita calificarlo científicamente como malsano. La garantía de inocuidad es real y se consigue merced a las regulaciones y a los sistemas establecidos para su aplicación y control, sin que el consumidor tenga que hacer nada: simplemente la disfruta. Un ejército de profesionales de la veterinaria, la ciencia y la tecnología alimentaria, la nutrición humana y la dietética, la farmacia, la biología, la técnica de laboratorio y análisis, la química y otros profesionales en la órbita se dedican, con enfoque multidisciplinar y complementario, a controlar y mantener a raya el fenómeno de la contaminación alimentaria, que legalmente abarca la presencia natural o espontánea de patógenos (y, por lo tanto, no siempre precisa de la concurrencia de una introducción o incorporación del patógeno al alimento) y evitar, con ello, el desarrollo de *enfermedades de transmisión alimentaria* (ETA). El detalle distintivo de mi definición de derecho alimentario no está en la descripción del sistema en negativo, mediante el señalamiento de los agentes patógenos (bióticos o abióticos) a los que se enfrenta (que no tolera), sino en la exclusión expresa de aquellos agentes dañosos a los que no se enfrenta, y que son los que causan las *enfermedades no transmisibles* (ENT): principalmente diabetes, cáncer, patologías cardiovasculares y obesidad asociadas al hecho alimentario.

No es preciso leer una etiqueta para no ingerir cantidades que se estimen intolerables de micotoxinas, compuestos patógenos producidos de forma natural por algunos tipos de mohos que crecen en numerosos alimentos, porque las regulaciones se encargan de fijar cuáles son los límites tolerables, de establecer los sistemas de control y de responsabilizar de forma cuasi objetiva al operador de la industria alimentaria de cualquier resultado (estrictamente dañoso o no) que produzca la puesta en circulación de alimentos contaminados. No hace falta, después de leer esa hipotética etiqueta, discernir si el nivel de, por ejemplo, ocratoxina A, es mucho o poco. Tampoco hace falta estimar cuánta de esa misma micotoxina llevamos en el resto de los productos de nuestra cesta de la compra. Ni calcular la que hemos ingerido de media cada día en las últimas semanas. Lo mismo pasa con los residuos de antibióticos o de pesticidas. Existen regulaciones inabarcables (por lo extenso y por lo técnico: ver, p. ej., el Reglamento 396/2005, de 23 de febrero) que están pensadas para que el consumidor esté protegido sin enterarse siquiera. Con el azúcar o la sal hemos de desplegar toda esa panoplia de precauciones que no tenemos que poner en juego con las micotoxinas.

Esta situación jurídica y política ha permitido que en Europa, por ejemplo, las cifras de fallecimientos anuales asociados a las *enfermedades de transmisión alimentaria* se cifren en unas 5.000 personas, una cifra que no permite congratularse en abstracto, pero sí en concreto, como veremos.

El abandono del problema de la falta de seguridad nutricional por parte del derecho alimentario (y de las políticas alimentarias) ha provocado que los fallecimientos anuales en Europa por causa de las *enfermedades no transmisibles* (ENT) asociadas a la alimentación malsana sean millones. Más de dos millones cien mil fallecimientos anuales al menos, que son los que se estiman causados por enfermedades cardiovasculares asociadas a la mala alimentación. Una magnitud cuatrocientas veinte veces mayor que los fallecimientos causados por las *enfermedades de transmisión alimentaria*. La diferencia práctica entre proteger con regulaciones efectivas y meramente informar es justo esa, en lo cuantitativo: cuatrocientas veinte veces más fallecidos, al menos. Recuerden: proteger, miles; informar, millones de fallecimientos.

Comprenderán que la situación es para poner el grito en el cielo, para indignarse, o incluso para proferir un exabrupto. Por eso se publica este libro, porque hace una falta inmensa llamar la atención y hacerlo con criterio. Estimaciones como las de la OCDE (*La pesada carga de la obesidad. La economía de la prevención*) cifran el lastre para nuestra economía en casi un 3 % del PIB anual. Perdemos el equivalente a la fuerza de trabajo anual de casi medio millón de personas y pagamos, cada uno, un importe de unos 260 euros anuales en impuestos para tratar solo el sobrepeso y la obesidad. La pretendida libertad de las grandes corporaciones transnacionales (la *big food*) la estamos pagando todos con cargo a impuestos y restricciones de nuestros propios derechos: a la salud y a la libertad que perdemos como consecuencia de que a nuestra *esperanza de vida en buena salud* (años de vida sin enfermedades crónicas, problemas mentales y discapacidad), le cueste llegar a los 70 años a pesar de los indudables avances médicos, asistenciales y sociales. La libertad de la *big food*, sea libertad de empresa (para nuestro Tribunal Constitucional) o de expresión (para nuestro Tribunal Europeo de Derechos Humanos), es falaz, porque en muchos ámbitos viene precedida de ilegalidades mediadas (como la del artículo 4 del Reglamento de declaraciones o *claims*) o directas (como la del nivel de incumplimiento evidenciado del Código PAOS). No hay ejercicio de libertades legítimo si al mismo no lo precede un respeto de las leyes: *ex iniuria non oritur ius* («el derecho no nace de la ilegalidad»).

Todos los datos en los que me baso están bien justificados en *Come mierda*. Que el daño que provocan los alimentos malsanos se manifieste a largo plazo no debería ser excusa para que la protección fuera efectiva, porque dichos daños (a largo plazo) están incluidos dentro del concepto legal de *seguridad alimentaria*, un concepto que se pretende firme en lo jurídico, pero extremadamente líquido en la práctica: la regla de la *inocuidad* como materialización de la *seguridad* presenta «notables excepciones» [...]

debido [...] a bajas probabilidades de enfermar [...] o a que «el efecto nocivo para la salud sea silente o a largo plazo (enfermedades cardiovasculares, cerebrovasculares, cáncer, diabetes, etcétera)».[XXII] O asumimos que el derecho alimentario no tiene por objeto proteger frente a las ENT o asumimos que su eficacia presenta un área de desprotección, la que ha sido llamada *grey area* del derecho alimentario:[XXIII] «El área gris resulta de la definición de riesgo en el Reglamento 178/2002, que es bastante limitada debido a su interrelación con peligros químicos, biológicos y físicos únicamente. Otras amenazas para la salud humana, como las relacionadas con la composición nutricional de los alimentos, están excluidas de la definición».

Solo los preparados de continuación y los preparados para lactantes tienen definidas cantidades máximas y mínimas de nutrientes (macro y micronutrientes) por tipos. Sobre la base del análisis de la evidencia disponible, tales contenidos mínimos y máximos se apoyan en criterios científicos actualizados revisados por el *panel* (comisión técnica) NDA (productos dietéticos, nutrición y alergias) de la EFSA,[XXIV] único de los diez *panels* EFSA que tiene entre sus competencias de revisión las cuestiones nutricionales, dentro de ese saco (¿es un conjunto eso?) heterogéneo (con las

[XXII] MARINÉ FONT, A. y MORENO ROJAS, R., *Influencia de las políticas de impuestos y subvenciones en la calidad de la dieta*, en *El Sistema Alimentario. Globalización, sostenibilidad, seguridad y cultura alimentaria*. Editorial Aranzadi, 2016.

[XXIII] HUIZING EDINGER, W., *EU Food Health Law. Regulating the grey area between risk and safety*. University of Copenhagen: "*The grey area results from the definition of risk in the GFL, which is rather narrow due to its interlinkage with only chemical, biological and physical hazards. Other threats to human health, like those related to the nutritional composition of food, are excluded from the definition.*"

[XXIV] EFSA. *Scientific Opinion on the essential composition of infant and follow-on formulae*. DOI: 10.2903/j.efsa.2014.3760. EFSA Journal 2014;12(7): 3760.

alergias y los productos dietéticos) en el que se incluyen. El hecho de que los niveles máximos de macro y micronutrientes estén delimitados en base a la evidencia en revisión para los preparados para lactantes (IF, *infant formulae*) y de continuación (FOF, *follow-on formulae*) supone la única excepción en el derecho alimentario vigente respecto a la ausencia de limitación normativa de la presencia elevada de nutrientes críticos en los alimentos.

El resto de los alimentos pueden contener, siendo conformes con las regulaciones, cantidades sin límite de uno o varios de los llamados «nutrientes críticos» o incluso una combinación de todos ellos, solo cumpliendo unos requisitos de información sobre ingredientes y nutricional que los consumidores, conforme a la evidencia disponible, no entienden ni saben manejar. Muchísimos productos alimentarios habituales en nuestra cesta de la compra incorporan o superan, incluso de forma amplia, en una ración media, toda la sal o todos los azúcares libres que las autoridades recomiendan como máximo diario para una persona adulta. Las regulaciones de la publicidad se han dejado en manos de la misma industria anunciante que, a pesar de ello, las incumple en la mayoría de los casos y las soluciones que se proponen son jurídicamente muy deficientes y poco ambiciosas en cuanto a sus objetivos. La situación es una bomba de relojería que sabemos que va a estallar porque ya lo ha hecho en otros países. Urge implantar las políticas descritas en el apartado *legislación insuficiente* de este imprescindible libro y urge hacerlo con convicción y confianza. Nos va la vida en ello para no vernos hundidos en lo mismo que la *big food* nos empuja a comer de forma constante.

FRANCISCO JOSÉ OJUELOS GÓMEZ
Abogado
https://legalandcomm.com
@fojuelosdotcom
Salamanca, diciembre de 2021

AGRADECIMIENTOS

> Amar es un acto [...]. No te fatigues en pensar. Ama.
>
> Emilia Pardo Bazán,
> *Dulce dueño*

Ya sabes, Olga, que este libro sería una mierda (insisto: «cosa mal hecha o de mala calidad», según la RAE), sin tu sabiduría, sin tu apoyo, sin tu hermosa compañía (física y moral) y, sobre todo, sin tu impagable amor. Así que mi primer y muy enorme gracias es para ti. Imprescindible añadir, a renglón seguido, un agradecimiento del tamaño de la inversión en publicidad de la *big food* a Oriol Masià, por ser el mejor editor que uno puede soñar, a Laura Caorsi, por el fantástico prólogo, a Francisco José Ojuelos, por el también fantástico epílogo, y a Carles Mesa, Clara Jiménez Cruz, Clotilde Vázquez, Maria Neira y Patricia Fernández de Lis por sus nutritivas y deliciosas frases en la solapa del libro. Pero también debo un gracias tan largo como un día sin fruta, por razones que dan para otro libro, a todas estas maravillosas personas (citadas en orden alfabético): Alexis Rodríguez, Ana Basulto, Ana Reyes Díaz, Antonio Ortí, Beatriz Robles, Carlos Casabona, Carlos Franco, Carmen Ángel Parra, Cristina Carbonell, Daniel Ursúa, Diana Oliver, Eduard Baladia, Elena Fosalba, Estefanía Ribes, Ezequiel López, Gisela Roca Amatria, Griselda Herrero,

Joan Ayllón, Joan Cadefau, Jordi Casanovas, Joy Ngo, Juan Revenga, Juanjo Cáceres, Julio Fajardo, Karina Cuiñas, Lu Arroyo, María Basulto, Maria Blanquer, Maria Manera, María Teresa Comas, Marta Bermúdez, Marta Pérez, Mercè Jiménez, Meritxell Girvent, Miguel Ángel Lurueña, Miguel Marcos, Mónica Marcano, Nico Haros, Olga Pereda, Òliver Basulto, Panxo (Toni Sánchez), Pepe Serrano, Pilar Amigó, Rocío Astudillo, Roser Jordà, Rubén Tovar, Susana Córdoba, Sussi Casellas, Ujué Fresán, Víctor Albadalejo, Xosé Castro y Yolanda Jové.

BIBLIOGRAFÍA

La experiencia me ha enseñado que servir a los otros tiene sus recompensas. Los seres humanos pasamos tanto tiempo acumulando, pisoteando, negando a otras personas. Y sin embargo, ¿quiénes son los que nos inspiran incluso después de muertos? Quienes sirvieron a otros que no eran ellos.

WANGARI MAATHAI

1. Rodríguez de la Fuente F. «Planeta Azul: El Okavango», agosto de 1972. Disponible en: https://www.eldiario.es/clm/ecologica/VIDEO-Felix-Rodriguez-Fuente-civilizacion_6_887221294.html
2. Basulto J. «Una palmera de chocolate con todas las calorías de un día», Blog de Julio Basulto, 10 de noviembre de 2020. Disponible en: https://juliobasulto.com/palmera
3. Ojuelos Gómez FJ, Basulto Marset J. Libertad parental como barrera frente a la publicidad de productos alimentarios malsanos dirigidos al público infantil. Rev Pediatr Aten Primaria. 2020;22:e65-e80. Disponible en: https://pap.es/articulo/13079/
4. Ojuelos FJ. El derecho de la nutrición. Salamanca: Amarante; 2018.
5. Ojuelos FJ. Por una ciencia y tecnología alimentarias en favor de la inocuidad plena: unas notas desde el Derecho. 9 de marzo de 2021. Disponible en: https://polemos.pe/por-una-ciencia-y-tecnologia-alimentarias-en-favor-de-la-inocuidad-plena-unas-notas-desde-el-derecho/
6. Cummins S, Macintyre S. "Food deserts"--evidence and assumption in health policy making. BMJ. 2002 Aug 24;325(7361):436-8.
7. Alison Hope Alkon, Daniel Block, Kelly Moore, Catherine Gillis, Nicole Di Nuccio, Noel Chavez. Foodways of the urban poor. Geoforum. 2013; 48: 126-135.

8. Díaz de Villegas, Carolina; Rodríguez, Kiara. "Medley Food Desert Project". Florida International University Department of Biological Sciences. 2017. Disponible en: https://19january2017snapshot.epa.gov/sites/production/files/2016-05/documents/floridainternationaluniversitymedleyfooddesertproject.pdf

9. Elton S. Please don't call it a food swamp. The Conversation. 3 de septiembre de 2018. Disponible en: https://theconversation.com/please-dont-call-it-a-food-swamp-97219

10. Bilal U, Jones-Smith J, Diez J, Lawrence RS, Celentano DD, Franco M. Neighborhood social and economic change and retail food environment change in Madrid (Spain): The heart healthy hoods study. Health Place. 2018 May;51:107-117.

11. Pincock S. Boyd Swinburn: combating obesity at the community level. Lancet. 2011 Aug 27;378(9793):761.

12. Robles Martínez B. Las raciones grandes también tienen culpa de la obesidad. El País. 19 de febrero de 2019. Disponible en: https://elpais.com/elpais/2019/02/14/ciencia/1550167597_427610.html

13. Parise I. The built environment and obesity: You are where you live. Aust J Gen Pract. 2020 Apr;49(4):226-230.

14. Ojuelos FJ. Los ultraprocesados y el chiste del dedo: una tragicomedia alimentaria. 29 de mayo de 2020. Disponible en: https://fojuelos.com/2020/05/29/los-ultraprocesados-y-el-chiste-del-dedo-una-tragicomedia-alimentaria/

15. Fundación Triptolemos. Informe sobre clasificación de alimentos: el concepto «ultraprocesados». Mayo de 2020. Disponible en: http://www.triptolemos.org/wp-content/uploads/2020/05/Alimentos-Ultraprocesados.pdf

16. Maldita Ciencia. Sí, las organizaciones sanitarias y los científicos utilizan el término «comida basura». 14 de enero de 2020. Disponible en: https://maldita.es/malditaciencia/20200114/si-las-organizaciones-sanitarias-y-los-cientificos-utilizan-el-termino-comida-basura/

17. Caño G. Ya no comemos como antes, ¡y menos mal! Barcelona: Paidós; 2020.

18. Nestle M. What to eat. North Point Press. 2017.

19. Basulto J. ¿Por qué no engordan los frutos secos? El País. 3 de agosto de 2017. Disponible en: https://elpais.com/elpais/2017/07/31/ciencia/1501516167_367299.html

20. Manera M, Salvador G. Petits canvis per menjar millor. Generalitat de Catalunya. Agència de Salut Pública de Catalunya. 2018. Disponible en: http://salutpublica.gencat.cat/web/.content/minisite/aspcat/promocio_salut/alimentacio_saludable/02Publicacions/pub_alim_salu_tothom/Petits-canvis/petits_canvis_la_guia.pdf

21. World Cancer Research Fund. Limit 'fast foods'. 2018. Disponible en: https://web.archive.org/web/20191111235348/ https://www.wcrf.org/dietandcancer/recommendations/limit-fast-foods-fat-sugar

22. Martínez Steele E, Baraldi LG, Louzada ML, Moubarac JC, Mozaffarian D, Monteiro CA. Ultra-processed foods and added sugars in the US diet: evidence from a nationally representative cross-sectional study. BMJ Open. 2016 Mar 9;6(3):e009892

23. Sandoval-Insausti H, Jiménez-Onsurbe M, Donat-Vargas C, Rey-García J, Banegas JR, Rodríguez-Artalejo F, Guallar-Castillón P. Ultra-Processed Food Consumption Is Associated with Abdominal Obesity: A Prospective Cohort Study in Older Adults. Nutrients. 2020 Aug 7;12(8):2368.

24. Organización Mundial de la Salud. Agencia Internacional de Investigación sobre el

Cáncer. Código Europeo Contra el Cáncer. 12 formas de reducir el riesgo de cáncer. 2016. Disponible en: https://cancer-code-europe.iarc.fr/index.php/es/doce-formas

25. Kelly B, Jacoby E. Public Health Nutrition special issue on ultra-processed foods. Public Health Nutr. 2018 Jan;21(1):1-4.

26. Slimani N, Deharveng G, Southgate DA, Biessy C, Chajès V, et al. Contribution of highly industrially processed foods to the nutrient intakes and patterns of middle-aged populations in the European Prospective Investigation into Cancer and Nutrition study. Eur J Clin Nutr. 2009 Nov;63 Suppl 4:S206-25.

27. Latasa P, Louzada MLDC, Martinez Steele E, Monteiro CA. Added sugars and ultra-processed foods in Spanish households (1990-2010). Eur J Clin Nutr. 2018 Oct;72(10):1404-1412.

28. ConscienHealth. Processed Foods, Death, and Taxes. Marzo de 2015. Disponible en: https://conscienhealth.org/2015/03/processed-foods-death-and-taxes/

29. Blanco-Rojo R, Sandoval-Insausti H, López-García E, Graciani A, Ordovás JM, Banegas JR, Rodríguez-Artalejo F, Guallar-Castillón P. Consumption of Ultra-Processed Foods and Mortality: A National Prospective Cohort in Spain. Mayo Clin Proc. 2019 Nov;94(11):2178-2188..

30. 2017 Global Nutrition Report. Bristol, UK: Development Initiatives. Disponible en: https://globalnutritionreport.org/reports/2017-global-nutrition-report/

31. 2020 Global Nutrition Report: Action on equity to end malnutrition. Bristol, UK: Development Initiatives. Disponible en: https://globalnutritionreport.org/documents/605/2020_Global_Nutrition_Report_Spanish.pdf

32. Casabona C. Tú eliges lo que comes. Barcelona: Paidós; 2016.

33. https://twitter.com/JulioBasulto_DN/status/1246379594413989888

34. https://twitter.com/taniagonzalezti/status/1396704891058458627

35. Li Y, Schoufour J, Wang DD, Dhana K, Pan A, Liu X, et al. Healthy lifestyle and life expectancy free of cancer, cardiovascular disease, and type 2 diabetes: prospective cohort study. BMJ. 2020 Jan 8;368:l6669.

36. Smit LA, van Berkel R. Superieure gezondheid door superfoods en diëten [Food hypes and claims to superior health]. Ned Tijdschr Geneeskd. 2020 Dec 10;164:D5457.

37. GBD 2017 Diet Collaborators. Health effects of dietary risks in 195 countries, 1990-2017: a systematic analysis for the Global Burden of Disease Study 2017. Lancet. 2019 May 11;393(10184):1958-1972.

38. https://editorialamarante.es/libros/tecnicos-y-consulta/el-derecho-de-la-nutricion

39. European Food Safety Authority (EFSA). EFSA explains draft scientific opinion on tolerable upper intake level for dietary sugars. 22 de julio de 2021. Disponible en: https://www.efsa.europa.eu/sites/default/files/2021-07/sugars-factsheet-en.pdf

40. Harvard T. H. Chan. Added Sugar in the Diet. 2021. Disponible en: https://www.hsph.harvard.edu/nutritionsource/carbohydrates/added-sugar-in-the-diet/

41. Du M, Griecci CF, Cudhea FF, Eom H, Kim DD, Wilde P, et al. Cost-effectiveness Analysis of Nutrition Facts Added-Sugar Labeling and Obesity-Associated Cancer Rates in the US. JAMA Netw Open. 2021 Apr 1;4(4):e217501.

42. Casabona C. Mastica fruta, tu cuerpo lo agradecerá. Consumer. 3 de mayo de 2017. Disponible en: https://www.consumer.es/alimentacion/mastica-fruta-tu-cuerpo-lo-agradecera.html

43. Basulto J. No es lo mismo «azúcares libres» que «azúcares añadidos». Blog de Julio Basulto. 29 de abril de 2021. Disponible en: https://juliobasulto.com/azucar_libre/

44. Basulto J. Cereales para bebés sin azúcar que tienen azúcar. Consumer. 15 de julio

de 2015. Disponible en: https://www.consumer.es/alimentacion/cereales-para-bebes-sin-azucar-que-tienen-azucar.html

45. Klerks M, Bernal MJ, Roman S, Bodenstab S, Gil A, Sánchez-Siles LM. Infant Cereals: Current Status, Challenges, and Future Opportunities for Whole Grains. Nutrients. 2019 Feb 23;11(2):473.

46. Mela DJ, Woolner EM. Perspective: Total, Added, or Free? What Kind of Sugars Should We Be Talking About? Adv Nutr. 2018 Mar 1;9(2):63-69.

47. Amoutzopoulos B, Steer T, Roberts C, Collins D, Page P. Free and Added Sugar Consumption and Adherence to Guidelines: The UK National Diet and Nutrition Survey (2014/15-2015/16). Nutrients. 2020 Feb 1;12(2):393.

48. Piernas C, Perez-Cornago A, Gao M, Young H, Pollard Z, Mulligan A, Lentjes M, Carter J, Bradbury K, Key TJ, Jebb SA. Describing a new food group classification system for UK biobank: analysis of food groups and sources of macro- and micronutrients in 208,200 participants. Eur J Nutr. 2021 Mar 25. Epub ahead of print.

49. Rodríguez Estrada A. El libro de sinAzucar.org. Madrid: Pluma de cristal; 2018.

50. Hooper L, Abdelhamid AS, Jimoh OF, Bunn D, Skeaff CM. Effects of total fat intake on body fatness in adults. Cochrane Database Syst Rev. 2020 Jun 1;6(6):CD013636.

51. Ministerio de Sanidad, Servicios Sociales e Igualdad. Encuesta ENIDE. 2011. Disponible en: http://www.cibr.es/ka/apps/cibr/docs/estudio-enide-1.pdf

52. Ruiz E, Ávila JM, Valero T, Del Pozo S, Rodríguez P, Aranceta-Bartrina J, et al. Macronutrient Distribution and Dietary Sources in the Spanish Population: Findings from the ANIBES Study. Nutrients. 2016 Mar 22;8(3):177.

53. Hooper L, Martin N, Jimoh OF, Kirk C, Foster E, Abdelhamid AS. Reduction in saturated fat intake for cardiovascular disease. Cochrane Database Syst Rev. 2020 May 19;5(5):CD011737.

54. Wilkins E, Wilson L, Wickramasinghe K, Bhatnagar P, Leal J, Luengo-Fernandez R, Burns R, Rayner M, Townsend N (2017). European Cardiovascular Disease Statistics 2017. European Heart Network, Brussels. Disponible en: https://ehnheart.org/cvd-statistics/cvd-statistics-2017.html

55. Partearroyo T, Samaniego-Vaesken ML, Ruiz E, Aranceta-Bartrina J, Gil Á, González-Gross M, Ortega RM, Serra-Majem L, Varela-Moreiras G. Sodium Intake from Foods Exceeds Recommended Limits in the Spanish Population: The ANIBES Study. Nutrients. 2019 Oct 14;11(10):2451.

56. Ortega RM, López-Sobaler AM, Ballesteros JM, Pérez-Farinós N, Rodríguez-Rodríguez E, Aparicio A, Perea JM, Andrés P. Estimation of salt intake by 24 h urinary sodium excretion in a representative sample of Spanish adults. Br J Nutr. 2011 Mar;105(5):787-94

57. http://blogs.20minutos.es/el-nutricionista-de-la-general/2012/06/01/futbol-olimpiadas-patatas-cervezas-y-sofa-quien-da-mas/

58. Fangupo LJ, Haszard JJ, Taylor BJ, Gray AR, Lawrence JA, Taylor RW. Ultra-Processed Food Intake and Associations With Demographic Factors in Young New Zealand Children. J Acad Nutr Diet. 2021 Feb;121(2):305-313.

59. Wang L, Martínez Steele E, Du M, Pomeranz JL, O'Connor LE, Herrick KA, et al. Trends in Consumption of Ultraprocessed Foods Among US Youths Aged 2-19 Years, 1999-2018. JAMA. 2021 Aug 10;326(6):519-530.

60. Hutchinson J, Rippin H, Threapleton D, Jewell J, Kanamäe H, Salupuu K, et al. High

sugar content of European commercial baby foods and proposed updates to existing recommendations. Matern Child Nutr. 2021 Jan;17(1): e13020.

61. Araújo CRB, Ribeiro KDDS, Oliveira AF, Morais IL, Breda J, Padrão P, et al. Degree of processing and nutritional value of children's food products. Public Health Nutr. 2021 Sep 8:1-8. Epub ahead of print.

62. The Food Foundation. The Broken Plate 2021. 7 de julio de 2021. Disponible en: https://foodfoundation.org.uk/publication/the-broken-plate-2021/

63. Basulto J, Blanquer M, Manera M, Serrano P. Alimentación vegetariana en la infancia. Barcelona: Debolsillo; 2021.

64. AECOSAN, Agencia Española de Consumo, Seguridad Alimentaria y Nutrición. Ministerio de Sanidad, Servicios Sociales e Igualdad. Estudio ALADINO 2019. Madrid, 2020. Disponible en: https://www.aesan.gob.es/AECOSAN/web/nutricion/detalle/aladino_2019.htm

65. Echeverría Fernández M, Herrero Álvarez M, Carabaño Aguado I. Hábitos de merienda en escolares de nuestro medio. Estudio HABIMER Plus. Rev Pediatr Aten Primaria. 2014;16:135-44.

66. Basulto J, Ojuelos FJ. No quiero que obliguen a comer a mi hijo en la escuela. ¿Qué puedo hacer? Blog de Julio Basulto. 13 de mayo de 2021. Disponible en: https://juliobasulto.com/comedor/

67. Oliver D. Julio Basulto: «Si jamás hay que obligar a un niño a comer, a un niño vegetariano tampoco». El País. 5 de abril de 2021. Disponible en: https://elpais.com/mamas-papas/2021-04-05/julio-basulto-si-jamas-hay-que-obligar-a-un-nino-a-comer-a-un-nino-vegetariano-tampoco.html

68. Vos MB, Kaar JL, Welsh JA, Van Horn LV, Feig DI, Anderson CAM, et al. Added Sugars and Cardiovascular Disease Risk in Children: A Scientific Statement From the American Heart Association. Circulation. 2017 May 9;135(19):e1017-e1034.

69. Aparicio A, Rodríguez-Rodríguez E, Cuadrado-Soto E, Navia B, López-Sobaler AM, Ortega RM. Estimation of salt intake assessed by urinary excretion of sodium over 24 h in Spanish subjects aged 7-11 years. Eur J Nutr. 2017 Feb;56(1): 171-178.

70. Cuadrado-Soto E, Peral-Suárez Á, Aparicio A, Perea JM, Ortega RM, López-Sobaler AM. Sources of Dietary Sodium in Food and Beverages Consumed by Spanish Schoolchildren between 7 and 11 Years Old by the Degree of Processing and the Nutritional Profile. Nutrients. 2018 Dec 3;10(12):1880.

71. Aparicio A, Rodríguez-Rodríguez E, Cuadrado-Soto E, Navia B, López-Sobaler AM, Ortega RM. Estimation of salt intake assessed by urinary excretion of sodium over 24 h in Spanish subjects aged 7-11 years. Eur J Nutr. 2017 Feb;56(1): 171-178.

72. Wikipedia. Negación del antecedente. 11de junio de 2021. Disponible en: https://es.wikipedia.org/wiki/Negaci%C3%B3n_del_antecedente

73. Rumgay H, Shield K, Charvat H, Ferrari P, Sornpaisarn B, Obot I, et al. Global burden of cancer in 2020 attributable to alcohol consumption: a population-based study. Lancet Oncol. 2021 Aug;22(8):1071-1080.

74. Huang Y, Cao D, Chen Z, Chen B, Li J, Guo J, Dong Q, Liu L, Wei Q. Red and processed meat consumption and cancer outcomes: Umbrella review. Food Chem. 2021 Sep 15;356: 129697.

75. Gurjao C, Zhong R, Haruki K, Li YY, Spurr LF, et al. Discovery and features of an alkylating signature in colorectal cancer. Cancer Discov. 2021 Jun 17:candisc.1656.2020.

76. Aakre I, Tveito Evensen L, Kjellevold M, Dahl L, Henjum S, Alexander J, Madsen L, Markhus MW. Iodine Status and Thyroid Function in a Group of Seaweed Consumers in Norway. Nutrients. 2020 Nov 13;12(11):3483.

77. Basulto J, Ortí A. Con respuesta: ¿Es conveniente tomar algas? Comer o no comer. 8 de enero de 2015. Disponible en: https://comeronocomer.es/con-respuesta/con-respuesta-es-conveniente-tomar-algas

78. Bouga M, Combet E. Seaweed and seaweed-containing foods in the UK: Focus on labeling, iodine content, toxicity and nutrition. Proceedings of the Nutrition Society. 2015;74(OCE5): E304.

79. Smyth PPA. Iodine, Seaweed, and the Thyroid. Eur Thyroid J. 2021 Apr;10(2):101-108.

80. Basulto J. Siga sin tomar algas. Blog de Julio Basulto. 3 de noviembre de 2021. Disponible en: https://juliobasulto.com/algas_2021/

81. Murai U, Yamagishi K, Kishida R, Iso H. Impact of seaweed intake on health. Eur J Clin Nutr. 2020 Sep 9.

82. Blanco-Rojo R, Sandoval-Insausti H, López-García E, Graciani A, Ordovás JM, Banegas JR, Rodríguez-Artalejo F, Guallar-Castillón P. Consumption of Ultra-Processed Foods and Mortality: A National Prospective Cohort in Spain. Mayo Clin Proc. 2019 Nov;94(11):2178-2188.

83. Guasch-Ferré M, Hu FB. Are Fruit Juices Just as Unhealthy as Sugar-Sweetened Beverages? JAMA Netw Open. 2019 May 3;2(5):e193109.

84. Singh GM, Micha R, Khatibzadeh S, Lim S, Ezzati M, Mozaffarian D; Global Burden of Diseases Nutrition and Chronic Diseases Expert Group (NutriCoDE). Estimated Global, Regional, and National Disease Burdens Related to Sugar-Sweetened Beverage Consumption in 2010. Circulation. 2015 Aug 25;132(8):639-66.

85. Farran A. Tablas de Composición de Alimentos del CESNID-UB. Barcelona: Universidad de Barcelona; 2002.

86. Casabona C, Basulto J. Beber sin sed. Barcelona: Paidós; 2020.

87. Laguna JC, Alegret M, Cofán M, Sánchez-Tainta A, Díaz-López A, Martínez-González MA, et al. Simple sugar intake and cancer incidence, cancer mortality and all-cause mortality: A cohort study from the PREDIMED trial. Clin Nutr. 2021 Oct;40(10):5269-5277.

88. Agencia Española de Seguridad Alimentaria y Nutrición.

El Ministro de Consumo presenta el informe del Comité Científico de la AESAN sobre bebidas energéticas. 31 de mayo de 2021. Disponible en: https://www.aesan.gob.es/ca/AECOSAN/web/noticias_y_actualizaciones/noticias/2021/informe_bebidas_energeticas.htm

89. Basulto J. Cafeína y azúcar en Burn 50 cl. (bebida «energética»). Blog de Julio Basulto. 21 de junio de 2017. Disponible en: https://juliobasulto.com/burn/

90. Nadeem IM, Shanmugaraj A, Sakha S, Horner NS, Ayeni OR, Khan M. Energy Drinks and Their Adverse Health Effects: A Systematic Review and Meta-analysis. Sports Health. 2021 May-Jun;13(3):265-277.

91. Chen LW, Wu Y, Neelakantan N, Chong MF, Pan A, van Dam RM. Maternal caffeine intake during pregnancy and risk of pregnancy loss: a categorical and dose-response meta-analysis of prospective studies. Public Health Nutr. 2016 May;19(7):1233-44.

92. Chen LW, Wu Y, Neelakantan N, Chong MF, Pan A, van Dam RM. Maternal caffeine intake during pregnancy is associated with risk of low birth weight: a systematic review and dose-response meta-analysis. BMC Med. 2014 Sep 19;12:174.

93. Sanmartín Sáez J. Diccionario de argot. Madrid: Espasa Calpe; 2006.

94. Basulto J. Red Bull con alcohol y jamacucos. Blog de Julio Basulto. 22 de febrero de 2016. Disponible en: https://juliobasulto.com/red-bull-con-alcohol-y-jamacucos/

95. Delegación del Gobierno para el Plan Nacional sobre Drogas. EDADES 2019/2020. Encuesta sobre alcohol, drogas y otras adicciones en España. 14 de diciembre de 2020. Disponible en: https://pnsd.sanidad.gob.es/profesionales/sistemasInformacion/sistemaInformacion/pdf/EDADES_2019-2020_resumenweb.pdf

96. Dirección General de Tráfico. Siniestralidad relacionada con el consumo de alcohol y drogas 2016-2017. 2019. Disponible en: https://cpage.mpr.gob.es/producto/siniestralidad-relacionada-con-el-consumo-de-alcohol-y-drogas-3/

97. GBD 2016 Alcohol Collaborators. Alcohol use and burden for 195 countries and territories, 1990-2016: a systematic analysis for the Global Burden of Disease Study 2016. Lancet. 2018 Sep 22;392(10152):1015-1035.

98. Rovira P, Rehm J. Estimation of cancers caused by light to moderate alcohol consumption in the European Union. Eur J Public Health. 2020 Dec 18:ckaa236.

99. Plan Nacional sobre Drogas [@pnsdgob]. (2020, 29 de julio). Una simple copa al día puede tener relación directa con el desarrollo de siete tipos de cáncer: cavidad oral, colon, hígado, mama, faringe y laringe, esófago y estómago. [Tweet]. Twitter. https://twitter.com/PNSDgob/status/1288369959631032320

100. Ruiz E, Ávila JM, Valero T, del Pozo S, Rodríguez P, Aranceta-Bartrina J, Gil Á, González-Gross M, Ortega RM, Serra-Majem L, Varela-Moreiras G. Energy Intake, Profile, and Dietary Sources in the Spanish Population: Findings of the ANIBES Study. Nutrients. 2015 Jun 12;7(6):4739-62.

101. Guelinckx I, Ferreira-Pêgo C, Moreno LA, Kavouras SA, Gandy J, Martínez H, Bardosono S, Abdollahi M, Nasseri E, Jarosz A, Ma G, Carmuega E, Babio N, Salas-Salvadó J. Intake of water and different beverages in adults across 13 countries. Eur J Nutr. 2015 Jun;54 Suppl 2(Suppl 2):45-55.

102. Basulto J. Tomamos más energía a partir del alcohol que de las legumbres. ¡Qué bien! Comer o no comer. 4 de marzo de 2014. Disponible en: http://comeronocomer.es/muy-real/tomamos-mas-energia-partir-del-alcohol-que-de-las-legumbres-que-bien

103. Monteiro C. The big issue is ultra-processing. World Nutrition 2010;1(6): 237-269.

104. Taleb NN. El Cisne Negro. Madrid: Paidós; 2007.

105. Iglesias C (Entrevistada). (16 de mayo de 2021). Carmen Iglesias - Directora de la RAH - Mano a mano [Podcast]. En *No es un día cualquiera.* Radio Nacional de España. https://www.rtve.es/alacarta/audios/no-es-un-dia-cualquiera/carmen-iglesias-directora-rah-mano-mano/5905006/

106. World Health Organization. The burden of foodborne diseases in the who european region. 2017. Disponible en: https://www.euro.who.int/__data/assets/pdf_file/0005/402989/50607-WHO-Food-Safety-publicationV4_Web.pdf%3Fua%3D1

107. Meier T, Gräfe K, Senn F, Sur P, Stangl GI, Dawczynski C, März W, Kleber ME, Lorkowski S. Cardiovascular mortality attributable to dietary risk factors in 51 countries in the WHO European Region from 1990 to 2016: a systematic analysis of the Global Burden of Disease Study. Eur J Epidemiol. 2019 Jan;34(1):37-55.

108. Organización Mundial de la Salud. Enfermedades no transmisibles. 13 de abril de 2021. Disponible en: https://www.who.int/es/news-room/fact-sheets/detail/noncommunicable-diseases

109. Robles B. Come Seguro comiendo de todo. Madrid: Planeta; 2020.

110. Del Caño G. Ya no comemos como antes, ¡y menos mal! Madrid: Ediciones Paidós; 2020.

111. Lurueña MA. Que no te líen con la comida. Barcelona: Ediciones Destino; 2021.

112. Grupo de educación sanitaria y promoción de la salud PAPPS. Prevención y control de las Enfermedades No Transmisibles ENT (1): los datos. 10 de junio de 2019. Disponible en: http://educacionpapps.blogspot.com/2019/06/prevencion-y-control-de-las.html

113. Shen O. Charting Death: Reality vs Reported. 2017. Disponible en: https://owenshen24.github.io/charting-death/

114. Mozaffarian D, Glickman D. Our Food Is Killing Too Many of Us. The New York Times. 26 de agosto de 2019. Disponible en: https://www.nytimes.com/2019/08/26/opinion/food-nutrition-health-care.html

115. US Burden of Disease Collaborators, Mokdad AH, Ballestros K, Echko M, Glenn S, Olsen HE, et al. The State of US Health, 1990-2016: Burden of Diseases, Injuries, and Risk Factors Among US States. JAMA. 2018 Apr 10;319(14):1444-1472.

116. Wilkins E, Wilson L, Wickramasinghe K, Bhatnagar P, Leal J, Luengo-Fernandez R, Burns R, Rayner M, Townsend N (2017). European Cardiovascular Disease Statistics 2017. European Heart Network, Brussels. Disponible en: https://ehnheart.org/cvd-statistics/cvd-statistics--2017.html .

117. GBD 2017 Diet Collaborators. Health effects of dietary risks in 195 countries, 1990-2017: a systematic analysis for the Global Burden of Disease Study 2017. Lancet. 2019 May 11;393(10184):1958-1972.

118. Caorsi L. El simulacro de la ensaladilla de cangrejo. CTXT. 27 de marzo de 2021. Disponible en: https://ctxt.es/es/20210301/Firmas/35463/nutriscore-ultraprocesados-etiquetas-alimentos.htm

119. De Benito E. Comer mal mata más que el tabaco. El País. 4 de abril de 2019. Disponible en: https://elpais.com/sociedad/2019/04/03/actualidad/1554274622_103802.html

120. De Castro Mendes F, Ducharme-Smith K, Mora-García G, Alqahtani SA, Ruiz-Diaz MS, Moreira A, et al. Household Food Insecurity, Lung Function, and COPD in US Adults. Nutrients. 2021 Jun 19;13(6):2098.

121. Manera M, Salvador G. Petits canvis per menjar millor. Generalitat de Catalunya. Agència de Salut Pública de Catalunya. 2018. Disponible en: http://salutpublica.genca t.cat/web/.content/minisite/aspcat/promocio_salut/alimentacio_saludable/02Publicacions/pub_alim_salu_tothom/Petits-canvis/petits_canvis_la_guia.pdf

122. Moreira PV, Baraldi LG, Moubarac JC, Monteiro CA, Newton A, Capewell S, O'Flaherty M. Comparing different policy scenarios to reduce the consumption of ultra-processed foods in UK: impact on cardiovascular disease mortality using a modelling approach. PLoS One. 2015 Feb 13;10(2):e0118353.

123. Moreira PV, Hyseni L, Moubarac JC, Martins APB, Baraldi LG, Capewell S, O'Flaherty M, Guzman-Castillo M. Effects of reducing processed culinary ingredients and ultra-processed foods in the Brazilian diet: a cardiovascular modelling study. Public Health Nutr. 2018 Jan;21(1):181-188.

124. Schnabel L, Kesse-Guyot E, Allès B, Touvier M, Srour B, Hercberg S, Buscail C, Julia C. Association Between Ultraprocessed Food Consumption and Risk of Mortality Among Middle-aged Adults in France. JAMA Intern Med. 2019 Apr 1;179(4):490-498.

125. Rico-Campà A, Martínez-González MA, Álvarez-Álvarez I, Mendonça RD, De la Fuente-Arrillaga C, Gómez-Donoso C, Bes-Rastrollo M. Association between consumption of ultra-processed foods and all cause mortality: SUN prospective cohort study. BMJ. 2019 May 29;365:l1949.

126. Blanco-Rojo R, Sandoval-Insausti H, López-García E, Graciani A, Ordovás JM, Banegas JR, Rodríguez-Artalejo F, Guallar-Castillón P. Consumption of Ultra-Processed Foods and Mortality: A National Prospective Cohort in Spain. Mayo Clin Proc. 2019 Nov;94(11):2178-2188.

127. Nutrimedia. ¿Son los alimentos ultraprocesados perjudiciales para la salud? Diciembre de 2019. Disponible en: https://www.upf.edu/web/nutrimedia/-/-son-los-alimentos-ultra procesados-perjudiciales-para-la-salud-#.YKaSMKHtbIV

128. Sandoval-Insausti H, Blanco-Rojo R, Graciani A, López-García E, Moreno-Franco B, Laclaustra M, Donat-Vargas C, Ordovás JM, Rodríguez-Artalejo F, Guallar-Castillón P. Ultra-processed Food Consumption and Incident Frailty: A Prospective Cohort Study of Older Adults. J Gerontol A Biol Sci Med Sci. 2020 May 22;75(6):1126-1133.

129. Elizabeth L, Machado P, Zinöcker M, Baker P, Lawrence M. Ultra-Processed Foods and Health Outcomes: A Narrative Review. Nutrients. 2020 Jun 30;12(7):1955.

130. Montero-Salazar H, Donat-Vargas C, Moreno-Franco B, Sandoval-Insausti H, Civeira F, Laclaustra M, Guallar-Castillón P. High consumption of ultra-processed food may double the risk of subclinical coronary atherosclerosis: the Aragon Workers' Health Study (AWHS). BMC Med. 2020 Aug 13;18(1):235.

131. Chen X, Zhang Z, Yang H, Qiu P, Wang H, Wang F, Zhao Q, Fang J, Nie J. Consumption of ultra-processed foods and health outcomes: a systematic review of epidemiological studies. Nutr J. 2020 Aug 20;19(1):86.

132. Rey-García J, Donat-Vargas C, Sandoval-Insausti H, Bayan-Bravo A, Moreno-Franco B, Banegas JR, Rodríguez-Artalejo F, Guallar-Castillón P. Ultra-Processed Food Consumption is Associated with Renal Function Decline in Older Adults: A Prospective Cohort Study. Nutrients. 2021 Jan 28;13(2):428.

133. Pagliai G, Dinu M, Madarena MP, Bonaccio M, Iacoviello L, Sofi F. Consumption of ultra-processed foods and health status: a systematic review and meta-analysis. Br J Nutr. 2021 Feb 14;125(3):308-318.

134. Zhong GC, Gu HT, Peng Y, Wang K, Wu YQ, Hu TY, Jing FC, Hao FB. Association of ultra-processed food consumption with cardiovascular mortality in the US population: long-term results from a large prospective multicenter study. Int J Behav Nutr Phys Act. 2021 Feb 3; 18(1):21.

135. Solans M, Fernández-Barrés S, Romaguera D, Benavente Y, Marcos-Gragera R, Gracia-Lavedan E, et al. Consumption of Ultra-Processed Food and Drinks and Chronic Lymphocytic Leukemia in the MCC-Spain Study. Int J Environ Res Public Health. 2021 May 20;18(10): 5457.

136. Key TJ, Bradbury KE, Pérez-Cornago A, Sinha R, Tsilidis KK, Tsugane S. Diet, nutrition, and cancer risk: what do we know and what is the way forward? BMJ. 2020 Mar 5;368:m511.

137. O'Hearn M, Liu J, Cudhea F, Micha R, Mozaffarian D. Coronavirus Disease 2019 Hospitalizations Attributable to Cardiometabolic Conditions in the United States: A Comparative Risk Assessment Analysis. J Am Heart Assoc. 2021 Feb;10(5): e019259.

138. Kompaniyets L, Agathis NT, Nelson JM, Preston LE, Ko JY, Belay B, et al. Underlying Medical Conditions Associated With Severe COVID-19 Illness Among Children. JAMA Netw Open. 2021 Jun 1;4(6):e2111182.

139. Puig-Domingo M, Marazuela M, Yildiz BO, Giustina A. COVID-19 and endocrine and metabolic diseases. An updated statement from the European Society of Endocrinology. Endocrine. 2021 May;72(2):301-316.

140. Mozaffarian, D. [@dmozaffarian]. (2020, 23 de abril). #COVID19 "doesn't distinguish who it infects. But it does distinguish who it kills." Obesity, diabetes, + hypertension = 16-FOLD higher hospitalization risk. [Tweet]. Twitter. https://twitter.com/Dmozaffarian/status/1253311748599427079

141. Merino J, Joshi AD, Nguyen LH, Leeming ER, Mazidi M, Drew DA, et al. Diet quality and risk and severity of COVID-19: a prospective cohort study. Gut. 2021 Nov;70(11):2096-2104.

142. Mozaffarian, D. [@dmozaffarian]. (2021, 7 de junio). Breaking CDC report- In US children, top risks for COVID-19 hospitalization: diabetes (T1 in kids), obesity, cardiac conditions. [Tweet]. Twitter. https://twitter.com/Dmozaffarian/status/1401946990259417091

143. Kim H, Rebholz CM, Hegde S, LaFiura C, Raghavan M, Lloyd JF, et al. Plant-based diets, pescatarian diets and COVID-19 severity: a population-based case-control study in six countries. BMJ Nutr Prev Health. 2021 Jun 7;4(1):257-266.

144. El coronavirus de Twitter. Cómo acabar sigilosamente con la humanidad. Barcelona. Arpa Editores; 2021.

145. Ardisson Korat AV, Willett WC, Hu FB. Diet, lifestyle, and genetic risk factors for type 2 diabetes: a review from the Nurses' Health Study, Nurses' Health Study 2, and Health Professionals' Follow-up Study. Curr Nutr Rep. 2014 Dec 1;3(4):345-354.

146. Organización Mundial de la Salud. Diabetes. 13 de abril de 2021. Disponible en: https://www.who.int/es/news-room/fact-sheets/detail/diabetes

147. Organización Mundial de la Salud. Physical inactivity and diabetes. 12 de noviembre de 2015. Disponible en: https://www.euro.who.int/en/health-topics/noncommunicable-diseases/diabetes/news/news/2015/11/physical-inactivity-and-diabetes

148. Medicina TV. Día mundial de la diabetes. 13 de noviembre de 2014. Disponible en: https://www.medicinatv.com/reportajes/dia-mundial-de-la-diabetes-5213/

149. Pascual Fuster V, Pérez Pérez A, Carretero Gómez J, Caixàs Pedragós A, Gómez-Huelgas R, Pérez-Martínez P. Executive summary: Updates to the dietary treatment of prediabetes and type 2 diabetes mellitus. Clin Investig Arterioscler. 2021 Mar-Apr;33(2):73-84.

150. Reynolds AN, Akerman AP, Mann J. Dietary fibre and whole grains in diabetes management: Systematic review and meta-analyses. PLoS Med. 2020 Mar 6;17(3):e1003053.

151. Choi Y, Larson N, Gallaher DD, Odegaard AO, Rana JS, Shikany JM, et al. A Shift Toward a Plant-Centered Diet From Young to Middle Adulthood and Subsequent Risk of Type 2 Diabetes and Weight Gain: The Coronary Artery Risk Development in Young Adults (CARDIA) Study. Diabetes Care. 2020 Nov;43(11):2796-2803.

152. Qian F, Liu G, Hu FB, Bhupathiraju SN, Sun Q. Association Between Plant-Based Dietary Patterns and Risk of Type 2 Diabetes: A Systematic Review and Meta-analysis. JAMA Intern Med. 2019 Oct 1;179(10):1335-1344.

153. Yang X, Li Y, Wang C, Mao Z, Zhou W, Zhang L, et al. Meat and fish intake and type 2 diabetes: Dose-response meta-analysis of prospective cohort studies. Diabetes Metab. 2020 Oct;46(5):345-352.

154. Srour B, Fezeu LK, Kesse-Guyot E, Allès B, Debras C, Druesne-Pecollo N, et al. Ultra-processed Food Consumption and Risk of Type 2 Diabetes Among Participants of the Nutri-Net-Santé Prospective Cohort. JAMA Intern Med. 2020 Feb 1;180(2):283-291.

155. Aguilar Salmerón, L. Hábitos saludables. España: Uno editorial; 2020.

156. Sansone A, Mollaioli D, Ciocca G, Limoncin E, Colonnello E, Jannini EA. Sexual dysfunction in men and women with diabetes: a mirror of their complications? Curr Diabetes Rev. 2021 Mar 8. Epub ahead of print.

157. Sansone A, Sansone M, Vaamonde D, Sgrò P, Salzano C, Romanelli F, Lenzi A, Di Luigi L. Sport, doping and male fertility. Reprod Biol Endocrinol. 2018 Nov 12;16(1):114.

158. Gerbild H, Larsen CM, Graugaard C, Areskoug Josefsson K. Physical Activity to Improve Erectile Function: A Systematic Review of Intervention Studies. Sex Med. 2018 Jun;6(2):75-89.

159. Viigimaa M, Vlachopoulos C, Doumas M, Wolf J, Imprialos K, Terentes-Printzios D, et al. Update of the position paper on arterial hypertension and erectile dysfunction. J Hypertens. 2020 Jul;38(7):1220-1234.

160. Sarwer DB, Hanson AJ, Voeller J, Steffen K. Obesity and Sexual Functioning. Curr Obes Rep. 2018 Dec;7(4):301-307.

161. Adamowicz J, Drewa T. Is there a link between soft drinks and erectile dysfunction? Cent European J Urol. 2011;64(3):140-3.

162. Arackal BS, Benegal V. Prevalence of sexual dysfunction in male subjects with alcohol dependence. Indian J Psychiatry. 2007 Apr;49(2):109-12.

163. Maiorino MI, Bellastella G, Esposito K. Lifestyle modifications and erectile dysfunction: what can be expected? Asian J Androl. 2015 Jan-Feb;17(1):5-10.

164. Salas-Huetos A, Muralidharan J, Galiè S, Salas-Salvadó J, Bulló M. Effect of Nut Consumption on Erectile and Sexual Function in Healthy Males: A Secondary Outcome Analysis of the FERTINUTS Randomized Controlled Trial. Nutrients. 2019 Jun 19;11(6):1372.

165. Rybak I, Carrington AE, Dhaliwal S, Hasan A, Wu H, Burney W, et al. Prospective Randomized Controlled Trial on the Effects of Almonds on Facial Wrinkles and Pigmentation. Nutrients. 2021 Feb 27;13(3):785.

166. Schagen SK, Zampeli VA, Makrantonaki E, Zouboulis CC. Discovering the link between nutrition and skin aging. Dermatoendocrinol. 2012 Jul 1;4(3):298-307.

167. Solway J, McBride M, Haq F, Abdul W, Miller R. Diet and Dermatology: The Role of a Whole-food, Plant-based Diet in Preventing and Reversing Skin Aging-A Review. J Clin Aesthet Dermatol. 2020 May;13(5):38-43.

168. Junta de Castilla y León. Recomendaciones para la exposición solar. 2021. Disponible en: https://www.saludcastillayleon.es/es/salud-estilos-vida/recomendaciones-exposicion-solar

169. Basulto J. Complementos alimenticios para mejorar la función sexual masculina: sexo inseguro. Consumer. 23 de marzo de 2016. Disponible en: https://www.consumer.es/alimentacion/complementos-alimenticios-para-mejorar-la-funcion-sexual-masculina-sexo-inseguro.html

170. García-Montero C, Fraile-Martínez O, Gómez-Lahoz AM, Pekarek L, Castellanos AJ, Noguerales-Fraguas F, et al. Nutritional Components in Western Diet Versus Mediterranean Diet at the Gut Microbiota-Immune System Interplay. Implications for Health and Disease. Nutrients. 2021 Feb 22;13(2):699.

171. Akimoto N, Ugai T, Zhong R, Hamada T, Fujiyoshi K, Giannakis M, et al. Rising inci-

dence of early-onset colorectal cancer - a call to action. Nat Rev Clin Oncol. 2021 Apr;18(4):230-243.

172. Cuiñas, K. [@karinacuinas]. (12 de mayo de 2021). Si estás leyendo esto es porque de tanto escuchar sobre la microbiota intestinal (MI) y la importancia que tiene en [Fotografía]. Instagram. https://www.instagram.com/p/COx6_hTlvgR

173. Willis HJ, Slavin JL. The Influence of Diet Interventions Using Whole, Plant Food on the Gut Microbiome: A Narrative Review. J Acad Nutr Diet. 2020 Apr;120(4):608-623.

174. Morze J, Danielewicz A, Hoffmann G, Schwingshackl L. Diet Quality as Assessed by the Healthy Eating Index, Alternate Healthy Eating Index, Dietary Approaches to Stop Hypertension Score, and Health Outcomes: A Second Update of a Systematic Review and Meta-Analysis of Cohort Studies. J Acad Nutr Diet. 2020 Dec;120(12):1998-2031.e15.

175. Livingston G, Huntley J, Sommerlad A, Ames D, Ballard C, Banerjee S, et al. Dementia prevention, intervention, and care: 2020 report of the Lancet Commission. Lancet. 2020 Aug 8;396(10248):413-446.

176. Li T, Qiu Y, Yang HS, Li MY, Zhuang XJ, Zhang SH, et al. Systematic review and meta-analysis: Association of a pre-illness Western dietary pattern with the risk of developing inflammatory bowel disease. J Dig Dis. 2020 Jul;21(7): 362-371.

177. Field R, Pourkazemi F, Turton J, Rooney K. Dietary Interventions Are Beneficial for Patients with Chronic Pain: A Systematic Review with Meta-Analysis. Pain Med. 2021 Mar 18;22(3):694-714.

178. Blanco-Rojo R, Sandoval-Insausti H, López-García E, Graciani A, Ordovás JM, Banegas JR, Rodríguez-Artalejo F, Guallar-Castillón P. Consumption of Ultra-Processed Foods and Mortality: A National Prospective Cohort in Spain. Mayo Clin Proc. 2019 Nov;94(11):2178-2188.

179. Costa CS, Del-Ponte B, Assunção MCF, Santos IS. Consumption of ultra-processed foods and body fat during childhood and adolescence: a systematic review. Public Health Nutr. 2018 Jan;21(1):148-159.

180. Emond JA, Longacre MR, Titus LJ, Hendricks K, Drake KM, Carroll JE, et al. Fast food intake and excess weight gain over a 1-year period among preschool-age children. Pediatr Obes. 2020 Apr;15(4):e12602.

181. Sandoval-Insausti H, Jiménez-Onsurbe M, Donat-Vargas C, Rey-García J, Banegas JR, Rodríguez-Artalejo F, et al. Ultra-Processed Food Consumption Is Associated with Abdominal Obesity: A Prospective Cohort Study in Older Adults. Nutrients. 2020 Aug 7;12(8):2368.

182. Chen X, Zhang Z, Yang H, Qiu P, Wang H, Wang F, Zhao Q, Fang J, Nie J. Consumption of ultra-processed foods and health outcomes: a systematic review of epidemiological studies. Nutr J. 2020 Aug 20;19(1):86.

183. Pagliai G, Dinu M, Madarena MP, Bonaccio M, Iacoviello L, Sofi F. Consumption of ultra-processed foods and health status: a systematic review and meta-analysis. Br J Nutr. 2021 Feb 14;125(3):308-318.

184. Chang K, Khandpur N, Neri D, Touvier M, Huybrechts I, Millett C, et al. Association Between Childhood Consumption of Ultraprocessed Food and Adiposity Trajectories in the Avon Longitudinal Study of Parents and Children Birth Cohort. JAMA Pediatr. 2021 Jun 14:e211573.

185. Konieczna J, Morey M, Abete I, Bes-Rastrollo M, Ruiz-Canela M, Vioque J, et al. Contribution of ultra-processed foods in visceral fat deposition and other adiposity indicators: Prospective analysis nested in the PREDIMED-Plus trial. Clin Nutr. 2021 Jun;40(6):4290-4300.

186. Cordova R, Kliemann N, Huybrechts I, Rauber F, Vamos EP, Levy RB, et al. Consumption of ultra-processed foods associated with weight gain and obesity in adults: A multi-national cohort study. Clin Nutr. 2021 Sep;40(9):5079-5088.

187. Basulto J, Manera M, Baladia E, Moizé V, Babio N, Ruperto M, Sorigué MG. «Dieta» o «método» Dukan. Postura del Grupo de Revisión, Estudio y Posicionamiento de la Asociación Española de Dietistas-Nutricionistas (GREP-AED-N). 2011. Disponible en: http://fedn.es/docs/grep/docs/Dieta_o_metodo_Dukan_Postura_GREP-AEDN_Marzo_2011.pdf

188. El País. El colegio de médicos francés expulsa a Dukan por su polémica dieta. 27 de enero de 2014. Disponible en: https://elpais.com/sociedad/2014/01/27/actualidad/1390847571_593622.html

189. Basulto J. Expulsan a Dukan del Colegio de Médicos de Francia. ¿Oyen cómo se ríe? Materia. 28 de enero de 2014. Disponible en: http://esmateria.com/2014/01/28/expulsan-a-dukan-del-colegio-de-medicos-de-francia-oyen-como-se-rie

190. Swinburn BA, Kraak VI, Allender S, Atkins VJ, Baker PI, Bogard JR, et al. The Global Syndemic of Obesity, Undernutrition, and Climate Change: The Lancet Commission report. Lancet. 2019 Feb 23;393(10173):791-846.

191. Organización Mundial de la Salud. Obesidad y sobrepeso. 9 de junio de 2021. Disponible en: https://www.who.int/es/news-room/fact-sheets/detail/obesity-and-overweight

192. ConscienHealth. How Obesity Causes Some Cancers. 9 de junio de 2021. Disponible en: https://conscienhealth.org/2021/06/how-obesity-causes-some-cancers/

193. OECDE. La Pesada Carga de la Obesidad. 2019. Disponible en: https://www.oecd.org/spain/Heavy-burden-of-obesity-Media-country-note-SPAIN-In-Spanish.pdf

194. Durrer Schutz D, Busetto L, Dicker D, Farpour-Lambert N, Pryke R, Toplak H, et al. European Practical and Patient-Centred Guidelines for Adult Obesity Management in Primary Care. Obes Facts. 2019;12(1):40-66.

195. Fildes A, Charlton J, Rudisill C, Littlejohns P, Prevost AT, Gulliford MC. Probability of an Obese Person Attaining Normal Body Weight: Cohort Study Using Electronic Health Records. Am J Public Health. 2015 Sep;105(9):e54-9.

196. Organización Mundial de la Salud. https://www.who.int/features/factfiles/obesity/es

197. Hill JO, Wyatt HR, Reed GW, Peters JC. Obesity and the environment: where do we go from here? Science. 2003 Feb 7;299(5608):853-5.

198. Hernáez Á, Zomeño MD, Dégano IR, Pérez-Fernández S, Goday A, Vila J, et al. Excess Weight in Spain: Current Situation, Projections for 2030, and Estimated Direct Extra Cost for the Spanish Health System. Rev Esp Cardiol (Engl Ed). 2019 Nov;72(11):916-924.

199. Garrido-Miguel M, Cavero-Redondo I, Álvarez-Bueno C, Rodríguez-Artalejo F, Moreno LA, Ruiz JR, et al. Prevalence and Trends of Overweight and Obesity in European Children From 1999 to 2016: A Systematic Review and Meta-analysis. JAMA Pediatr. 2019 Oct 1;173(10):e192430.

200. Organización Mundial de la Salud. Obesity. 9 de junio de 2021. Disponible en: https://www.who.int/news-room/facts-in-pictures/detail/6-facts-on-obesity

201. Bardugo A, Fishman B, Libruder C, Tanne D, Ram A, Hershkovitz Y, et al. Body Mass Index in 1.9 Million Adolescents and Stroke in Young Adulthood. Stroke. 2021 Jun;52(6):2043-2052.

202. Caorsi L. ¿Tienes más de 60 años? Descubre cómo mejora tu salud con la actividad física. 17 de octubre de 2019. Disponible en: https://lauracaorsi.com/2019/10/17/vida-activa-mayores-60-anos/

203. Instituto Nacional de Estadística. Esperanza de vida en buena salud. 2021. Disponible en: https://www.ine.es/ss/Satellite?L=es_ES&c=INESeccion_C&cid=1259926378861&p=%5C&pagename=ProductosYServicios%2FPYSLayout&param1=PYSDetalle&param3=1259924822888

204. Ludwig DS. Lifespan Weighed Down by Diet. JAMA. 2016 Jun 7;315(21): 2269-70.

205. Comisión Europea. Alimentación, sobrepeso y obesidad: estrategia de la Unión Europea. 13 de marzo de 2017. Disponible en: http://eur-lex.europa.eu/legal-content/ES/TXT/?uri=-LEGISSUM:c11542c

206. AECOSAN, Agencia Española de Consumo, Seguridad Alimentaria y Nutrición. Ministerio de Sanidad, Servicios Sociales e Igualdad. Estudio ALADINO 2019. Madrid, 2020. Disponible en: https://www.aesan.gob.es/AECOSAN/web/nutricion/detalle/aladino_2019.htm

207. Basulto J. Delgadez y salud. 4 de septiembre de 2017. Disponible en: https://juliobasulto.com/delgadez-salud-2/

208. Cunningham SA, Kramer MR, Narayan KM. Incidence of childhood obesity in the United States. N Engl J Med. 2014 Jan 30;370(5):403-11.

209. Zimmermann E, Holst C, Sørensen TI. Lifelong doubling of mortality in men entering adult life as obese. Int J Obes (Lond). 2011 Sep;35(9):1193-9.

210. Spinelli A, Buoncristiano M, Kovacs VA, Yngve A, Spiroski I, Obreja G, et al. Prevalence of Severe Obesity among Primary School Children in 21 European Countries. Obes Facts. 2019;12(2):244-258.

211. Armstrong SC, Bolling CF, Michalsky MP, Reichard KW; SECTION ON OBESITY, SECTION ON SURGERY. Pediatric Metabolic and Bariatric Surgery: Evidence, Barriers, and Best Practices. Pediatrics. 2019 Dec;144(6):e20193223.

212. Walley AJ, Blakemore AI, Froguel P. Genetics of obesity and the prediction of risk for health. Hum Mol Genet. 2006 Oct 15;15 Spec No 2:R124-30.

213. Münzel T, Sørensen M, Lelieveld J, Hahad O, Al-Kindi S, Nieuwenhuijsen M, et al. Heart healthy cities: genetics loads the gun but the environment pulls the trigger. Eur Heart J. 2021 May 18:ehab235.

214. Elwood P, Galante J, Pickering J, Palmer S, Bayer A, Ben-Shlomo Y, et al. Healthy lifestyles reduce the incidence of chronic diseases and dementia: evidence from the Caerphilly cohort study. PLoS One. 2013 Dec 9;8(12):e81877.

215. Ojuelos Gómez FJ, Basulto Marset J. Libertad parental como barrera frente a la publicidad de productos alimentarios malsanos dirigidos al público infantil. Rev Pediatr Aten Primaria. 2020;22:e65-e80. Disponible en: https://pap.es/articulo/13079/

216. Basulto J. El viacrucis de la obesidad. 27 de julio de 2020. Disponible en: www.juliobasulto.com/viacrucis

217. Bariatric Times. Weight Bias Among Healthcare Providers: We have Met the Enemy and it is Us—Nursing Accredited. 1 de marzo de 2019. Disponible en: https://bariatrictimes.com/weight-bias-ce-nursing-accredited/

218. Schroeder K, Schuler BR, Kobulsky JM, Sarwer DB. The association between adverse childhood experiences and childhood obesity: A systematic review. Obes Rev. 2021 Jan 27. Epub ahead of print.

219. HealthDay. Los genes solo tienen parte de la culpa en la obesidad. 27 de octubre de 2017. Disponible en: https://consumer.healthday.com/vitamins-and-nutrition-information-27/obesity-health-news-505/los-genes-solo-tienen-parte-de-la-culpa-en-la-obesidad-727956.html

220. Hruby A, Manson JE, Qi L, Malik VS, Rimm EB, Sun Q, et al. Determinants and Consequences of Obesity. Am J Public Health. 2016 Sep;106(9):1656-62.

221. Wang T, Heianza Y, Sun D, Zheng Y, Huang T, Ma W, et al. Improving fruit and vegetable intake attenuates the genetic association with long-term weight gain. Am J Clin Nutr. 2019 Sep 1;110(3):759-768.

222. Wang T, Huang T, Heianza Y, Sun D, Zheng Y, Ma W, et al. Genetic Susceptibility, Change in Physical Activity, and Long-term Weight Gain. Diabetes. 2017 Oct;66(10):2704-2712.

223. Wijayatunga NN, Dhurandhar EJ. Normal weight obesity and unaddressed cardiometabolic health risk-a narrative review. Int J Obes (Lond). 2021 May 18.

224. Aeberli I, Gerber PA, Hochuli M, Kohler S, Haile SR, Gouni-Berthold I, et al. Low to moderate sugar-sweetened beverage consumption impairs glucose and lipid metabolism and promotes inflammation in healthy young men: a randomized controlled trial. Am J Clin Nutr. 2011 Aug;94(2):479-85.

225. Ma J, McKeown NM, Hwang SJ, Hoffmann U, Jacques PF, Fox CS. Sugar-Sweetened Beverage Consumption Is Associated With Change of Visceral Adipose Tissue Over 6 Years of Follow-Up. Circulation. 2016 Jan 26;133(4):370-7.

226. Ewing E. Weight bias and stigmatisation: what is it and what can we do about it? Br J Gen Pract. 2019 Jul;69(684):349.

227. Foster GD, Makris AP, Bailer BA. Behavioral treatment of obesity. Am J Clin Nutr. 2005 Jul;82(1 Suppl):230S-235S.

228. Douglas VJ, Kwan MY, Gordon K. The roles of weight stigma, emotion dysregulation, and eating pathology in suicide risk. Body Image. 2021 Apr 20;38:162-170.

229. Soler A, Roger C. Niños sin etiquetas. Barcelona: Paidós; 2020.

230. Barry VW, Baruth M, Beets MW, Durstine JL, Liu J, Blair SN. Fitness vs. fatness on all-cause mortality: a meta-analysis. Prog Cardiovasc Dis. 2014 Jan-Feb;56(4):382-90.

231. Durrer Schutz D, Busetto L, Dicker D, Farpour-Lambert N, Pryke R, Toplak H, et al. European Practical and Patient-Centred Guidelines for Adult Obesity Management in Primary Care. Obes Facts. 2019;12(1):40-66.

232. Tabares S, Alvarado G. Entrena bien, vive mejor. Madrid: Ediciones Tutor; 2019.

233. Tabares S. Ellas entrenan. Madrid; Ediciones Tutor; 2021.

234. Tran E, Dale HF, Jensen C, Lied GA. Effects of Plant-Based Diets on Weight Status: A Systematic Review. Diabetes Metab Syndr Obes. 2020 Sep 30;13:3433-3448.

235. Basulto J. Un truco que sí sirve para adelgazar: pensar en lo que hacemos. El País. 4 de marzo de 2019. Disponible en: https://elpais.com/elpais/2019/03/01/ciencia/1551456419_542160.html

236. Reiley L. How the Trump administration limited the scope of the USDA's 2020 dietary guidelines. The Washington Post. 30 de agosto de 2019. Disponible en: https://www.washingtonpost.com/business/2019/08/30/how-trump-administration-limited-scope-usdas-dietary-guidelines

237. Glanz K, Basil M, Maibach E, Goldberg J, Snyder D. Why Americans eat what they do: taste, nutrition, cost, convenience, and weight control concerns as influences on food consumption. J Am Diet Assoc. 1998 Oct;98(10):1118-26.

238. Organización Mundial de la Salud [@who]. (18 de junio de 2013). Dr Chan: Highly processed foods are scientifically engineered to be irresistible, so people eat more than what is needed to [Tweet]. Twitter. https://twitter.com/WHO/status/347006307213131778

239. Hall KD, Ayuketah A, Brychta R, Cai H, Cassimatis T, Chen KY, et al. Ultra-Processed

Diets Cause Excess Calorie Intake and Weight Gain: An Inpatient Randomized Controlled Trial of Ad Libitum Food Intake. Cell Metab. 2019 Jul 2;30(1):67-77.e3.

240. Burgess EE, Turan B, Lokken KL, Morse A, Boggiano MM. Profiling motives behind hedonic eating. Preliminary validation of the Palatable Eating Motives Scale. Appetite. 2014 Jan;72:66-72.

241. Kale YS, Vibhute N, Belgaumi U, Kadashetti V, Bommanavar S, Kamate W. Effect of using tobacco on taste perception. J Family Med Prim Care. 2019 Aug 28;8(8):2699-2702.

242. Gargallo Fernández M, Basulto Marset J, Breton Lesmes I, Quiles Izquierdo J, Formiguera Sala X, Salas-Salvadó J, et al. Evidence-based nutritional recommendations for the prevention and treatment of overweight and obesity in adults (FESNAD-SEEDO consensus document). Methodology and executive summary (I/III). Nutr Hosp. 2012 May-Jun;27(3):789-99.

243. Moss Michael. Salt, sugar, fat. New York: Random House; 2013.

244. Del Caño G. Bliss point: qué alimentos nos provocan felicidad y cómo evitar que nos enganchen. 2 de junio de 2020. Consumer. Disponible en: https://www.consumer.es/alimentacion/que-es-bliss-point-comida.html

245. Rullo JE, Lorenz T, Ziegelmann MJ, Meihofer L, Herbenick D, Faubion SS. Genital vibration for sexual function and enhancement: best practice recommendations for choosing and safely using a vibrator. Sex Relation Ther. 2018;33(3): 275-285.

246. Dewitte M, Reisman Y. Clinical use and implications of sexual devices and sexually explicit media. Nat Rev Urol. 2021 May 4. Epub ahead of print.

247. May CE, Dus M. Confection Confusion: Interplay Between Diet, Taste, and Nutrition. Trends Endocrinol Metab. 2021 Feb;32(2):95-105.

248. Kessler D. The End of Overeating: Taking Control of the Insatiable American Appetite. New York: Rodale Books; 2010.

249. Chakraborty SP. Patho-physiological and toxicological aspects of monosodium glutamate. Toxicol Mech Methods. 2019 Jul;29(6):389-396.

250. Sun-Edelstein C, Mauskop A. Foods and supplements in the management of migraine headaches. Clin J Pain. 2009 Jun;25(5): 446-52.

251. Chazelas E, Deschasaux M, Srour B, Kesse-Guyot E, Julia C, Alles B, et al. Food additives: distribution and co-occurrence in 126,000 food products of the French market. Sci Rep. 2020 Mar 4;10(1):3980.

252. Srour B, Fezeu LK, Kesse-Guyot E, Allès B, Méjean C, Andrianasolo RM, et al. Ultra-processed food intake and risk of cardiovascular disease: prospective cohort study (NutriNet-Santé). BMJ. 2019 May 29;365:l1451.

253. Banerjee A, Mukherjee S, Maji BK. Worldwide flavor enhancer monosodium glutamate combined with high lipid diet provokes metabolic alterations and systemic anomalies: An overview. Toxicol Rep. 2021 Apr 29;8:938-961.

254. Basulto J. ¿Por qué los niños adoran el azúcar y rechazan las verduras? Consumer. 17 de junio de 2015. Disponible en: https://www.consumer.es/alimentacion/por-que-los-ninos-adoran-el-azucar-y-rechazan-las-verduras.html

255. Basulto J. Estevia (E960), ¿es saludable? Consumer. 16 de septiembre de 2015. Disponible en: https://www.consumer.es/alimentacion/estevia-e960-es-saludable.html

256. Mullee A, Romaguera D, Pearson-Stuttard J, Viallon V, Stepien M, Freisling H, et al. Association Between Soft Drink Consumption and Mortality in 10 European Countries. JAMA Intern Med. 2019 Nov 1;179(11):1479-1490.

257. Mahar A, Duizer LM. The effect of frequency of consumption of artificial sweeteners on sweetness liking by women. J Food Sci. 2007 Nov;72(9):S714-8.

258. Jayasinghe SN, Kruger R, Walsh DCI, Cao G, Rivers S, Richter M, et al. Is Sweet Taste Perception Associated with Sweet Food Liking and Intake? Nutrients. 2017 Jul 14;9(7):750.

259. Pepino MY, Finkbeiner S, Beauchamp GK, Mennella JA. Obese women have lower monosodium glutamate taste sensitivity and prefer higher concentrations than do normal-weight women. Obesity (Silver Spring). 2010 May;18(5):959-65.

260. Tan SY, Tucker RM. Sweet Taste as a Predictor of Dietary Intake: A Systematic Review. Nutrients. 2019 Jan 5;11(1):94.

261. Drewnowski A, Mennella JA, Johnson SL, Bellisle F. Sweetness and food preference. J Nutr. 2012 Jun;142(6):1142S-8S.

262. Kim GH, Lee HM. Frequent consumption of certain fast foods may be associated with an enhanced preference for salt taste. J Hum Nutr Diet. 2009;22:475–80.

263. Ettinger L, Duizer L, Caldwell T. Body fat, sweetness sensitivity, and preference: determining the relationship. Can J Diet Pract Res. 2012 Spring;73(1):45-8.

264. Harnischfeger F, Dando R. Obesity-induced taste dysfunction, and its implications for dietary intake. Int J Obes (Lond). 2021 Aug;45(8):1644-1655.

265. Basulto J. Una palmera de chocolate con todas las calorías de un día. 10 de noviembre de 2020. Disponible en: https://juliobasulto.com/palmera/

266. Food and Drink Federation. Guideline Daily Amounts. 28 de agosto de 2020. Disponible en: http://www.foodlabel.org.uk/label/gda_values.aspx

267. Chandon P, Wansink B. Does food marketing need to make us fat? A review and solutions. Nutr Rev. 2012 Oct;70(10):571-93.

268. Basulto J. 37 plátanos de Canarias contra «la palmera de Basulto». 17 de noviembre de 2020. Disponible en: https://juliobasulto.com/platanos_palmera/

269. Hoyos Vázquez MS, García Castillo S, Rodríguez Delgado J, Praena Crespo M. Características nutricionales y composición de las galletas disponibles en el mercado español y de las galletas dirigidas a la población infantil. Rev Pediatr Aten Primaria. 2020;22 [en prensa]. Disponible en: https://pap.es/articulo/13058/caracteristicas-nutricionales-y-composicion-de-las-galletas-disponibles-en-el-mercado-espanol-y-de-las-galletas-dirigidas-a-la-poblacion-infantil

270. The Food Foundation. The Broken Plate 2021. 7 de julio de 2021. Disponible en: https://foodfoundation.org.uk/publication/the-broken-plate-2021/

271. Organización Mundial de la Salud. Directriz: ingesta de azúcares para adultos y niños. 2015. Disponible en: www.who.int/nutrition/publications/guidelines/sugar_intake_information_note_es.pdf?ua=1

272. Schwingshackl L, Hoffmann G, Kalle-Uhlmann T, Arregui M, Buijsse B, et al. Fruit and Vegetable Consumption and Changes in Anthropometric Variables in Adult Populations: A Systematic Review and Meta-Analysis of Prospective Cohort Studies. PLoS One. 2015 Oct 16;10(10):e0140846.

273. Guyenet SJ. Impact of Whole, Fresh Fruit Consumption on Energy Intake and Adiposity: A Systematic Review. Front Nutr. 2019 May 8;6:66.

274. Basulto J. ¿Por qué no engorda la fruta, si tiene azúcar? El País. 13 de junio de 2018. Disponible en: https://elpais.com/elpais/2018/06/08/ciencia/1528469553_586735.html

275. Basulto J. Las personas con diabetes (tipo 1, 2 o gestacional) conviene que tomen fruta. 5 de junio de 2018. Disponible en: www.juliobasulto.com/fruta_diabetes

276. Müller-Lissner SA, Kaatz V, Brandt W, Keller J, Layer P. The perceived effect of various foods and beverages on stool consistency. Eur J Gastroenterol Hepatol. 2005 Jan;17(1):109-12.

277. Basulto J. La manzana no estriñe. 22 de marzo de 2017. Disponible en: https://juliobasulto.com/la-manzana-no-estrine/

278. EFSA NDA Panel (EFSA Panel on Dietetic Products, Nutrition and Allergies). Scientific opinion on dietary reference values for potassium. EFSA Journal 2016; 14(10):4592.

279. Palma I, Farran A, Cantós D. Tablas de composición de alimentos por medidas caseras de consumo habitual en España. Madrid: Universidad de Barcelona-CESNID; 2008.

280. https://www.fen.org.es/anibes/archivos/documentos/ANIBES_numero_18.pdf

281. Amaya Fernández-Argüelles García, et al. Dieta controlada en potasio. En: Jordi Salas-Salvadó, et al [coordinadores]. Nutrición y Dietética Clínica. 3ª ed. Barcelona: Elsevier Masson; 2014.

282. Iggman D, Rosqvist F, Larsson A, Arnlöv J, Beckman L, Rudling M, et al. Role of dietary fats in modulating cardiometabolic risk during moderate weight gain: a randomized double-blind overfeeding trial (LIPOGAIN study). J Am Heart Assoc. 2014 Oct 15;3(5):e001095.

283. Guarneiri LL, Cooper JA. Intake of Nuts or Nut Products Does Not Lead to Weight Gain, Independent of Dietary Substitution Instructions: A Systematic Review and Meta-Analysis of Randomized Trials. Adv Nutr. 2021 Mar 31;12(2):384-401.

284. Mozaffarian D. Foods, obesity, and diabetes-are all calories created equal? Nutr Rev. 2017 Jan;75(suppl 1):19-31.

285. Basulto J. ¿Por qué no engordan los frutos secos? El País. 3 de agosto de 2017. Disponible en: https://elpais.com/elpais/2017/07/31/ciencia/1501516167_367299.html

286. Ortega RM, López-Sobaler AM, Ballesteros JM, Pérez-Farinós N, Rodríguez-Rodríguez E, Aparicio A, Perea JM, Andrés P. Estimation of salt intake by 24 h urinary sodium excretion in a representative sample of Spanish adults. Br J Nutr. 2011 Mar;105(5):787-94.

287. Organización Mundial de la Salud. Enfermedades no transmisibles. 13 de abril de 2021. Disponible en: https://www.who.int/es/news-room/fact-sheets/detail/noncommunicable-diseases

288. Pan H, Hibino M, Kobeissi E, Aune D. Blood pressure, hypertension and the risk of sudden cardiac death: a systematic review and meta-analysis of cohort studies. Eur J Epidemiol. 2020 May;35(5):443-454.

289. Cook NR, Appel LJ, Whelton PK. Sodium Intake and All-Cause Mortality Over 20 Years in the Trials of Hypertension Prevention. J Am Coll Cardiol. 2016 Oct 11;68(15):1609-1617.

290. Donat-Vargas C, Sandoval-Insausti H, Rey-García J, Moreno-Franco B, Åkesson A, Banegas JR, et al. High Consumption of Ultra-Processed Food is Associated with Incident Dyslipidemia: A Prospective Study of Older Adults. J Nutr. 2021 May 26:nxab118. Epub ahead of print.

291. Basulto J. Eliminar las grasas trans: misión posible. Consumer. 29 de julio de 2015. Disponible en: https://www.consumer.es/alimentacion/eliminar-las-grasas-trans-mision-posible.html

292. Basulto J. Grasas trans, ¿dónde se esconden? Consumer. 1 de abril de 2014. Disponible en: https://www.consumer.es/alimentacion/grasas-trans-donde-se-esconden.html

293. Knorr D, Watzke H. Food Processing at a Crossroad. Front Nutr. 2019 Jun 25;6:85.

294. Snelson M, Tan SM, Clarke RE, de Pasquale C, Thallas-Bonke V, Nguyen TV, et al.

Processed foods drive intestinal barrier permeability and microvascular diseases. Sci Adv. 2021 Mar 31;7(14):eabe4841.

295. Blanco-Rojo R, Sandoval-Insausti H, López-García E, Graciani A, Ordovás JM, Banegas JR, Rodríguez-Artalejo F, Guallar-Castillón P. Consumption of Ultra-Processed Foods and Mortality: A National Prospective Cohort in Spain. Mayo Clin Proc. 2019 Nov;94(11):2178-2188.

296. Junceda L. Diccionario de refranes, dichos y proverbios. Madrid: Espasa; 2006.

297. O'Dowd A. Spending on junk food advertising is nearly 30 times what government spends on promoting healthy eating. BMJ. 2017 Oct 11;359:j4677.

298. OECDE. La Pesada Carga de la Obesidad. 2019. Disponible en: https://www.oecd.org/spain/Heavy-burden-of-obesity-Media-country-note-SPAIN-In-Spanish.pdf

299. Tangcharoensathien V, Chandrasiri O, Kunpeuk W, Markchang K, Pangkariya N. Addressing NCDs: Challenges From Industry Market Promotion and Interferences. Int J Health Policy Manag. 2019 May 1;8(5):256-260.

300. Federal Trade Commission. Marketing Food to Children and Adolescents. Julio de 2018. Disponible en: www.ftc.gov/sites/default/files/documents/reports/marketing-food-children-and-adolescents-review-industry-expenditures-activities-and-self-regulation/p064504foodmktingreport.pdf

301. Spencer EH, Frank E, McIntosh NF. Potential effects of the next 100 billion hamburgers sold by McDonald's. Am J Prev Med. 2005 May;28(4):379-81.

302. Peleteiro I. ¿Coca-Cola o Pepsi? Estas son las marcas de refresco más valiosas. El Confidencial. 16 de agosto de 2019. Disponible en: https://www.elconfidencial.com/empresas/2019-08-16/coca-cola-cabeza-cuales-son-marcas-mas-valiosas_2157647/

303. Basulto J. ¿Cuándo prohibiremos la publicidad de comida malsana dirigida a niños? Ser Consumidor. 13 de febrero de 2014. Disponible en: https://cadenaser.com/programa/2014/02/13/ser_consumidor/1392311567_005322.html

304. Caorsi L. Comensales cautivos. CTXT. 7 de junio de 2021. Disponible en: https://ctxt.es/es/20210601/Firmas/36277/comida-ultraprocesada-bebidas-energeticas-aeropuertos-gasolineras-franquicias-Laura-Caorsi.htm

305. Hill JO, Wyatt HR, Reed GW, Peters JC. Obesity and the environment: where do we go from here? Science. 2003 Feb 7;299(5608):853-5.

306. Chandon P, Wansink B. Does food marketing need to make us fat? A review and solutions. Nutr Rev. 2012 Oct;70(10):571-93.

307. Katz AM, Katz PB. Diseases of the heart in the works of Hippocrates. Br Heart J. 1962 May;24(3):257-64.

308. Willett WC, Koplan JP, Nugent R, et al. Prevention of Chronic Disease by Means of Diet and Lifestyle Changes. In: Jamison DT, Breman JG, Measham AR, et al., editors. Disease Control Priorities in Developing Countries. 2nd edition. Washington (DC): The International Bank for Reconstruction and Development / The World Bank; 2006. Capítulo 44. Disponible en: https://www.ncbi.nlm.nih.gov/books/NBK11795

309. Bamia C, Halkjaer J, Lagiou P, Trichopoulos D, Tjønneland A, et al. Weight change in later life and risk of death amongst the elderly: the European Prospective Investigation into Cancer and Nutrition-Elderly Network on Ageing and Health study. J Intern Med. 2010 Aug;268(2):133-44.

310. Basulto J. El peso de los años, ¿por qué no es saludable engordar mucho al enveje-

cer? 20 de febrero de 2013. Disponible en: https://www.consumer.es/alimentacion/el-peso-de-los-anos-por-que-no-es-saludable-engordar-mucho-al-envejecer.html

311. Singh PN, Haddad E, Tonstad S, Fraser GE. Does excess body fat maintained after the seventh decade decrease life expectancy? J Am Geriatr Soc. 2011 Jun;59(6):1003-11.

312. EurekAlert! Contrary to earlier findings, excess body fat in elderly decreases life expectancy. 11 de agosto de 2011. Disponible en: https://www.eurekalert.org/pub_releases/2011-08/llua-cte081111.php

313. De Hollander EL, Bemelmans WJ, Boshuizen HC, Friedrich N, Wallaschofski H, Guallar-Castillón P, et al. The association between waist circumference and risk of mortality considering body mass index in 65- to 74-year-olds: a meta-analysis of 29 cohorts involving more than 58 000 elderly persons. Int J Epidemiol. 2012 Jun;41(3):805-17.

314. Organización Mundial de la Salud. Diet, nutrition and the prevention of chronic diseases. 2003. Disponible en: https://apps.who.int/nutrition/publications/obesity/WHO_TRS_916/en

315. Chandon P, Wansink B. Does food marketing need to make us fat? A review and solutions. Nutr Rev. 2012 Oct;70(10):571-93.

316. The Food Foundation. The Broken Plate 2021. 7 de julio de 2021. Disponible en: https://foodfoundation.org.uk/publication/the-broken-plate-2021/

317. Freeman B, Kelly B, Baur L, Chapman K, Chapman S, Gill T, et al. Digital junk: food and beverage marketing on Facebook. Am J Public Health. 2014 Dec;104(12):e56-64.

318. Basulto J. Comer o no comer vuelve: ¡que Margaret Chan nos proteja! («Una corporación poderosa puede vender al público cualquier cosa»). Comer o no comer. 15 de septiembre de 2014. Disponible en: https://comeronocomer.es/la-carta/comer-o-no-comer-vuelve-que-margaret-chan-nos-proteja-una-corporacion-poderosa-puede-vender

319. ANSES. Boissons énergisantes. 2 de agosto de 2021. Disponible en: https://www.anses.fr/fr/content/boissons-energisantes

320. Robles B. Galletas Digestive: ni son diferentes, ni mejoran tu digestión. 17 de octubre de 2017. Disponible en: https://beatrizrobles.com/galletas-digestive-etiquetado/

321. Basulto J. Ir a donar sangre...y volver con mala sangre por culpa de las galletas "Avenacol". 21 de septiembre de 2016. Disponible en: https://juliobasulto.com/avenacol/

322. Ministerio de Sanidad, Servicios Sociales e Igualdad. Guía de Práctica Clínica sobre el manejo de los lípidos como factor de riesgo cardiovascular. Servicio Central de Publicaciones del Gobierno Vasco. Vitoria-Gasteiz, 2017. Disponible en: https://portal.guiasalud.es/wp-content/uploads/2018/12/GPC_567_Lipidos_Osteba_compl.pdf

323. Basulto J. ¿Benecol, Danacol, Omega-3, soja para el corazón? «No se recomienda». 12 de junio de 2017. Disponible en: https://juliobasulto.com/danacol-naturcol-benecol-etc-no-se-recomienda/

324. Basulto J. Sellos de entidades sanitarias en alimentos malsanos. Se acabó. 14 de febrero de 2016. Disponible en: https://juliobasulto.com/sellos-de-entidades-sanitarias-en-alimentos-malsanos-se-acabo/

325. Ameratunga R, Crooks C, Simmons G, Woon ST. Health Risks and Adverse Reactions to Functional Foods. Crit Rev Food Sci Nutr. 2016;56(2):318-25.

326. Basulto J. Riesgos para la salud de los «alimentos funcionales». 6 de noviembre de 2021. Disponible en: https://juliobasulto.com/funcionales

327. Código de Barras (4 de julio de 2021).¿Las palomitas de mantequilla no llevan

mantequilla? [Archivo de Vídeo]. Youtube. https://www.youtube.com/watch?v=loENHgmTHQU

328. 155/R/JUNIO 2019 Particular vs. Grefusa, S.L."Es rico, es bueno, Snatt's. TV/Internet"

329. Sentencia del Tribunal de Justicia de la Unión Europea de 4 de junio de 2015 en el asunto C-195/14. Disponible en: https://curia.europa.eu/juris/document/document.jsf;jsessionid=C1D85469EF0A759F4728FCF02F503E73?text=&docid=164721&pageIndex=0&doclang=ES&mode=lst&dir=&occ=first&part=1&cid=1537873

330. ConscienHealth. Three Decades of «Healthy» Choices and Fast Food Salads. 2019. Disponible en: https://conscienhealth.org/2019/03/three-decades-of-healthy-choices-and-fast-food-salads/

331. Krobath DM, Masters WA, Mueller MP. Association Between Restaurant Menu Item Descriptions and Their Nutrient Content. Am J Prev Med. 2021 Feb;60(2):232-240.

332. GBD 2016 Alcohol Collaborators. Alcohol use and burden for 195 countries and territories, 1990-2016: a systematic analysis for the Global Burden of Disease Study 2016. Lancet. 2018 Sep 22;392(10152):1015-1035.

333. Revenga, J [@juan_revenga] (28 de abril de 2021). Nuevo e interesante estudio que vuelve a poner al descubierto las vergüenzas de la gran industria de las bebidas alcohólicas [Tweet]. Twitter. https://twitter.com/juan_revenga/status/1387373322556559360

334. Boniface S, Critchlow N, Severi K, MacKintosh AM, Hooper L, Thomas C, et al. Underage Adolescents' Reactions to Adverts for Beer and Spirit Brands and Associations with Higher Risk Drinking and Susceptibility to Drink: A Cross-Sectional Study in the UK. Alcohol Alcohol. 2021 Apr 23:agab018. Epub ahead of print.

335. Grupo de educación sanitaria y promoción de la salud PAPPS. El Día Mundial Sin Tabaco 2020 revela las tácticas de la industria tabacalera. 24 de mayo de 2020. Disponible en: http://educacionpapps.blogspot.com/2020/05/el-dia-mundial-sin-tabaco-2020-revela.html

336. Real Decreto 1907/1996, de 2 de agosto, sobre publicidad y promoción comercial de productos, actividades o servicios con pretendida finalidad sanitaria.

337. Neelakantan N, Seah JYH, van Dam RM. The Effect of Coconut Oil Consumption on Cardiovascular Risk Factors: A Systematic Review and Meta-Analysis of Clinical Trials. Circulation. 2020 Mar 10;141(10):803-814.

338. Basulto J. Probióticos: ¿puede ser saludable una bacteria? (texto). 21 de marzo de 2018. Disponible en: https://juliobasulto.com/probioticos-puede-saludable-una-bacteria-texto/

339. Su GL, Ko CW, Bercik P, Falck-Ytter Y, Sultan S, Weizman AV, et al. AGA Clinical Practice Guidelines on the Role of Probiotics in the Management of Gastrointestinal Disorders. Gastroenterology. 2020 Aug;159(2):697-705.

340. Nutrimedia. ¿Son los alimentos probióticos beneficiosos para la salud? 14 de mayo de 2020. Disponible en: https://www.upf.edu/web/nutrimedia/-/-son-los-alimentos-probioticos-beneficiosos-para-la-salud-#.YMhmH0ztbIU

341. Davidson SJ, Barrett HL, Price SA, Callaway LK, Dekker Nitert M. Probiotics for preventing gestational diabetes. Cochrane Database Syst Rev. 2021 Apr 19;4(4):CD009951.

342. Science Based Medicine. Audit reveals supplement regulation and oversight is lacking. 13 de mayo de 2021. Disponible en: https://sciencebasedmedicine.org/audit-reveals-supplement-regulation-and-oversight-is-lacking/

343. Ichim MC. The DNA-Based Authentication of Commercial Herbal Products Reveals Their Globally Widespread Adulteration. Front Pharmacol. 2019 Oct 24;10:1227.

344. Maunder A, Bessell E, Lauche R, Adams J, Sainsbury A, Fuller NR. Effectiveness of herbal medicines for weight loss: A systematic review and meta-analysis of randomized controlled trials. Diabetes Obes Metab. 2020 Jun;22(6):891-903.

345. Batsis JA, Apolzan JW, Bagley PJ, Blunt HB, Divan V, Gill S, et al. A Systematic Review of Dietary Supplements and Alternative Therapies for Weight Loss. Obesity (Silver Spring). 2021 Jul;29(7):1102-1113.

346. ConscienHealth. ECO2021: Exposing Thin Science of Herbals for Weight. 10 de mayo de 2021. Disponible en: https://conscienhealth.org/2021/05/eco2021-exposing-thin-science-of-herbals-for-weight/

347. Martínez-Sanz JM, Mata F, Sala Ripoll M, Puya Braza JM, Martínez Segura A, Sánchez Oliver AJ, Cortell Tormo JM. Fraude en suplementos nutricionales para deportistas: revisión narrativa [Fraud in nutritional supplements for athletes: a narrative review]. Nutr Hosp. 2021 Jul 29;38(4):839-847.

348. Ojuelos FJ. El complemento alimenticio vestido de producto sanitario: otro velo que cae. 2 de noviembre de 2018. Disponible en: https://legalandcomm.com/2018/11/02/el-complemento-alimenticio-vestido-de-producto-sanitario-otro-velo-que-cae/

349. Haros, N. [@nutriniko] (24 de marzo de 2021). Ojo con @weetabix, que se han hecho fama de sanotes, y van y lanzan productos como este con 22 g [Tweet]. Twitter. https://twitter.com/nutriNiko/status/1374724246228905990

350. Ruiz E, Ávila JM, Valero T, Del Pozo S, Rodríguez P, Aranceta-Bartrina J, et al. Macronutrient Distribution and Dietary Sources in the Spanish Population: Findings from the ANIBES Study. Nutrients,2016;8(3):177.

351. https://www.instagram.com/p/CE55m_OI9BM/

352. Ruiz E, Ávila JM, Valero T, Del Pozo S, Rodríguez P, Aranceta-Bartrina J, Gil Á, et al. Macronutrient Distribution and Dietary Sources in the Spanish Population: Findings from the ANIBES Study. Nutrients. 2016 Mar 22;8(3):177.

353. Grand View Research. Protein Supplements Market Size, Share & Trends Analysis Report By Source (Animal-based, Plant-based), By Product (Powder, RTD), By Distribution Channel (Online Stores, DTC), By Application, And Segment Forecasts, 2021 – 2028. Marzo de 2021. Disponible en: https://www.grandviewresearch.com/industry-analysis/protein-supplements-market

354. Basulto J. Lo que no sabes de los productos light. Consumer. 23 de septiembre de 2015. Disponible en: https://www.consumer.es/alimentacion/lo-que-no-sabes-de-los-productos-light.html

355. Development Initiatives Poverty Research Ltd. Informe de la Nutrición Mundial. 2020. Disponible en: https://globalnutritionreport.org/documents/605/2020_Global_Nutrition_Report_Spanish.pdf

356. Beltrán de Heredia Ruiz I. Psicología de la escasez y pobreza. 11 de junio de 2021. Disponible en: https://ignasibeltran.com/2021/06/11/psicologia-de-la-escasez-y-pobreza/

357. Basulto J. El tamaño de las raciones condiciona la cantidad que comemos. Consumer. 28 de octubre de 2015. Disponible en: https://www.consumer.es/alimentacion/el-tamano-de-las-raciones-condiciona-la-cantidad-que-comemos.html

358. Hollands GJ, Shemilt I, Marteau TM, Jebb SA, Lewis HB, Wei Y, et al. Portion, package or tableware size for changing selection and consumption of food, alcohol and tobacco. Cochrane Database Syst Rev. 2015 Sep 14;2015(9):CD011045.

359. Orrell-Valente JK, Hill LG, Brechwald WA, Dodge KA, Pettit GS, Bates JE. "Just three more bites": an observational analysis of parents' socialization of children's eating at mealtime. Appetite. 2007 Jan;48(1):37-45.

360. Basulto J. ¿Cómo nos engorda el marketing de alimentos insanos? Consumer. 7 de octubre de 2015. Disponible en: http://www.consumer.es/web/es/alimentacion/aprender_a_comer_bien/2015/10/07/222697.php

361. El Mundo. España, el país con más bares y restaurantes del mundo, pide convertirlos en Patrimonio de la Humanidad. 19 de junio de 2020. Disponible en: https://www.elmundo.es/viajes/espana/2020/06/19/5eeb49defdddffe66b8b4587.html

362. The Food Foundation. The Broken Plate 2021. 7 de julio de 2021. Disponible en: https://foodfoundation.org.uk/publication/the-broken-plate-2021/

363. Larson DE, Rising R, Ferraro RT, Ravussin E. Spontaneous overfeeding with a 'cafeteria diet' in men: effects on 24-hour energy expenditure and substrate oxidation. Int J Obes Relat Metab Disord. 1995 May;19(5):331-7.

364. Chandon P, Wansink B. Does food marketing need to make us fat? A review and solutions. Nutr Rev. 2012 Oct; 70(10): 571-93.

365. Basulto J. Resistencia nutricional. Pacífica y no armada, pero inmune al desaliento. Ser consumidor. 5 de agosto de 2015. Disponible en: https://cadenaser.com/programa/2015/08/05/ser_consumidor/1438765466_047331.html

366. Stuckler D, Nestle M. Big food, food systems, and global health. PLoS Med. 2012; 9(6):e1001242.

367. Wood B, Williams O, Nagarajan V, Sacks G. Market strategies used by processed food manufacturers to increase and consolidate their power: a systematic review and document analysis. Global Health. 2021 Jan 26;17(1):17.

368. Eisenberg MD, Avery RJ, Mathios A, Ernst P, Cawley J. Disparities in exposure to television advertising of sugar-sweetened and non-nutritive sweetened beverages among U.S. adults and teens, 2007-2013. Prev Med. 2021 Sep;150:106628.

369. De Oliveira Otto MC, Anderson CAM, Dearborn JL, Ferranti EP, Mozaffarian D, Rao G, et al. Dietary Diversity: Implications for Obesity Prevention in Adult Populations: A Science Advisory From the American Heart Association. Circulation. 2018 Sep 11;138(11):e160-e168.

370. Basulto J. No coma de todo. 29 de octubre de 2018. Disponible en: https://juliobasulto.com/no-coma-de-todo/

371. Luiten CM, Steenhuis IH, Eyles H, Ni Mhurchu C, Waterlander WE. Ultra-processed foods have the worst nutrient profile, yet they are the most available packaged products in a sample of New Zealand supermarkets. Public Health Nutr. 2016 Feb;19(3):530-8.

372. Medina MA. Nestlé reconoce en un documento interno que más del 60% de sus productos no son saludables. El País. 31 de mayo de 2021. Disponible en: https://elpais.com/sociedad/2021-05-31/nestle-reconoce-en-un-documento-interno-que-mas-del-60-de-sus-productos-no-son-saludables.html

373. Villanueva CM, Garfí M, Milà C, Olmos S, Ferrer I, Tonne C. Health and environmental impacts of drinking water choices in Barcelona, Spain: A modelling study. Sci Total Environ. 2021 Nov 15;795:148884.

374. Basulto J. Comer de todo no es comer sano. El País. 29 de diciembre de 2018. Disponible en: https://elpais.com/elpais/2018/12/20/ciencia/1545316775_985067.html

375. Fernández H, Muñoz M. Variedad, equilibrio, suficiencia y adaptación; reglas de

oro de la alimentación saludable EFE Salud. 22 de enero de 2016. Disponible en: https://www.efesalud.com/variedad-equilibrio-suficiencia-y-adaptacion-reglas-de-oro-de-la-alimentacion-saludable

376. Revenga J. La falacia del balance energético. 12 de mayo de 2015. Disponible en: https://juanrevenga.com/2015/05/la-falacia-del-balance-energetico-no-se-detiene-ante-casi-nada/

377. Adolphus K, Lawton CL, Champ CL, Dye L. The Effects of Breakfast and Breakfast Composition on Cognition in Children and Adolescents: A Systematic Review. Adv Nutr. 2016 May 16;7(3):590S-612S.

378. Sievert K, Hussain SM, Page MJ, Wang Y, Hughes HJ, Malek M, et al. Effect of breakfast on weight and energy intake: systematic review and meta-analysis of randomised controlled trials. BMJ. 2019 Jan 30;364:l42.

379. Adolphus K, Bellissimo N, Lawton CL, Ford NA, Rains TM, Totosy de Zepetnek J, Dye L. Methodological Challenges in Studies Examining the Effects of Breakfast on Cognitive Performance and Appetite in Children and Adolescents. Adv Nutr. 2017 Jan 17;8(1):184S-196S.

380. Mayyasi A. Why Cereal Has Such Aggressive Marketing. The Atlantic. 16 de junio de 2016. Disponible en: https://www.theatlantic.com/author/alex-mayyasi/

381. Lawrence F. ¿Quién decide lo que comemos? Madrid: Tendencias; 2009.

382. Montaña Blasco, M. Breakfast Food Advertisements in Mediterranean Countries: Products' Sugar Content in the Adverts from 2015 to 2019. Children 2021, 8, 14.

383. Basulto J. ¿Qué adelgaza más, comer 1 vez al día o 9 veces al día? 4 de junio de 2020. Disponible en: https://juliobasulto.com/obesidad_numero_comidas/

384. Caorsi L. Esa comida que nos deja sin palabras. CTXT. 10 de febrero de 2021. Disponible en: https://ctxt.es/es/20210201/Firmas/35000/Laura-Caorsi-alimentos-ultraprocesados-dieta-leguaje-grasas.htm.

385. Basulto J. Ayunar del ayuno intermitente. 13 de octubre de 2019. Disponible en: https://juliobasulto.com/ayuno-intermitente/

386. Basulto J. La dieta cetogénica está de moda. El rigor científico no. 18 de julio de 2019. Disponible en: https://juliobasulto.com/dieta-cetogenica/

387. Basulto J. «Mis (descabelladas) recetas anticáncer» en «El Escéptico». 16 de octubre de 2017. Disponible en: https://juliobasulto.com/mis-descabelladas-recetas-anticancer-esceptico/

388. Basulto J, Caorsi L. Descubre a un falso gurú de la alimentación en seis pasos. 19 de junio de 2013. Disponible en: https://www.consumer.es/alimentacion/descubre-a-un-falso-guru-de-la-alimentacion-en-seis-pasos.html

389. Basulto J. ¿La manzana frena el crecimiento de las células tumorales? No, Odile, no. 13 de abril de 2018. Disponible en: https://juliobasulto.com/manzana-cancer-no-odile/

390. Basulto J. Decálogo cuñadietista. 25 de julio de 2019. Disponible en: https://juliobasulto.com/cunadietista/

391. Wang Y, Lebwohl B, Mehta R, Cao Y, Green PHR, Grodstein F, et al. Long-term Intake of Gluten and Cognitive Function Among US Women. JAMA Netw Open. 2021 May 3;4(5):e2113020.

392. Gámez LA. El peligro de creer. España: Léeme Libros; 2015.

393. Mulet JM. Medicina sin engaños. Barcelona: Destino; 2015.

394. Nogueras R. Por qué creemos en mierdas. Madrid: Kailas Editorial; 2020.

395. Basulto J. El cuento de Julio sin miedo (respuesta de Julio Basulto al Comité de

Nutrición de la Asociación Española de Pediatría). 24 de agosto de 2015. Disponible en: https://juliobasulto.com/el-cuento-de-julio-sin-miedo-respuesta-de-julio-basulto-al-comite-de-nutricion-de-la-asociacion-espanola-de-pediatria/

396. Basulto J. Sellos de entidades sanitarias en alimentos malsanos. Se acabó. 14 de febrero de 2016. Disponible en: https://juliobasulto.com/sellos-de-entidades-sanitarias-en-alimentos-malsanos-se-acabo/

397. Wayback Machine. Galletas con Avenacol. 7 de noviembre de 2021. Disponible en: https://web.archive.org/save/www.avenacol.es/galletas-con-avenacol

398. Fundación Española del Corazón. La cerveza, una bebida saludable. 2021. Disponible en: https://fundaciondelcorazon.com/corazon-facil/blog-impulso-vital/2186-la-cerveza-una-bebida-saludable.html

399. Rydén L, Grant PJ, Anker SD, Berne C, Cosentino F, Danchin N, et al. ESC Guidelines on diabetes, pre-diabetes, and cardiovascular diseases developed in collaboration with the EASD: the Task Force on diabetes, pre-diabetes, and cardiovascular diseases of the European Society of Cardiology (ESC) and developed in collaboration with the European Association for the Study of Diabetes (EASD). Eur Heart J. 2013 Oct;34(39):3035-87.

400. Sampson HW. Alcohol's harmful effects on bone. Alcohol Health Res World. 1998;22(3):190-4. PMID: 15706795; PMCID: PMC6761900.

401. Schrieks IC, Stafleu A, Griffioen-Roose S, de Graaf C, Witkamp RF, Boerrigter-Rijneveld R, et al. Moderate alcohol consumption stimulates food intake and food reward of savoury foods. Appetite. 2015 Jun;89:77-83.

402. Topiwala A, Allan CL, Valkanova V, Zsoldos E, Filippini N, Sexton C, et al. Moderate alcohol consumption as risk factor for adverse brain outcomes and cognitive decline: longitudinal cohort study. BMJ. 2017 Jun 6;357:j2353.

403. O'Connor A. Cómo la industria del azúcar manipuló la ciencia de la nutrición. The New York Times. Disponible en: https://www.nytimes.com/es/2016/09/14/espanol/como-la-industria-del-azucar-logro-manipular-la-ciencia-de-la-nutricion.html

404. Nestle M. Eat as much meat as you like? Really? 30 de septiembre de 2019. Disponible en: https://www.foodpolitics.com/2019/09/eat-as-much-meat-as-you-like/

405. Proctor RN. Agnotología. Revista de Economía Institucional. 2020; 22(42): 15-48.

406. Basulto J. Por qué debemos reducir la ignorancia nutricional (y el consumo de carne). El País. 9 de febrero de 2021. Disponible en: https://elpais.com/ciencia/2021-02-09/porque-debemos-reducir-la-ignorancia-nutricional-y-el-consumo-de-carne.html

407. Ojuelos Gómez FJ. Publicidad ilícita y salud: cerrar el círculo. Rev Bio y Der. 2020; 50: 439-452.

408. ConscienHealth. Morning Chocolate Miracles? Not Quite. 5 de julio de 2021. Disponible en: https://conscienhealth.org/2021/07/morning-chocolate-miracles-not-quite/

409. ConscienHealth. Eat More Chocolate, Lose More Fat? 23 de abril de 2021. Disponible en: https://conscienhealth.org/2021/04/eat-more-chocolate-lose-more-fat/

410. Bes-Rastrollo M, Schulze MB, Ruiz-Canela M, Martínez-González MA. Financial conflicts of interest and reporting bias regarding the association between sugar-sweetened beverages and weight gain: a systematic review of systematic reviews. PLoS Med. 2013 Dec; 10(12):e1001578.

411. Lucas M. Conflicts of interest in nutritional sciences: The forgotten bias in meta-analysis. World J Methodol. 2015 Dec 26;5(4):175-8.

412. https://twitter.com/EdzardErnst/status/338552398249328640

413. La Vanguardia. Las patatas de McDonald's podrían ser la solución a la calvicie. 6 de febrero de 2018. Disponible en: https://www.lavanguardia.com/vivo/20180206/44583334921/patatas-mcdonalds-solucion-calvicie.html

414. Ojuelos FJ, Baladia E, Basulto J. Consumo de alcohol y recomendaciones de salud: ya basta. 5 de noviembre de 2017. Disponible en: http://criticaprocesal.blogspot.com/2017/11/consumo-de-alcohol-y-recomendaciones-de.html

415. González Casares I. Las enebrinas, el ingrediente que hace saludable la ginebra. El Diario Montañés. 14 de julio de 2021. Disponible en: https://www.eldiariomontanes.es/cantabria--mesa/ingrediente-saludable-ginebra-20210710234529-ntvo.html

416. Nieto S. Un tercio al día, la nueva medida del consumo saludable de cerveza, según la investigadora Acensión Marcos. El Mundo. 27 de julio de 2021. Disponible en: https://www.elmundo.es/yodona/lifestyle/2021/07/27/60ffc345fc6c8363198b4631.html

417. El Economista. ¿Cuántas cervezas se deben tomar al día? El CSIC revela la cantidad que es saludable. El Economista. 7 de julio de 2021. Disponible en: https://www.eleconomista.es/actualidad/noticias/11311914/07/21/Cuantas-cervezas-se-deben-tomar-al-dia-El-CSIC-revela-la-cantidad-que-es-saludable-.html

418. CSIC [@csic]. (2021, 9 de julio). "El #alcohol es tóxico, nocivo y puede ser adictivo. Las entidades internacionales relacionadas con la salud, incluida la OMS, aconsejan [Tweet]. Twitter. https://twitter.com/CSIC/status/1413421624163028993

419. Rumgay H, Shield K, Charvat H, Ferrari P, Sornpaisarn B, Obot I, Islami F, Lemmens VEPP, Rehm J, Soerjomataram I. Global burden of cancer in 2020 attributable to alcohol consumption: a population-based study. Lancet Oncol. 2021 Jul 13:S1470-2045(21)00279-5. Epub ahead of print.

420. Laura A. Stokowski. No Amount of Alcohol Is Safe. Medscape. April 30, 2014. https://www.medscape.com/viewarticle/824237

421. Cooper BE, Lee WE, Goldacre BM, Sanders TA. The quality of the evidence for dietary advice given in UK national newspapers. Public Underst Sci. 2012 Aug;21(6):664-73.

422. Rabassa M, Alonso-Coello P, Casino G. Nutrimedia: A novel web-based resource for the general public that evaluates the veracity of nutrition claims using the GRADE approach. PLoS One. 2020 Apr 30;15(4):e0232393.

423. Basulto J. Revistas para chicas: indulgencia dietética, restricción, dieta severa y vuelta a empezar. 6 de mayo de 2021. Disponible en: https://juliobasulto.com/revistas_chicas/

424. Spencer RJ, Russell JM, Barker ME. Temporality in British young women's magazines: food, cooking and weight loss. Public Health Nutr. 2014 Oct;17(10):2359-67.

425. Basulto J. Los peligros del peso ideal. El País. 4 de enero de 2018. Disponible en: https://elpais.com/elpais/2018/01/02/ciencia/1514888494_704147.html

426. Basulto J. Tres razones para huir del efecto yoyó. Consumer. 23 de abril de 2013. Disponible en: https://www.consumer.es/alimentacion/tres-razones-para-huir-del-efecto-yoyo.html

427. Cook TM, Russell JM, Barker ME. Dietary advice for muscularity, leanness and weight control in Men's Health magazine: a content analysis. BMC Public Health. 2014 Oct 11;14:1062.

428. Basulto J, Caorsi L. Consejos nutricionales en los diarios, ¿son fiables? 1 de octubre de 2013. Disponible en: https://www.consumer.es/alimentacion/consejos-nutricionales-en-los-diarios-son-fiables.html

429. Galletas Príncipe. Nos mueve la Roja. 7 de noviembre de 2021. Disponible en: https://www.nosmuevelaroja.principe.es

430. Zhou M, Rajamohan S, Hedrick V, Rincón-Gallardo Patiño S, Abidi F, Polys N, et al. Mapping the Celebrity Endorsement of Branded Food and Beverage Products and Marketing Campaigns in the United States, 1990-2017. Int J Environ Res Public Health. 2019 Oct 4;16(19):3743.

431. Barral B. Los famosos contribuyen a la obesidad infantil en EE UU. El País. 20 de junio de 2016. Disponible en: https://elpais.com/elpais/2016/06/17/estilo/1466179999_390327.html

432. Basulto J. ¿Por qué me parece tan mal que Aitana anuncie Mcdonald's? 14 de septiembre de 2021. Disponible en: https://juliobasulto.com/aitana_mcdonalds/

433. Gough A, Hunter RF, Ajao O, Jurek A, McKeown G, Hong J, et al. Tweet for Behavior Change: Using Social Media for the Dissemination of Public Health Messages. JMIR Public Health Surveill. 2017 Mar 23;3(1):e14.

434. Laranjo L, Arguel A, Neves AL, Gallagher AM, Kaplan R, Mortimer N, et al. The influence of social networking sites on health behavior change: a systematic review and meta-analysis. J Am Med Inform Assoc. 2015 Jan;22(1):243-56.

435. Delgado-López PD, Corrales-García EM. Influence of Internet and Social Media in the Promotion of Alternative Oncology, Cancer Quackery, and the Predatory Publishing Phenomenon. Cureus. 2018 May 13;10(5):e2617.

436. Rodger-Withers SM. Social media: Actions speak louder than likes. Science. 2017 Sep 29;357(6358):1363.

437. Galetti M, Costa-Pereira R. Scientists need social media influencers. Science. 2017 Sep 1;357(6354):880-881.

438. Coates AE, Hardman CA, Halford JCG, Christiansen P, Boyland EJ. Social Media Influencer Marketing and Children's Food Intake: A Randomized Trial. Pediatrics. 2019 Apr; 143(4):e20182554.

439. Mojarad S. Social media: More scientists needed. Science. 2017 Sep 29;357(6358): 1362-1363.

440. Sabbagh C, Boyland E, Hankey C, Parrett A. Analysing Credibility of UK Social Media Influencers' Weight-Management Blogs: A Pilot Study. Int J Environ Res Public Health. 2020 Dec 3;17(23):9022.

441. Rosenbaum DL, Clark MH, Convertino AD, Call CC, Forman EM, Butryn ML. Examination of Nutrition Literacy and Quality of Self-monitoring in Behavioral Weight Loss. Ann Behav Med. 2018 Aug 16;52(9):809-816.

442. Ojuelos Gómez FJ, Basulto Marset J. Libertad parental como barrera frente a la publicidad de productos alimentarios malsanos dirigidos al público infantil. Rev Pediatr Aten Primaria. 2020;22:e65-e80. https://pap.es/articulo/13079/

443. Cecchini M, Sassi F, Lauer JA, Lee YY, Guajardo-Barron V, Chisholm D. Tackling of unhealthy diets, physical inactivity, and obesity: health effects and cost-effectiveness. Lancet. 2010 Nov 20;376(9754):1775-84. doi: 10.1016/S0140-6736(10)61514-0.

444. Grupo de educación sanitaria y promoción de la salud PAPPS. Prevención y control de las Enfermedades No Transmisibles ENT (1): los datos. 10 de junio de 2019. Disponible en: http://educacionpapps.blogspot.com/2019/06/prevencion-y-control-de-las.html

445. Basulto J. 13 de febrero de 2014. ¿Cuándo prohibiremos la publicidad de comida

malsana dirigida a niños? Ser consumidor. Disponible en: https://cadenaser.com/programa/2014/02/13/ser_consumidor/1392311567_005322.html

446. Council on Communications and Media, Strasburger VC. Children, adolescents, obesity, and the media. Pediatrics. 2011 Jul;128(1):201-8.

447. Ojuelos FJ, Basulto J. La regulación de la publicidad de alimentos: un estriptís por entregas, (6), por Francisco José Ojuelos y Julio Basulto. La publicidad dirigida a los niños. Conclusiones. Crítica Procesal y sustantiva. 15 de diciembre de 2015. Disponible en: http://criticaprocesal.blogspot.com/2015/12/la-regulacion-de-la-publicidad-de_15.html

448. Pickett KE, Kelly S, Brunner E, Lobstein T, Wilkinson RG. Wider income gaps, wider waistbands? An ecological study of obesity and income inequality. J Epidemiol Community Health. 2005 Aug;59(8):670-4.

449. Pickett KE, Wilkinson RG. Income inequality and health: a causal review. Soc Sci Med. 2015 Mar;128:316-26.

450. Basulto J. Dime con quién andas y te diré qué política alimentaria tienes. El País. 30 de diciembre de 2016. Disponible en: https://elpais.com/elpais/2016/12/26/ciencia/1482742942_496331.html

451. Royo-Bordonada Miguel-Ángel. Captura corporativa de la salud pública. Rev. Bioética y Derecho [Internet]. 2019;(45):25-41. Disponible en: http://scielo.isciii.es/scielo.php?script=sci_arttext&pid=S1886-58872019000100004&lng=es.

452. Mindell JS, Reynolds L, Cohen DL, McKee M. All in this together: the corporate capture of public health. BMJ. 2012 Dec 17;345:e8082.

453. Wagenaar AC, Salois MJ, Komro KA. Effects of beverage alcohol price and tax levels on drinking: a meta-analysis of 1003 estimates from 112 studies. Addiction. 2009 Feb;104(2):179-90.

454. Shield KD, Probst C, Rehm J. A "buck a beer," but at what cost to public health? Can J Public Health. 2019 Aug;110(4):512-515.

455. Kilian C, Rovira P, Neufeld M, Ferreira-Borges C, Rumgay H, Soerjomataram I, et al. Modelling the impact of increased alcohol taxation on alcohol-attributable cancers in the WHO European Region. The Lancet Regional Health. Available online 15 September 2021.

456. Marcos, M. [@drmiguelmarcos] (2021, 26 de junio). Aumentar un 1% la disponibilidad de alcohol incrementa más de un 3% las muertes de causa hepática. Más alcohol, más [Tweet]. Twitter. https://twitter.com/drmiguelmarcos/status/1408761222766411784

457. Dirección General de Tráfico. Siniestralidad relacionada con el consumo de alcohol y drogas 2016-7. 2018. Disponible en: https://www.dgt.es/Galerias/seguridad-vial/estadisticas-e-indicadores/publicaciones/informes-monograficos/SINIESTRALIDAD-RELACIONADA-CON-EL-CONSUMO-DE-ALCOHOL-Y-DROGAS-2016-2017.pdf

458. Anderson P, Chisholm D, Fuhr DC. Effectiveness and cost-effectiveness of policies and programmes to reduce the harm caused by alcohol. Lancet. 2009 Jun 27;373(9682):2234-46.

459. Ansede M. Las marcas alcohólicas se posicionan en el 41% de las películas para niños. El País. 5 de mayo de 2017. Disponible en: https://elpais.com/elpais/2017/05/04/ciencia/1493921058_794136.html

460. Galicia Conficencial. A Xunta escolleu unha fundación integrada por Bacardí para dar charlas contra o alcol nos institutos. 8 de junio de 2021. Disponible en: http://www.galiciaconfidencial.com/noticia/165743-xunta-escolleu-fundacion-integrada-bacardi-dar-charlas-alcol-institutos

461. Jewell J, Sheron N. Trends in European liver death rates: implications for alcohol policy. Clin Med (Lond). 2010 Jun;10(3):259-63.

462. Madden M, McCambridge J. Alcohol marketing versus public health: David and Goliath? Global Health. 2021 Apr 12;17(1):45.

463. Annunziata A, Pomarici E, Vecchio R, Mariani A. Do Consumers Want More Nutritional and Health Information on Wine Labels? Insights from the EU and USA. Nutrients. 2016 Jul 7;8(7):416.

464. Miller ER, Ramsey IJ, Baratiny GY, Olver IN. Message on a bottle: are alcohol warning labels about cancer appropriate? BMC Public Health. 2016 Feb 11;16:139.

465. Basulto J. Por qué la lactancia en niños mayores de un año no es una moda. El País. 30 de mayo de 2017. Disponible en: http://elpais.com/elpais/2017/05/26/ciencia/1495790630_084064.html

466. Elliott C. Assessing 'fun foods': nutritional content and analysis of supermarket foods targeted at children. Obes Rev. 2008 Jul;9(4):368-77.

467. Organización Mundial de la Salud. Lax marketing regulations contribute to obesity crisis in children. 18 de junio de 2013. Disponible en: https://www.euro.who.int/en/media-centre/sections/press-releases/2013/06/lax-marketing-regulations-contribute-to-obesity-crisis-in-children

468. Sing F. We shouldn't market unhealthy food to children. World Cancer Research Fund. 23 de enero de 2020. Disponible en: https://www.wcrf.org/we-shouldnt-market-unhealthy-food-to-children/

469. Veerman JL, Van Beeck EF, Barendregt JJ, Mackenbach JP. By how much would limiting TV food advertising reduce childhood obesity? Eur J Public Health. 2009 Aug; 19(4):365-9.

470. Medina MA y Moncloa Allison G. Consumo prohibirá la publicidad dirigida a niños y adolescentes de chocolates, dulces, postres, galletas, zumos y helados. 28 de octubre de 2021. Disponible en: https://elpais.com/sociedad/2021-10-28/consumo-prohibira-la-publicidad-de-chocolates-dulces-postres-galletas-zumos-y-helados-dirigidos-a-ninos.html

471. Pincock S. Boyd Swinburn: combating obesity at the community level. Lancet. 2011 Aug 27;378(9793):761.

472. Molina de la Fuente I, Pastor A, Conde P, Sandín Vázquez M, Ramos C, Bosque-Prous M, et al. Residents perceptions of the alcohol environment: A participatory photovoice project in two districts with different socio-economic status in a large city. Health Place. 2021 May;69:102566.

473. León-Flández K, Rico-Gómez A, Moya-Geromin MÁ, Romero-Fernández M, Bosqued-Estefania MJ, Damián J, et al. Evaluation of compliance with the Spanish Code of self-regulation of food and drinks advertising directed at children under the age of 12 years in Spain, 2012. Public Health. 2017 Sep;150:121-129.

474. Zhou M, Rajamohan S, Hedrick V, Rincón-Gallardo Patiño S, Abidi F, Polys N, et al. Mapping the Celebrity Endorsement of Branded Food and Beverage Products and Marketing Campaigns in the United States, 1990-2017. Int J Environ Res Public Health. 2019 Oct 4; 16(19):3743.

475. Carrington D. Food strategy for England calls for big cut in meat consumption. 15 de julio de 2021. Disponible en: https://www.theguardian.com/environment/2021/jul/15/food-strategy-for-england-calls-for-big-cut-in-meat-consumption

476. Domínguez N. «Lo orgánico no es más seguro ni más nutritivo». El País. 2 de noviembre de 2018. Disponible en: https://elpais.com/elpais/2018/10/30/ciencia/1540929608_207247.html

477. Rutter H, Bes-Rastrollo M, de Henauw S, Lahti-Koski M, Lehtinen-Jacks S, Mullerova D, et al. Balancing Upstream and Downstream Measures to Tackle the Obesity Epidemic: A Position Statement from the European Association for the Study of Obesity. Obes Facts. 2017; 10(1):61-63.

478. Kim DD, Wilde PE, Michaud DS, Liu J, Lizewski L, Onopa J, et al. Cost Effectiveness of Nutrition Policies on Processed Meat: Implications for Cancer Burden in the U.S. Am J Prev Med. 2019 Nov;57(5):e143-e152.

479. Royo-Bordonada MÁ, Fernández-Escobar C, Simón L, Sanz-Barbero B, Padilla J. Impact of an excise tax on the consumption of sugar-sweetened beverages in young people living in poorer neighbourhoods of Catalonia, Spain: a difference in differences study. BMC Public Health. 2019 Nov 21;19(1):1553.

480. Adèle Sulca. El ejemplo sudafricano prueba que el impuesto sobre el azúcar funciona. El País. 27 de septiembre de 2021. Disponible en: https://elpais.com/planeta-futuro/2021-09-27/el-ejemplo-sudafricano-prueba-que-el-impuesto-sobre-el-azucar-funciona.html

481. Ni Mhurchu C, Blakely T, Jiang Y, Eyles HC, Rodgers A. Effects of price discounts and tailored nutrition education on supermarket purchases: a randomized controlled trial. Am J Clin Nutr. 2010 Mar;91(3):736-47.

482. Bösch S, Westerman L, Renshaw N, Pravst I. Trans Fat Free by 2023-A Building Block of the COVID-19 Response. Front Nutr. 2021 Mar 24;8:645750.

483. Basulto J. ¿Y si quitamos azúcar a las bebidas azucaradas? Consumer. 20 enero de 2016. Disponible en: https://www.consumer.es/alimentacion/y-si-quitamos-azucar-a-las-bebidas-azucaradas.html

484. Cook NR, Appel LJ, Whelton PK. Sodium Intake and All-Cause Mortality Over 20 Years in the Trials of Hypertension Prevention. J Am Coll Cardiol. 2016 Oct 11;68(15):1609-1617.

485. Organización Mundial de la Salud. WHO global sodium benchmarks for different food categories. 3 de mayo de 2021. Disponible en: https://www.who.int/publications/i/item/9789240025097

486. Hobson J, Raphelson S. One Easy Way To Improve Your Overall Health: Eat Less Salt. Wbur. 15 de mayo de 2020. Disponible en: https://www.wbur.org/hereandnow/2020/05/15/salt-sodium-diet-health

487. Nestle M. Latest San Francisco Chronicle column: processed v. real foods. 5 de diciembre de 2010. Disponible en: https://www.foodpolitics.com/2010/12/latest-san-francisco-chronicle-column-processed-v-real-foods/

488. Hollands GJ, Shemilt I, Marteau TM, Jebb SA, Lewis HB, Wei Y, et al. Portion, package or tableware size for changing selection and consumption of food, alcohol and tobacco. Cochrane Database Syst Rev. 2015 Sep 14;2015(9):CD011045.

489. Organización Mundial de la Salud. Nutrient Profile Model. 2015. Disponible en: http://www.euro.who.int/__data/assets/pdf_file/0005/270716/Nutrient-children_web-new.pdf

490. Organización Panamericana de la Salud. Modelo de perfil de nutrientes de la Organización Panamericana de la Salud. 2016. Disponible en: http://iris.paho.org/xmlui/bitstream/handle/123456789/18622/9789275318737_spa.pdf?sequence=9&isAllowed=y

491. Robles Martínez B. Cereales de desayuno: los «falsos saludables» por excelencia. El Comidista. 5 de octubre de 2020. Disponible en: https://elcomidista.elpais.com/elcomidista/2020/09/30/articulo/1601458166_576417.html

492. Revenga Frauca J. Nutri-Score: ¿un sistema para blanquear ultraprocesados? El Comidista. 28 de julio de 2020. Disponible en: https://elcomidista.elpais.com/elcomidista/2020/07/27/articulo/1595861417_286035.html

493. Ojuelos FJ. Un etiquetado alimentario efectivo: mucho más que salud pública. Nutr Hosp 2021;38(2):219-220.

494. Hall MG, Grummon AH. Nutrient Warnings on Unhealthy Foods. JAMA. 2020 Oct 27;324(16):1609-1610.

495. González Díaz M. Etiquetado de alimentos: qué cambia con la nueva normativa de México inspirada en Chile (y qué resultados dio en el país sudamericano). BBC News. 1 de octubre de 2020. Disponible en: https://www.bbc.com/mundo/noticias-america-latina-54367118

496. Basulto J. Obesidad infantil: la primera medida es no discriminar. Consumer. 21 de mayo de 2015. Disponible en: https://www.consumer.es/alimentacion/obesidad-infantil-la-primera-medida-es-no-discriminar.html

497. Gómez V [@virginut]. (2021, 19 de abril). La «fuerza de voluntad» no existe. Si tienes una despensa cómo está, un burguer King abajo de casa y al [Tweet]. Twitter. https://twitter.com/virginut/status/1383911720591134720

498. Basulto J. La pereza, ¿engorda? Consumer. 25 de julio de 2014. Disponible en: https://www.consumer.es/alimentacion/la-pereza-engorda.html

499. ConscienHealth. Inertia in Medical Care for Obesity in Europe. 17 de mayo de 2021. Disponible en: https://conscienhealth.org/2021/05/inertia-in-medical-care-for-obesity-in-europe/

500. Nació Digital. Salut incorporarà nutricionistes als CAP, un per cada 50.000 habitants. 29 de octubre de 2021. Disponible en: https://www.naciodigital.cat/noticia/226363/salut-nutricionistes-cap#.YXwmC37doby.twitter

501. Abbasi J. Medical Students Around the World Poorly Trained in Nutrition. JAMA. 2019 Nov 19;322(19):1852.

502. Russolillo G, Baladia E, Moñino M, Colomer M, García M, Basulto J, et al. Incorporación del dietista-nutricionista en el Sistema Nacional de Salud (SNS): Declaración de Postura de la Asociación Española de Dietistas-Nutricionistas (AEDN). Act Diet. 2009; 13(2):62-69.

503. Megías-Rangil I, Casas-Agustench P, Babio N. Col·legi de Dietistes-Nutricionistes de Catalunya. Disminución del gasto sanitario asociado a la incorporación del dietista-nutricionista en la atención primaria de salud. 2019. Disponible en: https://www.codinucat.cat/wp-content/uploads/2020/03/Castellano.pdf

504. Sanoja M. Gasto sanitario: ¿cuánto cuesta la obesidad infantil en España? Consumer. 1 de junio de 2021. Disponible en: https://www.consumer.es/salud/atencion-sanitaria/gasto-sanitario-obesidad-espana.html

505. Lammers M, Kok L. Cost-benefit analysis of dietary treatment. Commissioned by theDutch Association of Dietitians (Nederlandse Vereniging van Diëtisten). Amsterdam; November 2012.

506. Organización Mundial de la Salud. Tackling NCDs: 'best buys' and other recommended interventions for the prevention and control of noncommunicable diseases. 2017. Disponible en: https://apps.who.int/iris/bitstream/handle/10665/259232/WHO-NMH-NVI-17.9-eng.pdf?sequence=1

507. 2020 Global Nutrition Report: Action on equity to end malnutrition. Bristol, UK: Development Initiatives. Disponible en: https://globalnutritionreport.org/documents/605/2020_Global_Nutrition_Report_Spanish.pdf

508. Braillon A. Junk food advertising and junk public health policies. Rapid response to: O'Dowd A. Spending on junk food advertising is nearly 30 times what government spends on promoting healthy eating. BMJ. 2017 Oct 11;359: j4677. Disponible en: https://www.bmj.com/content/359/bmj.j4677/rr-0

509. World Health Organization [@who] (2013, 18 de junio). Dr Chan: As I have been told again and again by govts, pressure from food lobbies has undermined their actions [Tweet]. Twitter. https://twitter.com/WHO/status/346999041428713472

510. Brownbill AL, Braunack-Mayer AJ, Miller CL. What makes a beverage healthy? A qualitative study of young adults' conceptualisation of sugar-containing beverage healthfulness. Appetite. 2020 Jul 1;150:104675.

511. Chandon P, Wansink B. Does food marketing need to make us fat? A review and solutions. Nutr Rev. 2012 Oct;70(10):571-93.

512. Oliver D. Gemma del Caño. WebConsultas 22 de octubre de 2020. Disponible en: https://www.webconsultas.com/entrevistas/dieta-y-nutricion/gemma-del-cano-experta-en-industria-alimentaria

513. Lobos Bejarano JM, Galve E, Royo-Bordonada MÁ, Alegría Ezquerra E, Armario P, Brotons Cuixart C, et al. Spanish Interdisciplinary Committee for Cardiovascular Disease Prevention and the Spanish Society of Cardiology position statement on dyslipidemia management. Differences between the European and American guidelines. Rev Esp Cardiol (Engl Ed). 2014 Nov;67(11):913-9.

514. Basulto J. Tres claves para alimentar bien a los niños. 15 de febrero de 2018. Disponible en: https://juliobasulto.com/tres-claves-alimentar-bien-los-ninos/

515. Basulto J. Alimentación durante el confinamiento, en «Vida Sana» (29/marzo/2020). 2 de abril de 2020. Disponible en: https://juliobasulto.com/vida-sana_29-3-2020/

516. Herrero G, Andrades C. Psiconutrición. Madrid: Acropress; 2019.

517. Basulto J. No lo compres, que te lo comes. El País. 7 de mayo de 2018. Disponible en: https://elpais.com/elpais/2018/05/04/ciencia/1525432563_850614.html

518. Gupta P, Shah D, Kumar P, Bedi N, Mittal HG, Mishra K, et al. Indian Academy of Pediatrics Guidelines on the Fast and Junk Foods, Sugar Sweetened Beverages, Fruit Juices, and Energy Drinks. Indian Pediatr. 2019 Oct 15;56(10):849-863.

519. Basulto J. Evitar las bebidas azucaradas ("refrescos"), prioridad mundial. Blog de Julio Basulto. 21 de enero de 2016. Disponible en: https://juliobasulto.com/evitar-las-bebidas-azucaradas-refrescos-prioridad-mundial

520. Casabona Monterde C, Serrano Marchuet P. ¿Por qué tu hijo come peor de lo que piensas? (20 consejos útiles para la consulta del pediatra de Atención Primaria). En: AEPap (ed.). Curso de Actualización Pediatría 2018. Madrid: Lúa Ediciones 3.0; 2018. pp. 105-124.

521. Tollefson J. How hot will Earth get by 2100? Nature 2020;580:443–5.

522. Vermeullen SJ, Campbell BM, Ingram JSI. Climate change and food systems. Annu Rev Environ Resour 2012;37:195–222.

523. Clark MA, Springmann M, Hill J, Tilman D. Multiple health and environmental impacts of foods. Proc Natl Acad Sci U S A. 2019 Nov 12;116(46):23357-23362.

524. Cortés A. Los alimentos que dañan el medio ambiente son también los peores para

la salud. El País. 5 de noviembre de 2019. Disponible en: https://elpais.com/elpais/2019/10/29/ciencia/1572344750_688431.html

525. Willett W, Rockström J, Loken B, Springmann M, Lang T, Vermeulen S, et al. Food in the Anthropocene: the EAT-Lancet Commission on healthy diets from sustainable food systems. Lancet. 2019 Feb 2;393(10170):447-492.

526. https://eatforum.org/content/uploads/2019/07/EAT-Lancet_Commission_Summary_Report_Spanish.pdf

527. Willett WC, Hu FB, Rimm EB, Stampfer MJ. Building better guidelines for healthy and sustainable diets. Am J Clin Nutr. 2021 Apr 19:nqab079.

528. Ritchie H, Roser M. Half of the world's habitable land is used for agriculture. Our World in Data. 2020. Disponible en: https://ourworldindata.org/environmental-impacts-of-food#land-use

529. Capitán, JM. [@jmcaptang]. (11 de junio de 2021). El ganado usa el 77% de la tierra agrícola mundial, si bien solo produce el 18% de las calorías y [Tweet]. Twitter. https://twitter.com/Jmcapitang/status/1403419352028885002

530. Ritchie H. You want to reduce the carbon footprint of your food? Focus on what you eat, not whether your food is local. Our World in Data. 24 de enero de 2020. Disponible en: https://ourworldindata.org/food-choice-vs-eating-local

531. Ritchie H, Roser M. Soy. Our World in Data. 2021. Disponible en: https://ourworldindata.org/soy

532. Garzón A. Menos carne, más vida. ElDiario.Es. 6 de julio de 2021. Disponible en: https://www.eldiario.es/opinion/tribuna-abierta/carne-vida_129_8110291.html

533. Baladia E, Moñino M, Russolillo G, Santaliestra AM, Palau AM. Postura de la Academia Española de Nutrición y Dietética y del Consejo General de Colegios Oficiales de Dietistas-Nutricionistas ante la controversia en torno al consumo de carne, salud y sostenibilidad. 8 de julio de 2021. Disponible en: https://academianutricionydietetica.org/NOTICIAS/posicionamientocarnes.pdf

534. Manera M, Salvador G. Petits canvis per menjar millor. Generalitat de Catalunya. Agència de Salut Pública de Catalunya. 2018. Disponible en: http://salutpublica.gencat.cat/web/.content/minisite/aspcat/promocio_salut/alimentacio_saludable/02Publicacions/pub_alim_salu_tothom/Petits-canvis/petits_canvis_la_guia.pdf

535. Poore J, Nemecek T. Reducing food's environmental impacts through producers and consumers. Science. 2018 Jun 1;360(6392):987-992.

536. Basulto J. Cereales bio, «de agricultura ecológica», con «sabor natural», y casi la mitad de su peso en azúcar. 14 de octubre de 2015. Disponible en: https://juliobasulto.com/cereales-bio-de-agricultura-ecologica-con-sabor-natural-y-casi-la-mitad-de-su-peso-en-azucar/

537. Mulet, JM [@jmmulet]. (14 de julio de 2021). 40 grados de alcohol ecológico. Neurotoxicidad, adicción y cáncer de la forma más natural y concienciada [Fotografía]. Instagram. https://www.instagram.com/p/CRTogJqhDA8

538. Nutrimedia. ¿Son más saludables los alimentos ecológicos que los convencionales? 31 de marzo de 2019. 40 grados de alcohol ecológico. Neurotoxicidad, adicción y cáncer de la forma más natural y concienciada. Disponible en: https://www.upf.edu/web/nutrimedia/-/no-hay-pruebas-cientificas-de-que-los-alimentos-ecologicos-sean-mas-saludables-que-los-convencionales#.YNHVfUztbIV

539. Agència de Salut Pública de Catalunya. Canvieu a aliments de temporada i de

proximitat. 2021. Disponible en: https://canalsalut.gencat.cat/ca/vida-saludable/alimentacio/petits-canvis-per-menjar-millor/Canvieu-a/Aliments-de-temporada-i-de-proximitat/

540. Searchinger TD, Wirsenius S, Beringer T, Dumas P. Assessing the efficiency of changes in land use for mitigating climate change. Nature. 2018 Dec;564(7735): 249-253.

541. Mulet JM. Should we recommend organic crop foods on the basis of health benefits? Letter to the editor regarding the article by Bara'ski et al. Br J Nutr. 2014 Nov 28;112(10): 1745-7.

542. EFSA (European Food Safety Authority), Carrasco Cabrera L y Medina Pastor P. The 2019 European Union report on pesticide residues in food. EFSA Journal 2021;19(4):6491, 89 pp. Disponible en: https://doi.org/10.29 03/j.efsa.2021.6491 .

543. Antena 3 noticias. El 96% de las frutas y las verduras que comemos contienen pesticidas. 22 de junio de 2019. Disponible en: https://www.antena3.com/noticias/sociedad/frutas-verduras-contienen-mayor-porcentaje-pesticidas-que-alimentos-procesados_201907225d35b4db0cf2ccfeef72dba5.html

544. Sandoval-Insausti H, Chiu YH, Lee DH, Wang S, Hart JE, Mínguez-Alarcón L, Laden F, Ardisson Korat AV, Birmann B, Heather Eliassen A, Willett WC, Chavarro JE. Intake of fruits and vegetables by pesticide residue status in relation to cancer risk. Environ Int. 2021 Nov; 156:106744.

545. Del Valle LG. Patricia Beiro, experta en seguridad alimentaria: «Es más dañina la quimiofobia que los restos de pesticida de un tomate». La voz de Galicia. 20 de abril de 2021. Disponible en: https://www.lavozdegalicia.es/noticia/gastronomia/2021/04/19/patricia-beiro-experta-seguridad-alimentaria-danina-quimiofobia-restos-pesticida-tomate/000316188 35073332108734.htm

546. European Food Safety Authority. OMG. 2021. Disponible en: https://www.efsa.europa.eu/es/topics/topic/gmo

547. Mulet JM. Transgénicos sin miedo. Barcelona: Planeta; 2017.

548. American Institute for Cancer Research. Stick to the Science. 17 de enero de 2020. Disponible en: https://www.aicr.org/cancer-prevention/healthy-lifestyle/other-lifestyle-risks/#1579806727537-c4928917-d9a2

549. Dinu M, Abbate R, Gensini GF, Casini A, Sofi F. Vegetarian, vegan diets and multiple health outcomes: A systematic review with meta-analysis of observational studies. Crit Rev Food Sci Nutr. 2017 Nov 22;57(17):3640-3649.

550. Nestlé. Nestlé's first vegan KitKat is coming soon! 15 de febrero de 2021. Disponible en: https://www.nestle.com/media/news/nestle-first-vegan-kitkat-coming-soon

551. Springmann M, Clark MA, Rayner M, Scarborough P, Webb P. The global and regional costs of healthy and sustainable dietary patterns: a modelling study. Lancet Planet Health. 2021 Oct 26:S2542-5196(21)00251-5. Epub ahead of print.

552. Open Food Facts. Beyond-meat. 2021. Disponible en: https://world.openfoodfacts.org/brand/beyond-meat

553. ConscienHealth. The Rise of Plant-Based Ultra-Processed Food. 7 de marzo de 2021. Disponible en: https://conscienhealth.org/2021/03/the-rise-of-plant-based-ultra-processed-food/

554. Gehring J, Touvier M, Baudry J, Julia C, Buscail C, Srour B, et al. Consumption of Ultra-Processed Foods by Pesco-Vegetarians, Vegetarians, and Vegans: Associations with Duration and Age at Diet Initiation. J Nutr. 2021 Jan 4;151(1):120-131.

555. Krobath DM, Masters WA, Mueller MP. Association Between Restaurant Menu Item Descriptions and Their Nutrient Content. Am J Prev Med. 2021 Feb;60(2):232-240.

556. Thompson D. People May Eat More of a Food That's Labeled 'Healthy'. MedicineNet. 14 de enero de 2016. Disponible en: https://www.medicinenet.com/script/main/art.asp?articlekey=192869

557. Robles Martínez B. «Vegano»: el nuevo reclamo para vender productos insanos. El Comidista. 23 de marzo de 2021. Disponible en: https://elcomidista.elpais.com/elcomidista/2021/03/17/articulo/1615982252_118048.html

558. Akhtar AZ, Greger M, Ferdowsian H, Frank E. Health professionals' roles in animal agriculture, climate change, and human health. Am J Prev Med. 2009 Feb;36(2):182-7.

559. Martínez L. Vegetarianos con ciencia. España: Acropress; 2016.

560. Martínez L. Vegetarianos concienciados. Barcelona: Paidós; 2018.

561. Jayedi A, Soltani S, Abdolshahi A, Shab-Bidar S. Fish consumption and the risk of cardiovascular disease and mortality in patients with type 2 diabetes: a dose-response meta-analysis of prospective cohort studies. Crit Rev Food Sci Nutr. 2021;61(10):1640-1650.

562. Basulto J. El pescado es bueno para la salud, pero no por el pescado. 28 de mayo de 2020. Disponible en: https://juliobasulto.com/el-pescado-es-bueno-para-la-salud-pero-no-por-el-pescado/

563. Abdelhamid AS, Brown TJ, Brainard JS, Biswas P, Thorpe GC, Moore HJ, et al. Omega-3 fatty acids for the primary and secondary prevention of cardiovascular disease. Cochrane Database Syst Rev. 2020 Feb 29;3(2):CD003177

564. Nutrimedia. ¿Los alimentos ricos en omega 3 ayudan a prevenir las enfermedades cardiovasculares? 27 de enero de 2021. Disponible en: https://www.upf.edu/web/nutrimedia/-/los-alimentos-ricos-en-omega-3-ayudan-a-prevenir-las-enfermedades-cardiovasculares-#.YNILHkztbIU

565. Scientific Opinion on the substantiation of health claims related to eicosapentaenoic acid (EPA) and enhancement of mood (ID 633), calming (ID 634), increased attention (ID 634), increase in appetite after unintentional weight loss leading to an increase in energy intake (ID 635), and protection of blood lipids from oxidative damage (ID 636) pursuant to Article 13(1) of Regulation (EC) No 1924/2006

566. NHS. Doubt cast on the benefits of omega-3 for the brain. 26 de septiembre de 2013. Disponible en: https://www.nhs.uk/news/food-and-diet/doubt-cast-on-the-benefits-of-omega-3-for-the-brain/

567. Stonehouse W. Does consumption of LC omega-3 PUFA enhance cognitive performance in healthy school-aged children and throughout adulthood? Evidence from clinical trials. Nutrients. 2014 Jul 22;6(7):2730-58.

568. Dangour AD, Allen E. Do omega-3 fats boost brain function in adults? Are we any closer to an answer? Am J Clin Nutr. 2013 May;97(5):909-10.

569. NIH. NIH study shows no benefit of omega-3 or other nutritional supplements for cognitive decline. 25 de agosto de 2015. Disponible en: https://www.nih.gov/news-events/news-releases/nih-study-shows-no-benefit-omega-3-or-other-nutritional-supplements-cogni tive-decline

570. ACSA. Contaminantes químicos en pescado y marisco consumido en Cataluña. 2008. Disponible en: https://acsa.gencat.cat/web/.content/_Publicacions/Estudis_de_dieta_total/Estudis_exposicio/Contaminants_peix_i_marisc/Contaminants_peix_marisc_castella.pdf

571. Rodríguez-Hernández Á, Camacho M, Henríquez-Hernández LA, Boada LD, Ruiz-Suárez N, Valerón PF, et al. Assessment of human health hazards associated with the dietary exposure to organic and inorganic contaminants through the consumption of fishery products in Spain. Sci Total Environ. 2016 Jul 1;557-558:808-18.

572. World Economic Forum. 5 reasons fish could be the next resource to drive geopolitical competition. 13 de agosto de 2018. Disponible en: https://www.weforum.org/agenda/2018/08/why-fish-could-be-the-next-resource-to-drive-geopolitical-competition

573. Manera M, Salvador G. Petits canvis per menjar millor. Generalitat de Catalunya. Agència de Salut Pública de Catalunya. 2018. Disponible en: http://salutpublica.gencat.cat/web/.content/minisite/aspcat/promocio_salut/alimentacio_saludable/02Publicacions/pub_alim_salu_tothom/Petits-canvis/petits_canvis_la_guia.pdf

574. Basulto J. «Pequeños cambios para comer mejor» en 8 idiomas. 16 de octubre de 2019. Disponible en: https://juliobasulto.com/pequenos-cambios-para-comer-mejor-en-8-idiomas/

575. Taleb NN. Antifrágil. Barcelona: Paidós; 2013.

576. Palomas A. Un país con tu nombre. Barcelona: Destino; 2021.

577. Basulto J. ¿Quién mueve los hilos de la política alimentaria en España? 25 de noviembre de 2016. Disponible en: https://juliobasulto.com/hilos/

578. semFYC. Documentos semFYC. 2021. Disponible en: https://www.semfyc.es/biblioteca-virtual/documentos-semfyc/

579. Martín-Calvo N, Bes-Rastrollo M, Gómez-Donoso C, Rodríguez-Artalejo F, Vioque J, Royo-Bordonada MA, et al. Reducción de carnes rojas y procesadas en la población española: ¿cuál es su impacto sobre la mortalidad cardiovascular? Aten Primaria. 2021 Feb;53(2):101950.

580. Zhong GC, Gu HT, Peng Y, Wang K, Wu YQ, Hu TY, Jing FC, Hao FB. Association of ultra-processed food consumption with cardiovascular mortality in the US population: long-term results from a large prospective multicenter study. Int J Behav Nutr Phys Act. 2021 Feb 3; 18(1):21.

581. Hartley L, Igbinedion E, Holmes J, Flowers N, Thorogood M, Clarke A, Stranges S, Hooper L, Rees K. Increased consumption of fruit and vegetables for the primary prevention of cardiovascular diseases. Cochrane Database Syst Rev. 2013 Jun 4;2013(6):CD009874.

582. Rimm EB, Appel LJ, Chiuve SE, Djoussé L, Engler MB, et al. Seafood Long-Chain n-3 Polyunsaturated Fatty Acids and Cardiovascular Disease: A Science Advisory From the American Heart Association. Circulation. 2018 Jul 3;138(1):e35-e47.

583. Chernev A, Gal D. Categorization effects in value judgments: averaging bias in evaluating combinations of vices and virtues. J Market Res. 2010;47:738–747.

584. Chandon P, Wansink B. Does food marketing need to make us fat? A review and solutions. Nutr Rev. 2012 Oct;70(10):571-93.

585. Montolío E. Cosas que pasan cuando conversamos. Barcelona: Ariel; 2020.

586. Graziose MM, Koch PA, Wang YC, Lee Gray H, Contento IR. Cost-effectiveness of a Nutrition Education Curriculum Intervention in Elementary Schools. J Nutr Educ Behav. 2017 Sep;49(8):684-691.e1.

587. Thomas J, Harden A, Oakley A, Oliver S, Sutcliffe K, Rees R, et al. Integrating qualitative research with trials in systematic reviews. BMJ. 2004 Apr 24;328(7446):1010-2.

588. Coates AE, Hardman CA, Halford JCG, Christiansen P, Boyland EJ. Social Media Influencer Marketing and Children's Food Intake: A Randomized Trial. Pediatrics. 2019 Apr;143(4):e20182554.

589. ConscienHealth. Persistent Magical Thinking About Fruits and Veggies. 15 de julio de 2018. Disponible en: https://conscienhealth.org/2018/07/persistent-magical-thinking-about-fruits-and-veggies/

590. European Commission. Infant and young child feeding: standard recommendations for the European Union.Karolinska Institutet. Institute for Child Health IRCCS Burlo Garofolo. WHO. 2006 Disponible en: https://www.burlo.trieste.it/sites/default/files/EUpolicy06.pdf

591. Cohen DA, Sturm R, Scott M, Farley TA, Bluthenthal R. Not enough fruit and vegetables or too many cookies, candies, salty snacks, and soft drinks? Public Health Rep. 2010 Jan-Feb;125(1):88-95.

592. Looney SM, Raynor HA. Are changes in consumption of "healthy" foods related to changes in consumption of "unhealthy" foods during pediatric obesity treatment? Int J Environ Res Public Health. 2012 Apr;9(4):1368-78.

593. Houchins JA, Burgess JR, Campbell WW, Daniel JR, Ferruzzi MG, McCabe GP, Mattes RD. Beverage vs. solid fruits and vegetables: effects on energy intake and body weight. Obesity (Silver Spring). 2012 Sep;20(9):1844-50.

594. Houchins JA, Tan SY, Campbell WW, Mattes RD. Effects of fruit and vegetable, consumed in solid vs beverage forms, on acute and chronic appetitive responses in lean and obese adults. Int J Obes (Lond). 2013 Aug;37(8):1109-15.

595. Pittman G. Extra fruit may not ward off daily hunger. Reuters. 30 de noviembre de 2012. Disponible en: https://www.reuters.com/article/us-fruit-hunger-idINBRE8AT1AA20121130

596. Bel-Serrat S, Mouratidou T, Santaliestra-Pasías AM, Iacoviello L, Kourides YA, Marild S, et al. Clustering of multiple lifestyle behaviours and its association to cardiovascular risk factors in children: the IDEFICS study. Eur J Clin Nutr. 2013 Aug;67(8):848-54

597. Cadario R, Chandon P. Which Healthy Eating Nudges Work Best? A Meta-Analysis of Field Experiments (August 2, 2018). Marketing Science (forthcoming) INSEAD Working Paper No. 2018/27/MKT. Disponible en: https://ssrn.com/abstract=3090829

598. Roake J, Phelan S, Alarcon N, Keadle SK, Rethorst CD, Foster GD. Sitting Time, Type, and Context Among Long-Term Weight-Loss Maintainers. Obesity (Silver Spring). 2021 Jun; 29(6):1067-1073.